우리 몸에 좋은 30가지

약용식물
활용법 1

우리 몸에 좋은 30가지

약용식물 활용법 1

글·사진 _ 知山 배종진

다차원
북스

저자 소개

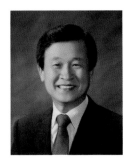

글·사진 知山 배종진 | 약학박사

학력 및 경력

2010. 02 _ 성균관대학교 약학대학원 졸업

2006. 07~2010. 06 _ (재)경기과학기술진흥원 경기의약연구센터 천연물실 수석연구원

2010. 06~2012. 12 _ 성균관대학교 약학대학 생약학연구실 연구교수

2013. 03~현재 _ 우석대학교 약학대학 한약학과 교수

2013. 03~현재 _ 한국보건의료인국가시험원 문항개발 및 한약사 국가시험 출제위원

2014. 08~현재 _ 식품의약품안전처 중앙 약사심의위원회 위원

2014. 01~2017. 09 _ KBS 제1라디오 〈싱싱농수산〉 매주 고정 출연(약용식물 활용법 강의)

1999. 03~현재 _ 〈지산약초원〉 원장

주요 저서

《누구나 손쉽게 찾아 쓸 수 있는 약초도감》(더불유출판사, 2009)

《건강을 지키는 22가지 토종약초》(H&books, 2007)

《백두대간 약초산행》(H&books, 2006)

《실생활에 유익한 토종약초 활용법》(양지사, 2005)

계간지 〈약초생활〉(총 15권 발행, 2006. 08~2009. 12)

월간지 〈포유〉 〈약용식물 효능과 활용법〉 기고(2006. 07~2008. 12)

격월지 〈양지〉에 〈약용식물 효능과 활용법〉 연재(2014. 04~현재)

주요 논문

〈미국개기장의 식물화학적 성분〉(〈생약학회지〉, 2017)

〈누리장나무 꽃의 배당체 성분〉(〈생약학회지〉, 2016)

〈누리장나무 꽃의 Flavonoid 성분〉(〈생약학회지〉, 2015)

〈노각나무 가지의 Phenol성 성분〉(〈생약학회지〉, 2015)

〈강황 지하부 부산물의 Flavonoid 성분〉(〈생약학회지〉, 2013)

〈별날개골풀의 Phenol성 성분〉(〈생약학회지〉, 2013)

〈Pd-Catalyzed Oxidative Coupling of Arene C-H Bonds with Benzylic Eters as Acyl Equivalents〉(〈The Journal of Chemistry〉, 2014)

〈Antiviral Effect of Flavonol Glycosides Isolated from the Leaf of Zanthoxylum piperitum on Influenza Virus〉(〈Journal of Microbiology〉, 2014)

〈Phytochemical constituents and biological activity of Stewartia pseudocamellia Maxim〉(박사학위논문, 2009)

〈Anti-proliferative effects of estrogen receptor-modulating compounds isolated from rheum palmatum〉(Archives of Pharmacal Research, 2008)

편집위원

곽화선 | 한약학 박사

2011. 02 _ 원광대학교 약학대학원 졸업

2011. 03~2014. 08 _ 중부대학교 보건대학 한방제약과학과 교수

1996. 06~현재 _ 전북 남원 〈하인약업사〉 대표

이청학 | 한약사

2012. 02 _ 우석대학교 약학대학원 졸업(한약학석사)

2012. 07~현재 _ 경기도 고양시 〈행복가득한 약국〉 운영

이용석 | 한약사

2016. 02 _ 우석대학교 약학대학 한약학과 졸업

2017. 03~현재 _ 경기도 안양시 〈자연담은 약국〉 운영

최봉석 | 한약사

2016. 02 _ 우석대학교 약학대학 한약학과 졸업

2016. 06~현재 _ 전북 전주시 〈구암한방병원〉 재직

단 하나라도 좋은 지식을 얻게 된다면
그것을 최고의 보람으로 생각

　현대인들은 눈에 보이지는 않지만 먹고 마시고 호흡하는 가운데 중금속, 농약, 매연 등 환경오염으로 인한 각종 오염물질이 자신도 모르게 체내에 쌓여 암, 백혈병, 고혈압, 당뇨병, 피부질환, 만성피로 증후군, 관절염 같은 질병에 무방비로 노출되어 있다.

　이러한 현실 속에서 우리나라에 자생하는 약용식물이야 말로 최고의 질병치료약이라 할 수 있다. 약용식물은 인간에게 필요한 풍부한 영양소를 함유한 생명력의 원천이다. 혈액순환을 좋게 하고 체내 노폐물을 배출하며, 노화를 지연시키고 질병을 치료한다. 면역력을 강화하고 생리기능을 활성화해 주는 대자연의 큰 선물이라고 말할 수 있다.

　지구상에는 50만 종 이상의 식물이 분포하고 있다. 우리나라에는 80과 243속 4,200여 종의 식물이 자생하는데, 이중 1,000여 종이 약용식물로 분류되어 있다. 우리 주변에서 볼 수 있는 꽃, 나무, 풀 등 모든 것이 다 약용식물이지만 만병통치약은 아니다. 현대의학과 병행하여 약용식물을 활용하면 질병 치료에 많은 도움이 될 것이다.

독자의 이해를 돕기 위해 이 책의 구성을 설명하면,

첫째, 심신안정, 항암, 혈관질환, 간장·위장·폐질환, 중금속 해독, 생리질환 등 현대인이 가장 많이 고통 받고 있는 질병치료에 도움을 주는 약용식물을 골고루 선택했다.

둘째, 책의 내용은 약용식물의 기원, 분포, 특징, 성분 등에 대한 전반적인 설명과 함께 유사식물, 독초구별법 등도 상세히 비교함으로써 쉽게 이해할 수 있도록 하였다.

셋째, 약용식물의 약용 부위, 채취 시기·방법, 질병에 따른 효능과 활용법을 명시하고, 사계절 변화무쌍한 모습의 사진 360여 장을 삽입했다.

넷째, 우리 선조들의 많은 경험과 실험을 통해 집대성한 고전문

헌, 의학서적을 기초로 필자가 체험한 내용과 실험결과를 토대로 현대생활에 맞게 기술했다.

자연은 언제나 우리를 반겨주는 어머니의 품과 같고, 이루 헤아릴 수 없는 생명체가 존재하는 곳이다. 우리 산야에는 현대인의 질병을 치료할 수 있는 약용식물이 수없이 많다. 하지만 그 용도와 가치에 맞게 활용하지 못하면 아무 짝에도 쓸모없는 한낱 잡초에 불과할 것이다.

필자는 산을 진정으로 사랑하고 좋아하는 산꾼으로 틈만 나면 이 땅 구석구석을 누비고 다녔다. 하나의 약용식물 특성을 정확히 이해하기 위해 수십 번 현장 답사를 하면서 연구해왔다. 산을 향한 필자의 발걸음은 앞으로도 계속 될 것이다. 광활한 자연 속에서 배운 것을 생활화하고 그 기쁨을 이 책을 읽는 모든 분들과 같이 하고자 한다. 이 책을 통해 단 하나라도 좋은 지식을 얻게 된다면 그것을 최고의 보람으로 생각한다.

이 책은 약용식물을 처음 접하는 초보자, 일반인에서부터 한약학, 한의학, 대체의학 등 한방 관련학과 학생이나 교수 등 한약을 전문적으로 공부하는 사람에 이르기까지 많은 도움이 되었으면 하는 바람이다.

끝으로 바쁜 일정 중에서도 시간을 내어 꼼꼼히 원고 교정을 보아준 네 분의 편집위원, 훌륭한 책을 만들어주겠다는 약속을 지켜준 다차원북스 황인원 사장님, 디자인을 맡아주신 지윤 실장님께도 감사를 드리며, 독자들의 건강 증진에 도움이 되기를 기원한다.

2017년 12월 말
연구실에서 知山

차례

머리말 | 6

01 마음을 편안하게 하고 면역력을 강화하는
영지버섯靈芝 | 14

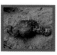
02 심신을 안정시켜 주고 소변을 잘 나오게 하는
복령茯笭 | 24

03 혈액순환을 좋게 하고 피를 맑게 해 주는
당귀當歸 | 34

04 고혈압을 치유하고 심장기능을 강화하는
산사나무山楂子 | 46

05 혈압을 떨어뜨리고 근골을 강건하게 하는
두충나무杜仲 | 56

06 고혈압을 예방하고 이뇨작용이 탁월한
한삼덩굴葎草 | 68

07 혈액순환을 활발하게 하고 기침을 멎게 하는
진달래迎山紅 | 78

08 항암효과가 우수하고 폐·간질환에 좋은
말벌집露蜂房 | 88

 09 항암효과가 탁월하고 불임증에 좋은
부처손卷柏 | 98

 10 면역력을 좋게 하고 항암효과가 뛰어난
겨우살이桑寄生 | 108

 11 성인병을 예방하고 양기를 북돋워 주는
구기자나무枸杞子 | 118

 12 근골을 강화하고 염증을 없애주는
호랑가시나무枸骨木 | 130

 13 관절을 튼튼하게 하고 뭉친 어혈을 풀어 주는
쇠무릎牛膝 | 140

 14 관절염을 치료하고 피부질환에 좋은
누리장나무臭梧桐 | 150

15 성 기능을 강화시켜 주고 생년기질환에 좋은

삼지구엽초淫羊藿 | 160

16 성 기능을 회복시켜 정력을 강화하는

복분자딸기覆盆子 | 170

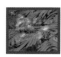

17 부부 금슬을 좋게 하고 우울증을 낫게 하는

자귀나무合歡皮 | 180

18 간 기능을 회복하고 위장 기능을 좋게 하는

민들레蒲公英 | 190

19 간 기능을 강화하여 시력을 좋게 하는

냉이薺菜 | 202

20 간 기능을 좋게 하고 이뇨작용이 뛰어난

질경이車前草 | 212

21 위장기능을 강화하고 간질환에 좋은

용담龍膽 | 222

22 원기를 회복시켜 주고 위 점막을 보호하는

참마山藥 | 234

23 폐를 튼튼하게 하여 기운을 북돋워 주는
둥굴레玉竹 | 246

24 비타민이 풍부하고 위장에 좋은
감나무柿蒂 | 258

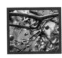
26 소변으로 중금속을 시원하게 배출해 주는
청미래덩굴 土茯苓 | 268

26 염증을 가라앉히고 해독작용이 우수한
인동덩굴忍冬藤 | 278

27 뭉친 근육을 풀어주고 경락을 소통시켜 주는
모과나무木瓜 | 290

28 산후통을 치료하고 어혈을 제거해 주는
생강나무三鉆風 | 302

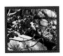
29 여성의 생리질환을 한 방에 날려 버리는
노박덩굴南蛇藤 | 312

30 기억력을 향상하고 집중력을 강화하는
오미자덩굴五味子 | 324

주요 참고 문헌 및 인용 서적 | 336
찾아보기 | 338

마음을 편안하게 하고
면역력을 강화하는

영지버섯 靈芝

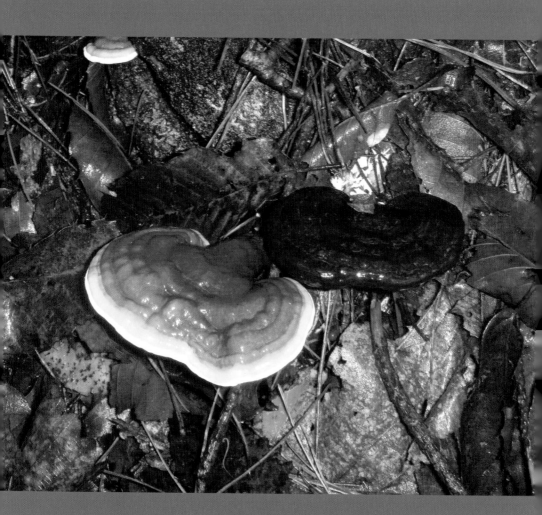

중국 최초의 황제였던 진시황제(秦始皇帝)는 서양의 네로황제와 쌍벽을 이루는 동양 최대의 폭군이다. 책을 불사르고 학자들을 죽였다는 분서갱유(焚書坑儒), 백성들의 고혈을 짜내 축조한 만리장성(萬里長城) 등 중국사에 가장 많이 흔적을 남긴 인물이다. 진시황은 생전에 영원히 늙지 않고 오래 살고자 전 세계로 3천 명의 사람을 보내 불로장생의 명약을 찾아오도록 했다. 이렇게 구해온 희한하고 진귀한 약재를 진시황은 즐겨 먹었는데 몇 가지만 소개한다.

남방에 사는 모기 눈알로 만든 죽[문목(蚊目)], 상어 지느러미로 만든 수프[사시(鯊翅)], 곰 발바닥 요리[웅장(熊掌)], 천연벌꿀인 석청, 산삼, 전복, 구기자, 동충하초 등 수없이 많다. 예로부터 불로장생의 명약이라 불리는 영지버섯도 이중 한 가지이다. 하지만 진시황은 영생하지 않고 49세의 일기로 세상을 떠났다. 아무리 좋은 약재나 식품이라도 타고난 수명인 천명을 연장할 수 없는 것이다.

영지버섯은 구멍장이버섯과의 대표적인 약용버섯으로 활엽수의 고사목과 그루터기에 자생하는데 주로 참나무에 많이 붙어 있다. 우리나라를 비롯한 중국, 일본 등 전 세계적으로 수십 종이 분포한다. 5~20cm 정도로 자란다. 갓은 성인 손바닥보다 작지만 지름이 20cm 정도 되는 것도 발견된다.

영지버섯은 처음에 올라올 때는 볼펜심 정도 되는 기둥에 하얀색이나 노란색을 칠한 갓이 보이다가 점점 자라면서 버섯 갓이 한쪽으로 눕혀지며 반원형이 된다. 일반 버섯과 달리 손바닥을 땅으로 구부린 모양이다. 뒷면은 흰색 또는 연한 갈색을 띠고 구멍이 무

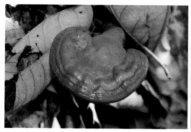
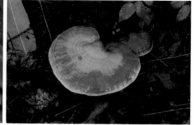

짙은 갈색 영지버섯   갓이 노랗게 변하는 영지버섯

수히 많이 나 있다. 어릴 때 생긴 갓의 흰색과 황색 테두리는 점점 자주색이나 홍색으로 변한다. 버섯 기주와 갓은 옻칠을 한 것처럼 반짝반짝 윤이 나고 매끌매끌하다. 영지버섯을 따서 향을 맡아보면 버섯 특유의 그윽한 향이 코끝에 맴돌지만 씹어보면 쓴맛이 무척 강하다.

영지버섯은 모양이 신비롭고 특이하며 효능이 영험(靈驗)한 버섯[지(芝)]이라 하여 영지(靈芝)라고 부른다. 만년까지 살 수 있다 하여 만년(萬年)버섯, 수명을 연장시킬 수 있다 해서 장수(長壽)버섯, 늙지 않는다 하여 불로초(不老草), 신초, 선초 등 다양한 이름으로 불리운다.

영지버섯은, 갓의 색에 따라 붉은색은 홍지(紅芝) 또는 적지(赤芝), 노란색은 황지(黃芝), 흰색은 백지(白芝), 검정색은 흑지(黑芝)버섯으로 분류하지만 갓이나 기둥에 상관없이 모두 영지버섯으로 취급한다.

영지버섯은 습도가 80퍼센트 정도 되고 온도가 28도 이상인 고온다습한 환경에서 왕성하게 생장한다. 영지버섯은 1년생으로 우

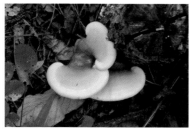
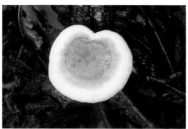

갓이 희고 노란 영지버섯　　　　　　계란 노른자와 흰자 모양의 영지버섯

리나라의 경우 장마철인 6월 중순부터 초가을인 9월에만 영지버섯이 자생하고 겨울에는 자실체가 썩거나 없어져 버린다. 한겨울에 발견되는 영지버섯은 성장을 멈춘 영지버섯이 그대로 말라붙어 있는 것이다.

일 년 내내 고온다습한 환경인 중국의 남방지역에는 솥뚜껑만한 영지버섯이 자라기도 한다. 영지버섯은 1980년 전후 일본에서 유행하여 우리나라까지 만병통치약으로 소개되면서 1kg에 수백 만 원에 거래되었던 약재였다.

영지버섯에는 강한 쓴맛을 내는 가노데릭산(ganoderic acid)과 리시데릭산(licideric acid)이 있어 그냥 먹을 수 없다. 폴리사카라이드(polysaccharide), 올레산(oleic acid), 리놀레산(linoleic acid), 히스타딘(histadine), 메티오닌(methionine), 글루탐산(glutamic acid), 아스파르트산(aspartic acid), 게르마늄, 인, 칼슘, 칼륨, 포도당, 과당 등의 성분이 함유되어 있다.

영지버섯 추출물은 면역력을 증강하고 암세포의 성장을 억제한다. 콜레스테롤 수치를 낮추고 혈압을 떨어뜨린다. 뇌세포 독성으

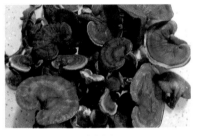
영지버섯

로부터 신경세포를 보호하고 간독성에 대한 간세포보호작용을 한다. 췌장의 기능을 강화하여 혈당을 떨어뜨리며 기침을 멈추고 가래를 삭인다.

《신농본초경》에는 영지버섯에 대해 "정신을 보양(補養)하고 정기를 돋우며, 근골을 단단히 하고 안색을 좋게 한다. 귀가 어두운 증세를 다스리고 관절을 좋게 한다."라고 기록되어 있다.

《중국약식도감》에는 "신경쇠약, 불면, 소화불량 등의 만성질환을 치료한다. 노인의 만성기관지염에 의한 해수와 천식을 다스린다."라고 적혀 있다.

한방에서는 영지버섯의 갓과 기주인 자실체[(영지(靈芝)]를 약재로 쓰고, 정신을 안정시켜 마음을 편안하게 하는 안신약(安神藥)으로 분류한다. 맛은 쓰고 성질은 차다. 우리 몸의 간장, 신장, 심장, 폐를 이롭게 하는 약재이다.

영지버섯은, 작은 것은 그대로 말리고 큰 것은 썰어서 말려 물에 달여 먹는다. 건조한 것을 곱게 가루 내어 환을 지어 먹어도 되고 35도 술에 담가 마셔도 된다. 영지버섯을 채취하면 곧바로 건조를 해야 하는데, 집 안에 있는 헤어드라이기를 이용하면 쉽다. 건조한 영지버섯은 습기로 인해 곰팡이가 생기지 않도록 밀폐용기나 냉장고 냉동실에 보관한다.

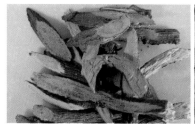
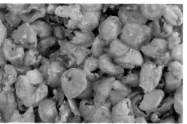

감초   용안육

영지버섯은 무척 쓰기 때문에 감초나 용안육(龍眼肉)을 넣고 끓이면 쓴맛이 덜하다. 간세포보호작용을 하지만 너무 많은 양을 장복하면 간 기능이 저하되어 황달이 올 수 있다. 쓴맛이 강하고 찬 성질이기 때문에 속이 냉한 사람이 장복하면 소화기능이 떨어지거나 대변이 묽어진다. 수개월간 장복하면 체질에 따라 현기증, 피부가려움증, 위통, 구강건조 등의 증상이 나타날 수 있으므로 복용량에 주의한다.

요즘은 영지버섯 재배기술이 발달되어 많은 농가에서 재배를 하고 있다. 영지버섯은 일반 버섯과 달리 재배가 까다롭다. 참나무를 적당한 크기로 자른 다음 멸균 처리하고 절반은 땅속에 묻어 종균을 심는 과정을 거쳐야 한다. 설사 종균을 심었더라도 습도와 온도가 맞지 않으면 번식을 하지 않고 썩어 버린다. 초보자는 지자체 실시교육이나 재배 농가로부터 기술전수를 받으면 재배하는데 어려움이 없다.

우리 산야에는 수백 종의 버섯이 자생하고 있다. 질병을 치료하는 효능이 탁월한 것을 약용버섯, 음식으로 먹을 수 있는 것을 식용

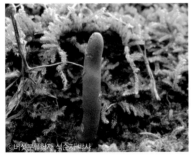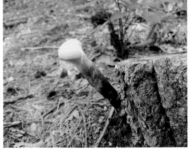

붉은사슴뿔버섯(왼쪽)과 비슷한 어린 영지버섯(오른쪽)

버섯, 유독성분이 함유되어 있는 것을 독버섯으로 분류한다. 최근 농촌진흥청에서는 서울, 인천, 김포, 고양 등 경기도 지역에서 붉은 사슴뿔버섯*을 영지버섯인양 끓여 먹고 중독된 사례가 빈발하고 있다고 밝힌 바 있다. 붉은사슴뿔버섯은 갓 모양이 형성되기 전엔 어린 영지버섯과 형태가 유사하기 때문이다. 산에서 전문가의 도움 없이 함부로 버섯을 채취하지 않기를 바란다.

■ 영지버섯으로 질병 치료하기

간암, 유방암 등 암의 예방과 치료
영지버섯은 면역력을 강화시켜 주고 암세포 성장을 억제하는 효능

*붉은사슴뿔버섯은 곰팡이 독소 중 가장 맹독성인 트리코테센(trichotecene) 성분을 함유하고 있어 성인 남성이 버섯 끓인 물 소량(180㎖)만 섭취해도 사망한다.

이 탁월하다. 임상실험에서 유방암세포의 분열을 억제하고 간암세포의 성장을 억제하는 등 뚜렷한 항암효과가 확인되었다. 1일 영지버섯 10~15g을 달여 먹는다. 곱게 가루 내어 1일 1.5~3g을 복용한다.

불면증 및 정신불안

영지버섯은 마음을 편안하게 하고 정신을 안정시켜 주는 작용이 우수하다. 밤에 깊은 잠을 자지 못하고 꿈을 많이 꾸는 불면증, 스트레스를 받아 가슴이 두근거리고 초조하며 진정이 되지 않은 사람에게 좋다. 1일 영지버섯 10~15g을 달여 먹는다. 용안육 100g과 감초와 대추 몇 조각을 넣고 함께 끓여 먹으면 더 좋다.

협심증 등 심장질환

영지버섯은 혈액순환을 활발하게 하고 강심작용이 우수하므로 관상동맥경화증, 협심증 등 심장질환에 좋다. 1일 영지버섯 10~15g을 달여 먹는다. 곱게 가루 내어 1일 1.5~3g을 복용한다.

지방간, 간경화 등 간질환

영지버섯은 간세포보호작용을 하는데 카드뮴 등 중금속에 오염된 간 조직이 손상되지 않도록 간세포를 보호한다. 급성 전염성 간염, 지방산, 산경화 능 간질환에 좋다. 1일 영지버섯 10~15g을 달여 먹는다.

고지혈증 및 고혈압

영지버섯은 혈액순환을 활발하게 하여 콜레스테롤 수치를 낮추어 주므로 고지혈증, 고혈압에 좋다. 1일 영지버섯 10~15g을 달여 먹거나 가루 내어 1일 1.5~3g을 복용한다.

당뇨병

영지버섯은 췌장 기능을 강화하여 인슐린 분비를 촉진하므로 당뇨병에 좋다. 1일 영지버섯 10~15g을 달여 먹는다. 여주를 곱게 가루 내어 환을 지어 1일 3회 30~40알을 복용하거나 1일 10~20g을 달여 음용하면 더 좋다.

만성기관지염 등 염증성질환

영지버섯은 항염증작용 및 기침을 멈추고 가래를 삭인다. 만성기관지염, 노인성기관지염, 기관지천식에 좋다. 1일 영지버섯 10~15g을 달여 먹는다. 곱게 가루 내어 1일 1.5~3g을 복용한다.

기타

영지버섯은 소화불량 및 소화성궤양, 신경쇠약, 백혈구감소증, 치질 등에 좋다.

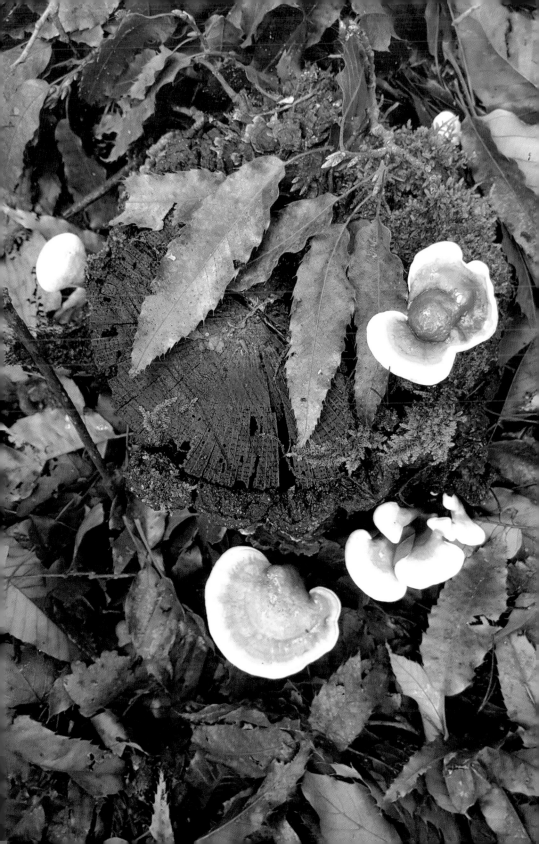

02

심신을 안정시켜 주고
소변을 잘 나오게 하는

복령 茯苓

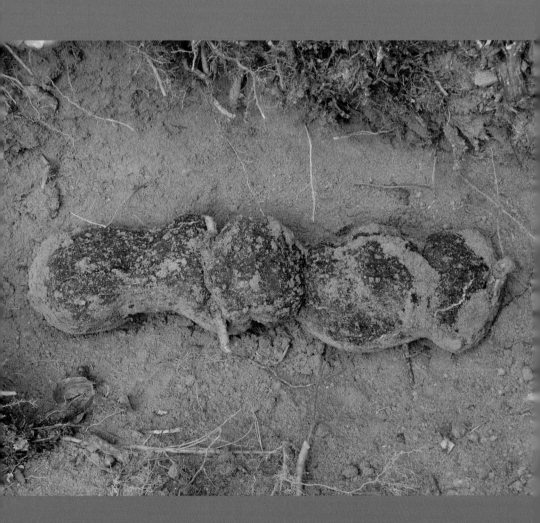

오랜 옛날 한 선비가 간신들의 모함을 받아 관직을 박탈당하고 죄인이 되어 깊은 산속으로 들어가게 되었다. 이 선비는 어린 아들과 함께 통나무로 집을 짓고 화전을 일구며 살아가고 있었다. 아들의 재주가 뛰어나고 총명하여 언젠가는 집안을 다시 일으키고 자신의 억울함도 풀어줄 것이라고 믿고 열심히 학문을 가르쳤다.

그러던 어느 날 과거 시험 준비를 하던 아들이 밥을 제대로 먹지 못하고 몸이 퉁퉁 붓더니 결국 자리에 눕고 말았다. 선비는 용하다는 의원과 산에서 약초를 채취해서 지극정성으로 달여 아들에게 먹여 보았으나 별 효험을 보지 못하고 아들의 병은 점점 더 악화되었다.

선비는 깊은 시름에 빠진 데다 아들 병간호로 심신이 지쳐 있었다. 따뜻한 햇볕이 내리쬐는 어느 날, 마당의 소나무 그루터기에 기대어 졸다가 깜박 잠이 들었다. 꿈속에서 백발의 노인이 나타나 아들이 죽어가고 있는데 잠만 자고 있느냐고 꾸짖으며 가지고 있던 지팡이로 선비의 어깨를 내려치더니 그 지팡이를 땅에 꽂고는 홀연히 사라져 버렸다. 깜짝 놀란 선비가 깨어나 보니 어깨가 얼얼하고 노인이 지팡이를 꽂았던 자리에는 조그만 구멍이 나 있어 그 구멍을 막대기로 찔러보니 뭔가 단단한 덩어리가 있었다.

선비가 조심스럽게 흙을 파 보니 땅속에서 커다란 덩어리가 나왔다. 이것은 신령님이 아들의 병을 고쳐주기 위해 내려 주신 것이 틀림없다고 생각하고 덩어리를 달여 매일 아들에게 먹였더니 부기가 가라앉고 기력이 점점 회복되면서 건강을 되찾았다고 한다. 이 소문을 접한 사람들은 선비가 아들에게 달여 먹였던 덩어리를, 산신령이 가르쳐 준 신령한 것이 땅속에 묻혀 있다고 해서 복령(茯苓)이라 부르게 되었다고 한다.

복령은 구멍장이버섯과의 균핵으로 소나무에 기생하는 버섯이다. 20년 이상 된 소나무를 봄에 자르면 3~5년 경과 후 복령균에 의해 뿌리에 부정형의 덩어리가 형성되는데 이것이 복령이다.

여름이나 가을에 소나무를 자르면 복령이 생기지 않고 그루터기가 썩으면서 송진이 뭉쳐 관솔이 생기게 된다. 복령은 소나무 뿌리에 붙어 있거나 뿌리를 감싼 형태로 붙어 있다.

크기는 5~30cm, 무게는 100g에서 2kg 이상 나가는 것이 있을 뿐만 아니라 원형, 타원형, 막대형 등 각양각색의 불규칙한 덩어리 형태로 달려 있다. 돌처럼 단단하거나, 약간 물렁물렁한 것이 있는데 단단한 것일수록 품질이 좋다. 복령은 겉으로 드러나지 않고, 땅속 소나무 뿌리에 붙어 자라기 때문에 발견하기가 쉽지 않다.

벌채한 소나무 뿌리에 복령이 모두 기생한다면 쉬운 일이겠지만 그렇지 않기 때문이다. 복령을 채취하기에 앞서 복령때, 복령그루터기, 복령자리라고 불리는 것을 먼저 찾아야 된다.

복령때는 복령이 있는 소나무 그루터기가 붉은색이나 엷은 분홍색을 띤 갈색으로 물들어져 있는 것을 말한다. 조금 오래된 것은 마치 깍두기나 벽돌을 붙여 놓은 것처럼 보이는데 손으로 만져보면 떨어져 나온다. 이러한 복령때를 발견하면 기다란 쇠꼬챙이를 10~30cm 간격으로 수없이 찔러 복령을 찾아야 한다.

복령이 있으면 손끝에 오는 감각이 다르다. 고구마나 감자를 삶을 때 젓가락으로 덜 익은 것을 찌르는 느낌과 똑같다. 쇠꼬챙이 끝을 살펴 하얀 복령가루가 묻어 나오면 그 주변을 파서 복령을 채취한다. 복령 채취는 참으로 어렵다. 요즘은 소나무를 간벌할 때 톱으로 자르지 않고 엔

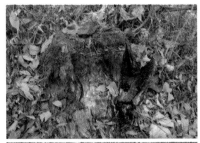

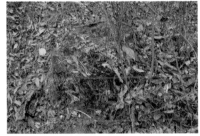

복령때(위)와 복령때가 아닌(아래) 소나무 그루터기

진 톱을 사용하기 때문에 자르는 과정에 기름이 사방으로 튀고, 그로 인해 토양이 오염되어 복령 자생지가 많지 않다.

복령은 사시사철 아무 때나 채취해서 약재로 사용할 수 있지만 여름에는 수풀이 우거지고 겨울에는 땅이 얼어 버리기 때문에 주로 봄과 가을에 채취한다.

복령을 잘라보아 속이 흰색이면 백복령(白茯苓), 약간 붉은빛이 돌거나 누런색이면 적복령(赤茯苓), 소나무 뿌리가 복령을 관통하면 복신(茯神)으로 분류한다.

복령에는 펙틴(pectin, 복령당茯苓糖), 파키만(pachyman), 라우릭산(lauric acid), 팔미트산(palmitic acid), 브리테르페노이드(triterpenoid) 계열의 투물로스산(tumulosic acid), 파킴산(pachymic acid), 에르고스테

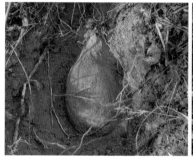
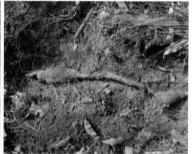

복령   소나무 뿌리가 관통한 복신

롤(ergosterol), 레시틴(lecithin), 철, 마그네슘, 칼륨, 칼슘, 인, 지방, 나트륨 등의 성분이 함유되어 있다. 복령은 암세포의 성장을 억제하고 접촉성 피부염에 대한 항염증작용을 한다. 체내에 습사를 소변으로 배출하고 적혈구 세포가 용해되는 것을 막아주는 용해억제작용 및 진정, 자양강장효과를 나타낸다.

복령은 다양하게 활용할 수 있다. 복령을 깨끗이 씻은 다음 겉껍질을 칼로 벗겨 비스듬히 썰어 말려 쓰거나 가루 내어 쓴다. 깨끗이 씻어 35도 술에 담그면 복령주(茯苓酒)가 된다.

가루 낸 것을 꿀과 함께 버무려 환을 만들어 복용하거나 건조한 것을 1일 9~15g을 달여 먹는다. 닭이나 오리백숙에 복령을 넣으면 훌륭한 보양식이 된다. 복령 가루와 밀가루를 혼합하여 수제비나 떡, 칼국수를 만들어 먹어도 된다.

얼굴의 주근깨나 잡티를 없애고 고운 살결을 유지하려면 꿀과 함께 섞어 얼굴에 바르면 된다. 한방에서 백복령은 비장(脾臟)을 좋게 하고 담을 삭일뿐만 아니라 몸이 잘 붓는 부종에, 적복령은 체내의

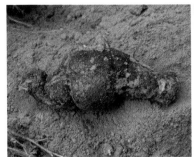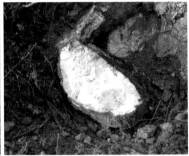

복령(왼쪽)을 잘라 속이 흰색이면 백복령(오른쪽)

습열을 제거해 소변을 잘 나오게 하는 데, 복신은 심신이 약해 조그만 일에도 잘 놀라고 가슴이 두근거리는 증상, 불면증, 건망증에 쓴다. 복령피의 효능은 백복령과 비슷하지만 이뇨작용이 더 우수하다.

우리 선조들은 복령을 흉년이 들어 배고플 때 구황식물로 활용해 왔다. 한방에서는 다양한 처방에 복령을 쓰고 있다. 임금님의 보약인 경옥고(瓊玉膏), 황제가 먹었던 익수영진고(益壽永眞膏), 완벽하고 가장 으뜸의 보약이라는 십전대보탕(十全大補湯), 기억력과 집중력을 향상시키는 총명탕(聰明湯), 몸이 퉁퉁 붓는 부종과 소변이 잘 나오지 않을 때 쓰는 오령산(五苓散) 등에 들어가는 약재가 바로 복령이다.

한방에서는 복령의 바깥층을 제거한 균핵[복령(茯苓)]을 약재로 쓰고, 체내의 수습(水濕)을 삼설(滲泄)하는 약물, 다시 말하면 체내의 수분대사 조절이 잘되지 않아 생긴 부종, 소변불리, 관절통, 설사, 황달 등을 치료하는 이수삼습약(利水滲濕藥) 중 이수퇴종약(利水退腫藥)으로 분류한다.

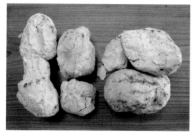
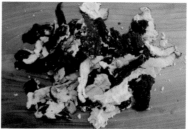

겉껍질을 벗긴 복령　　　　　　　　　복령피

　맛은 달고 담담하며 성질은 평(平, 성질이 따뜻하지도 차갑지도 않은 것)
하다. 심장과 비장, 폐를 이롭게 하는 약재이다. 비장의 기능을 강
화시킬 때는 인삼이나 백출을, 소변이 잘 나오지 않을 때는 저령과
택사를 각각 배합하여 쓴다.

　복령은 한약국, 한의원, 제약회사 등에서 많이 활용하는 약재로
연간 3,000톤 이상 소비되고 있는데 대부분 중국산을 쓰고 있는 실
정이다.

　복령은 일반 버섯에 비해 재배가 까다롭다. 멸균 처리한 소나무
를 땅속에 묻어 종균을 심어야 하는데 환경이 맞지 않으면 번식을
하지 않고 죽어버리기 때문이다. 그러나 일부 지자체와 복령에 관
심 있는 분들이 연구를 거듭하여 인공재배 기술이 보급되고 있다.

　최근에는 복령 재배 농가가 증가하고 있는데 참으로 다행한 일이
아닐 수 없다. 우리 땅의 소나무 뿌리에서 자란 복령이 우리 몸에는
더욱 좋다고 보기 때문이다. 복령은 활용가치가 높고 수요가 많아
농가 소득 작물로 손색이 없으므로 재배를 희망하는 분들은 지자체
에서 실시하는 교육을 받거나 재배 농가로부터 기술전수를 받아 재

배해 보기를 권장한다.

복령을 보관할 때는 습기가 차서 곰팡이가 생기지 않도록 한다. 복령은 이뇨작용이 강하므로 소변을 자주 보는 사람이나 기운이 없고 땀을 많이 흘리는

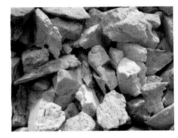

겉껍질을 벗긴 뒤 절단한 복령

사람은 다량을 장복하지 않도록 주의한다. 또한 복령과 버드나무는 상극이므로 복령을 먹을 때 버드나무를 사용하지 말아야 한다.

■복령으로 질병 치료하기

자궁암 등 각종 암의 예방과 치료

복령은 면역력을 강화시켜 주고 암세포 성장을 억제해 주는 효능이 탁월하다. 중국에서는 자궁암 등 종양환자에게 복령과 여러 가지 약재를 활용하여 좋은 효과를 보고 있다. 복령을 1일 15g을 달여 먹는다.

팔다리 또는 몸이 퉁퉁 붓는 부종

복령은 수분대사 장애로 생긴 수독(水毒, 체내 진액이 여러 가지 원인으로 제대로 순환되시 못해 일정한 부위에 몰려 생긴 질환)을 제거해 주기 때문에 잠자고 일어나면 얼굴이나 팔다리가 퉁퉁 붓는 부종, 오줌을 눌 때

시원치 않거나 방울방울 떨어지는
사람에게 좋다. 1일 복령 10~15g
을 달여 먹거나 복령과 저령(猪苓)
을 같은 양으로 꿀에 버무려 환을
만들어 1일 3회 30~40알을 복용
한다.

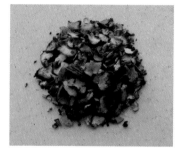

저령

정신불안, 불면증

복령은 마음을 안정시키고 정신적으로 긴장해서 생긴 신경과민증
을 해소해 줌으로써 편안한 숙면을 취하도록 도와준다. 가슴이 답
답하여 안절부절못하는 심신불안, 어지럼증, 깊은 잠을 자지 못하
는 불면증에 좋다. 1일 복령 10~15g과 오미자 5~10g을 함께 달여
마시면 정신을 안정시키고 건망증이나 두려움을 줄여 준다.

비허(脾虛)로 인한 설사

복령은 비장의 기능을 튼튼하게 해 주기 때문에 비장에 습한 기운
이 쌓여 생긴 설사를 멈추게 한다. 1일 복령 15g을 달여 먹거나 환
을 만들어 1일 3회 30~40알을 복용한다.

위염, 피부염 등 염증성질환

복령은 항염작용이 우수하므로 위산과다로 생긴 위염과 위궤양,
피부염, 급성장염, 신장염, 방광염, 요도염, 기관지염 등 염증성질

환에 좋다. 1일 복령 10~15g을 달여 먹거나 수제비, 떡, 칼국수를 만들어 먹는다.

주근깨 등 피부질환
복령은 살결을 부드럽게 하고 주근깨를 없애 주는데 곱게 가루 낸 것을 꿀에 섞어 매일 저녁 얼굴이나 피부에 바르고 20여 분 뒤 깨끗이 씻어낸다.

기타
복령은 당뇨병, 이명, 해수, 구토, 유정(遺精,무의식중에 저절로 정액이 흐르는 증상), 류머티즘관절염, 입안이 마르는 증상, 식욕증진, 현기증 등에 좋다.

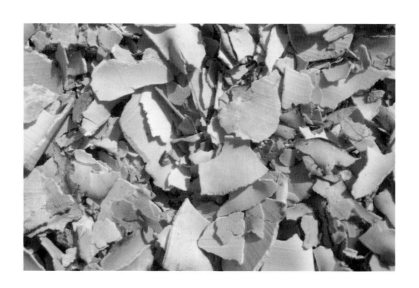

혈액순환을 좋게 하고
피를 맑게 해 주는

당귀 當歸

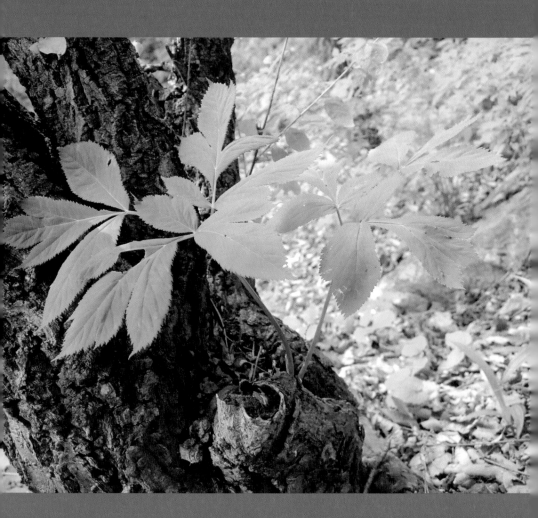

고대 중국은 국토가 넓다보니 잦은 외침으로 전쟁이 많았다. 각 지역에서 징병된 남자들이 변방의 싸움터로 많이 보내졌다. 변방으로 간 남자들이 언제 돌아올지 기약이 없는 데다 설사 돌아온다 해도 신체가 불구인 사람이 많았다. 특히 결혼을 한 여인들이 변방의 싸움터로 간 남편의 무사귀환을 위해 즐겨 먹었던 식물이 있었는데 이것이 바로 당귀이다.

당시 중국 여인들 사이엔 당귀를 끓여 먹고 품속에 지니고 있으면 사랑하는 남편이 변방에서 무사히 집으로 돌아온다는 속설[응당귀가 응당귀부 應當歸家 應當歸夫]이 있었기 때문이다. 당귀를 먹으면 몸이 튼튼해지고 피부도 고와져서 귀가한 남편과 마음껏 사랑을 나눌 수 있다는 신념이 있었다고 한다. 당귀를 먹으면 멀리 떨어진 임이 반드시 되돌아오고 잃어버린 젊음도 되찾을 수 있다고 하니, 사랑하는 임이 돌아오기를 희망하거나 회춘을 원하는 사람은 지금부터 당귀를 열심히 복용해 보기 바란다.

우리가 한약국, 한의원, 약재상에 가면 진한 향을 맡을 수 있는데 당귀, 천궁, 고본, 회향 등 방향성의 약재에서 풍겨 나오는 향이다. 당귀는 미나리과(산형과)의 다년생 초본식물로 중국, 일본 등 전 세계적으로 분포한다. 전국 각지 산지의 습지나 나무가 무성한 산골짜기에 자생한다. 풀 전체에서 독특하고 진한 향기와 단맛이 나는 고급 산나물이자 귀중한 약용식물이다.

한빙에서는 숙시황, 하수오, 작약, 상심자(오디)와 함께 대표적인 보혈제로 활용해 왔다. 가정에서도 강정, 단자, 증편, 다식, 산적 등

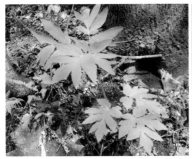
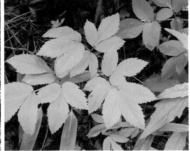

당귀   지리강활

다양한 방법으로 애용해 왔다. 당귀는 우리나라 특산식물이다. 긴 타원형 잎은 진녹색으로 3~5갈래이다. 잎은 중간 정도까지 갈라지고 가장자리에 날카로운 톱니가 있다. 줄기는 곧게 자라고, 뿌리는 육질로 굵고 비대하나 잔뿌리가 많이 달리며, 상처를 내면 흰 즙이 나온다.

당귀와 모습이 비슷한 식물로 바디나물, 구릿대, 강활 등 십여 종이 있다. 유독 식물인 지리강활(智異羌活)과 흡사해 초보자들이 혼동을 많이 하는 약용식물이다. 수년 전 언론에서 등산객 몇 명이 지리산 세석평전(細石平田)에서 지리강활을 당귀인줄 알고 캐서 끓여 먹은 뒤 사망한 사건을 보도한 적이 있다.

산행을 하다보면 지리강활을 당귀로 알고 채취하는 사람들을 가끔 볼 수 있는데 주의해야 한다. 당귀는 잎이 중간까지 갈라지고 줄기의 색이 동일한데 지리강활은 잎이 줄기까지 갈라져 세 개의 잎이 따로따로 떨어져 있다. 원줄기에서 새 줄기로 갈라지는 부분마다 짙은 자주색이 들어 있어 세심히 관찰하면 쉽게 구별할 수 있다.

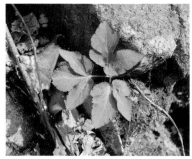
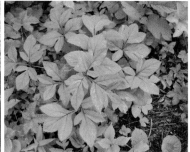

당귀   바디나물

    당귀는 맛이 맵고 달다고 해서 신감채(辛甘菜), 신감초(辛甘草), 큰
미나리라고 해서 대근(大芹), 심산유곡 스님들이 있는 암자에서 자라
는 풀이라 하여 승암초(僧庵草), 승엄초, 승금초, 승검초, 건귀(乾歸),
산점(山蘄), 백점(白蘄), 담방귀, 대당귀 등 다양한 이름으로 불리운다.

    옛 의서에는 당귀를 혈중(血中)의 기약(氣藥), 혈병(血病)의 요약(要
藥)으로 기록되어 있다. 당귀가 보혈, 활혈작용이 뛰어나기 때문이
다. 《동의보감》이나 《향약집성방》에 모든 혈병에는 반드시 당귀를
써야 된다고 기술되어 있다.

    당귀라는 말은 기혈(氣血) 순환이 잘못된 것을 마땅히 되돌려 준
다는 의미에서 붙여진 이름이다. 한방에서는 당귀 뿌리[당귀(當歸)]
를 약재로 쓰고 우리 몸의 부족한 것을 보태주고 자양하는 보익약
(補益藥) 중 부족한 혈액을 보충해 주는 보혈약(補血藥)으로 분류한
다. 맛은 달고 매우며, 성질은 따뜻하다. 우리 몸의 심장과 간장, 비
장을 이롭게 하는 약재이다.

    당귀는 뿌리 외에 잎, 줄기, 꽃, 열매도 약재로 쓸 수 있다. 잎은

봄부터 여름까지 채취하여 겉절이, 나물, 쌈, 샐러드, 튀김을 만들어 먹는다. 줄기는 고추장, 쌈장, 된장에 찍어 먹거나 산적, 물김치에 넣어 먹으면 매콤하고 달고 향기로운 맛에 잃었던 입맛이 살아난다. 당귀 잎과 줄기를 날로 먹은 뒤 한참 있다가 물을 마시면 물맛이 달게 느껴진다. 갈증이 나고 허기가 질 때 줄기를 먹으면 갈증과 허기가 사라진다.

당귀 뿌리는 가을부터 이듬해 봄까지 채취하여 잘게 썰어 말려 달여 먹는다. 35도 술에 담그면 당귀주가 되는데, 진한 노란색으로 우러나오고 모양도 예뻐 보기만 해도 즐겁다. 당귀주는 예로부터 정력을 돕는 회춘 술로 유명하다. 발효액을 담글 때는, 봄에는 전초를, 가을에는 뿌리를 설탕과 1:1 비율로 재어 3~6개월 정도 숙성시킨 뒤 건더기를 버린다.

뿌리는 3년이 지나면 꽃이 피고 씨앗이 달리면서 스스로 썩어 없어진다. 닭이나 오리에 당귀를 넣고 푹 삶으면 그윽한 향이 나는 맛있는 보양식이 된다.

필자의 산행 필수품에는 고추장과 쌈장이 포함되는데 생채로 먹을 수 있는 취나물, 참나물, 곰취, 삽주, 돌나물, 왕고들빼기, 민들레, 달래, 더덕, 하수오, 모싯대, 만삼, 둥굴레, 풀솜대, 참마, 잔대, 도라지, 생강나무, 오가피나무, 산뽕나무 등의 잎이나 뿌리를 채취하여 쌈을 싸서 먹거나 찍어 먹는데 자연의 톡 쏘는 독특한 맛과 향은 산행의 피곤을 싹 가시게 하고 힘이 불끈 불끈 솟게 하는 느낌을 받는다.

집 주변에 당귀 서너 포기만 심어 놓으면 봄부터 가을까지 잎과 줄기를 따서 맛있는 쌈밥 재료로 활용할 수 있다. 당귀 뿌리를 주머니에 넣어 승용차 안이나 사무실, 집 안에 놓으면 그윽한 향이 배어 나와 악취를 제거하고 스트레스 해소, 피로회복에 좋다. 옛날 기생들은 당귀 끓인 물로 세수를 하고 머리를 감기도 했는데 피부를 윤택하게 하고 미백효과와

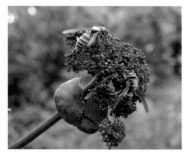

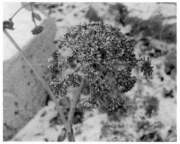

꽃에는 밀원이 많아 벌들이 좋아하고(위)
겨울에도 씨앗이 달려 있는 당귀(아래)

피부재생 능력이 탁월하기 때문이다. 당귀의 독특한 향을 활용한 향수나 화장품, 비누 등 다양한 제품이 시판되고 있다.

《동의보감》에는 당귀에 대해 "성질이 따뜻하고 맛은 달고 매우며 독이 없다. 모든 풍병(風病), 혈병(血病), 허로(虛勞)를 낮게 한다. 굳은 피를 헤치고 새 피를 생겨나게 한다. 부인의 붕루(崩漏, 자궁출혈)와 불임에 쓴다. 여러 가지 나쁜 창양(瘡瘍, 신체의 겉에 생기는 피부질환)과 쇠붙이에 다쳐서 어혈이 뭉친 것을 낮게 한다. 이질로 배가 아픈 것을 멎게 한다. 온학(溫瘧, 높은 열이나 오한을 수반하는 학질)을 낮게 하고 오장을 보하며 살이 살아나게 한다."라고 쓰여 있다.

《본초》에는 "허로(虛勞)로 추웠다 열이 났다하는 것을 치료하는

데 부족한 것을 보하고 혈을 보하면서 고르게 하고 잘 돌아가게 한다."라고 기록되어 있다.

당귀에는 쿠마린류의 데쿠르신(decursin), 데쿠르시놀(decursinol), 마르메신(marmesin), 잔토톡신(xanthotoxin) 정유성분의 피넨(pinene), 캄펜(camphenene), 당류인 자당(sucrose), 과당(fructose), 포도당(glucose), 칼륨, 아연, 인, 셀레늄, 비타민 A, B 등의 다양한 성분이 함유되어 있다.

당귀는 헤모글로빈 및 적혈구의 생성을 촉진하고 관상동맥을 확장한다. 특히 말초 혈관 평활근의 경련을 완화하고 혈류량을 증가시켜 진통을 경감시켜 준다. 최근 동물실험에서 암세포에 대한 세포독성을 나타내는 강력한 항암작용이 입증되었다. 기억력 감퇴를 개선하는 뇌세포보호작용, 간세포보호, 항균, 항염증, 이뇨, 파골세포의 생성을 억제하는 작용 등 다양한 효과가 있다.

한방에서는 당귀를 심혈(心血)과 간혈(肝血)이 부족해서 일어나는 안면창백, 입술과 손톱에 광채가 없고 머리와 눈이 어지러우며 가슴이 뛰는 사람, 부인들의 생리통, 생리불순, 히스테리, 빈혈, 변비에 쓴다. 혈액순환을 촉진하고 혈액 속의 지방질을 제거하여 혈액이 온몸에 잘 돌도록 촉진함으로써 고혈압, 어혈이 뭉친데, 협심증, 뇌혈전성 중풍, 요통, 사지위축성 마비, 복부와 팔다리 냉증, 허약체질, 당뇨병에 좋다. 당귀를 늘 복용하면 몸이 가벼워지고 마음이 안정되며 노화를 방지할 수 있다.

당귀는 각 부위의 약효가 다른데, 노두인 당귀두(當歸頭)는 지혈작용, 몸통 부분인 당귀신(當歸身)은 보혈작용, 잔뿌리인 당귀미(當歸尾)는 활혈작용이 뛰어나다. 실제로 사용할 때는 따로 쓰지 않고 전체를 함께 쓰는데 보혈활혈작용이 우수하다.

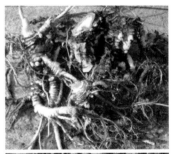
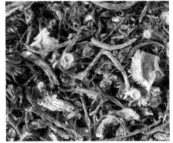

갓 캐어낸 당귀 뿌리(위)와
잘게 썰어 말린 당귀 뿌리(아래)

한방에서는 당귀의 보혈활혈작용을 증강시키기 위해 밀자법(蜜炙法)이라는 포제법(炮製法)을 쓴다. 꿀과 물을 1 : 5 배율로 섞어 스프레이에 넣고 건조한 당귀에 뿌린다. 2~4시간 정도 지나면 꿀물이 당귀에 스며들어 축축해 지는데 이것을 프라이팬에 올려 겉이 노릇노릇하게 볶는다. 이렇게 볶은 당귀를 밀자당귀(蜜炙當歸)라 하는데 그냥 사용하는 것보다 보혈활혈의 효능이 훨씬 좋아진다.

요즘 약재시장에 나와 있는 당귀는 대부분 재배한 것이거나 중국, 북한에서 수입한 것으로 약성이 약하므로 직접 채취하거나 전문 약초꾼을 통해 약효가 큰 자연산을 구입하여 활용할 것을 권한다.

당귀 뿌리는 가늘고 잔뿌리가 많으면 하품이고, 굵고 잔뿌리가 없으면 상품으로 취급한다. 당귀는 여성의 생리질환에 신약(神藥)이라 할 만큼 좋은 약재이나 감기환자, 설사를 하고 있는 사람이 장복하면 증상을 악화시킬 수 있으므로 주의를 요한다.

■당귀로 질병 치료하기

여성의 생리통 등 생리질환

당귀는 여자의 생리 조절작용이 뛰어나 고르지 못한 월경의 색과 양을 정상으로 만들어 준다. 월경과다, 생리가 불규칙하고 생리통*이 있거나 생리가 없을 때 1일 뿌리 10~20g을 달여 복용한다.

불임증, 해산전후 복통, 유산방지

당귀는 단백질 합성을 촉진시키고 비타민 E의 결핍을 방지하여 임신을 유지할 수 있는 안태작용을 함으로써 산전·산후질환에 좋다. 배란을 촉진하고 임신을 할 수 있는 여건을 만들어 준다. 임산부가 복용하면 태아발육을 도와 유산을 방지할 수 있는데 1일 뿌리 3~6g을 달여 먹는다.

　《본초》에는 "여성의 자궁출혈과 불임증, 악창과 외상이 있을 때 당귀를 달여 마시면 된다."라고 기록되어 있다.

고질적인 변비

당귀는 장의 연동운동을 촉진하여 고질적인 변비를 낫게 하고, 피부를 곱고 부드럽게 만들어 준다. 아침에 일어났을 때 손발이 붓고 푸석푸석해 지는 사람은 1일 뿌리 3~6g을 달여 먹는다.

타박상으로 어혈이 뭉친 데, 골절상 및 손발 냉증

당귀는 혈액순환 대사작용을 촉진하여 어혈과 혈액순환 장애로 인한 마비 증상을 풀어 주고 통증을 완화한다. 타박상으로 어혈이 뭉쳐 있거나 골절상, 팔다리·복부 냉증, 손발이 저리고 아픈 데, 근육관절통, 신경통, 노화방지에 좋다. 1일 뿌리 3~6g을 끓여 먹거나 발효액을 만들어 먹는다. 평소 혈액순환이 잘되지 않아 늘 피로하고 복부나 수족이 찬 사람은 당귀 끓인 물로 전신욕*을 하면 좋다.

고혈압 등 혈관질환

당귀는 관상동맥의 혈류량을 개선하고 적혈구 생성을 왕성하게 하며 혈압을 떨어뜨려 주므로 고혈압, 고지혈증에 좋다. 1일 뿌리 10g을 달여 먹는다.

자궁출혈, 대장출혈 등 출혈성질환

당귀는 지혈작용이 강해 해산 후 자궁출혈, 코피, 대장출혈 등 출혈성질환에 좋다. 1일 뿌리 10g을 복용하거나 천궁을 같은 양을 달여 먹는다.*

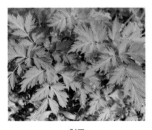

천궁

＊당귀 목욕법 : 당귀 100g~200g을 헝겊에 싼 뒤 뜨거운 물에 30분 정도 담가 놓으면 짙은 향과 함께 약성이 우러나오는데 이때 전신욕을 하면 혈액순환이 잘 돼 피로회복, 요통, 손발냉증, 저림증이 완화된다.

기관지염, 간염 등 염증성질환

당귀는 소염, 항균, 진통, 간세포보호작용이 있어 만성적인 간염, 비염, 기관지염, 인후염, 위, 십이지장궤양에 좋다. 1일 뿌리 10g을 달여 복용한다.

불면증 및 신경과민

당귀 추출액을 흰쥐에게 투입 후 전기 자극을 가해 주변 반응도를 실험한 결과, 외부의 자극에 크게 동요됨이 없이 깊은 잠을 자는 것으로 나타났다.

당귀는 진정작용이 탁월해 신경과민으로 인한 불면증, 노이로제, 정신분열증 환자에게 좋다. 1일 뿌리 3~6g을 달여 복용하거나 당귀 목욕을 하면 좋다.

기타

당귀는 기억력과 집중력이 점점 떨어질 때, 종기, 눈이 충혈되고 얼굴이 쉽게 붉어질 때, 허약체질 등에 좋다.

＊《본초강목》에는 "일체 피가 나오는 증상을 치료하는데 피를 고르게 하고 잘 돌아가게 하며 피를 보충한다. 천궁과 당귀를 섞은 궁귀탕(芎歸湯)은 혈약 가운데 가장 좋다."라고 기록되어 있다.

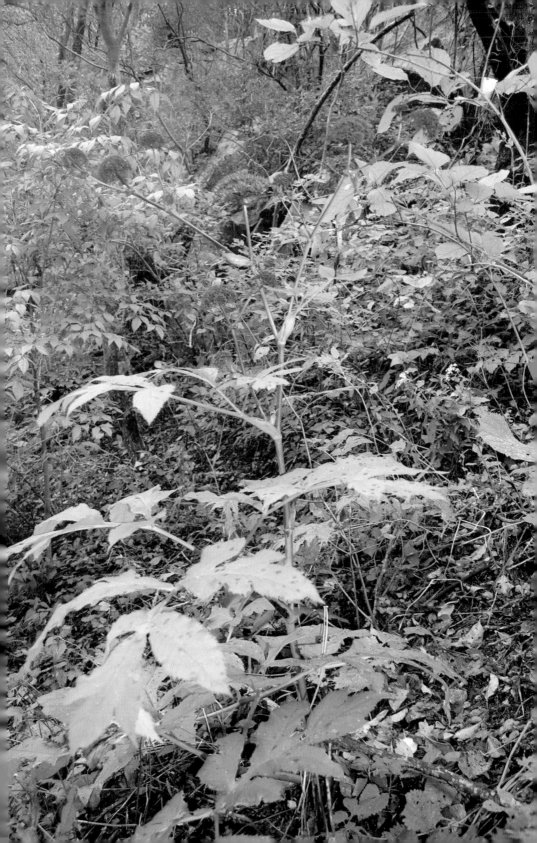

04

고혈압을 치유하고
심장기능을 강화하는

산사나무 山楂子

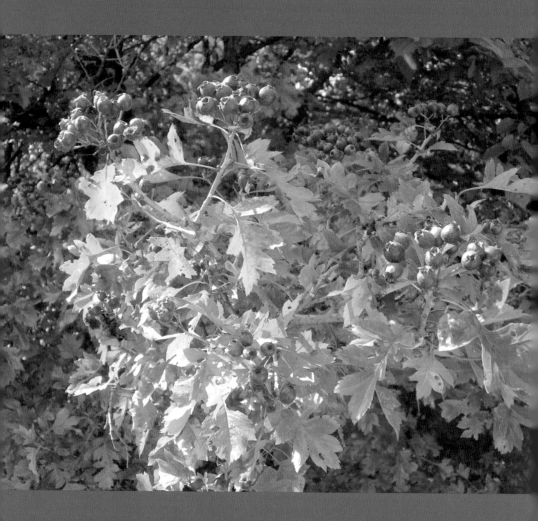

산사나무는 동서양을 막론하고 악귀를 물리치는 수호나무로 유명하다. 우리나라와 중국에서는 잡귀가 들어오지 못하도록 울타리용으로 많이 심었다. 생선요리를 즐겨 먹는 일본에서는 조선 영조시대 때 우리나라에서 산사나무를 가져다 어약원(御藥園)에서 재배를 했다고 한다.

그리스·로마시대에는 결혼식 때 신부가 머리에 쓰는 관을 산사나무로 장식하거나 아기의 요람 옆에 놓아두는 풍습이 전해온다. 서양에서는 산사나무를 "벼락을 막아 준다."고 해서 호손(Hawthron), 5월을 대표하는 나무라 하여 메이(May)라고 한다. 1620년 청교도들이 아메리카 신대륙으로 넘어갈 때 메이플라워(The may flower)호를 타고 간 것은 산사나무가 벼락을 막아 해상 재난으로부터 배를 보호해 줄 것을 기원하는 의미였다. 《성경》에 나오는 아론의 지팡이를 비롯한 위대한 영웅이나 성직자가 산사나무 지팡이를 가지고 다니다가 땅에 꽂으면 뿌리가 내리고 새싹이 돋아났다는 전설이 있다.

중국에서는 15세기 명나라 때부터 산사나무를 식용, 약용으로 애용해 왔고 중국 고시(古詩)에도 산사나무가 소재로써 자주 등장한다. 또한 기름진 음식과 육식을 즐기는 중국 사람들은 산사나무 열매[산사자(山楂子)]로 만든 음료나 통조림, 설탕이나 엿을 발라 꼬치에 일렬로 꿰어 파는 당호로(糖胡盧)를 즐겨 먹는다. 겨울철 중국에 가면 즉석에서 냉호로를 만들어 파는 상인들을 쉽게 볼 수 있다. 우리나라 일부지방에서는 산사나무 열매로 산사죽, 산사탕, 산사병을

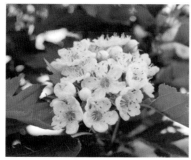
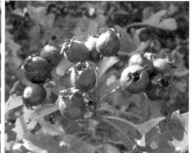

산사나무 꽃   산사나무 열매

만들어 먹는 풍습이 전해져 내려오고 있다.

산사나무는 장미과의 낙엽성 활엽교목으로 중국, 러시아, 유럽, 북미 지역에 100여 종이 분포한다. 우리나라에는 넓은잎산사나무, 좁은잎산사나무, 가새잎산사나무, 자작잎산사나무, 털산사나무, 미국산사나무 등이 있다. 3~6m 정도로 자란다. 새 깃처럼 갈라진 잎 가장자리에 톱니가 있다. 줄기에서 뻗어 나온 가지 중 퇴화된 것은 날카롭고 뾰족하게 달려 가시가 있는 것처럼 보인다. 5월에 하얀 꽃이 피고, 9월에 애기사과처럼 생긴 빨간 열매가 주렁주렁 달린다.

산사나무는 산(山)에서 자라는 아침[해 뜨는 모양(旦)의 나무(木)]이라는 의미이다. 가을에 맺힌 빨간 열매가 겨우내 달려 있는데, 그 모습이 아침 해가 떠오르는 붉은 태양처럼 보인다 하여 붙여진 것이다. 산(山)에서 자라는데 그 맛이 사자(楂子, 풀명자나무 열매)와 비슷해 산사(山樝)로 부르다가 산사(山楂)가 되었다고도 한다.

작은 배[이(梨)]처럼 생겨 아가위나무, 작은 공처럼 생겼다고 해서 당구자(棠毬子), 호젓한 산길에 붉은 열매를 달고 있다하여 산리홍

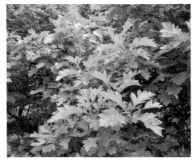
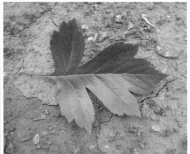

잎이 무성하게 달린 산사나무   산사나무 잎

(山裏紅), 산조홍(山棗紅), 산과자(山果子), 산목로(山木盧), 산사목(山査木), 산사수(山査樹), 산률자, 산당자, 적과자, 목도자 등 다양한 이름으로 불리운다. 북한에서는 찔광이나무, 아그배나무, 찔배나무, 찔구배나무, 동배나무, 야광나무, 이광나무, 뚱광나무 등으로 부른다.

산사나무에는 플라보노이드(flavonoid), 하이페로사이드(hyperoside), 쿼르세틴(quercetin), 안토시아닌(anthocyanin), 올레아놀산(oleanolic acid), 비타민 C 등의 성분이 함유되어 있다. 산사나무는 혈액순환을 좋게 하고 콜레스테롤 수치를 떨어뜨린다. 신경계통의 흥분작용을 억제하고 심장기능을 강화한다. 장의 운동을 활발하게 하여 소화를 촉진한다.

《동의보감》에는 산사나무에 대해 "식적(食積)*을 삭이고 오랜 체기를 풀어주며 기(氣)가 몰린 것을 잘 돌아가게 한다. 적괴(積塊, 뱃속에 덩어리가 생겨 아픈 증상), 담괴(痰塊, 목이나 턱 아래 또는 팔, 다리에 멍울이 생기는 증상), 혈괴(血塊, 기가 거슬러 올라가거나 어혈이 뭉쳐 생긴 질병)를 삭이고 비(脾)를 튼튼하게 한다. 가슴을 시원하게 하고 이질을 치료하

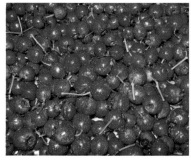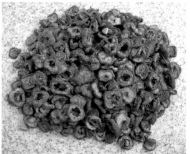

산사나무 열매를 깨끗이 씻어(왼쪽) 씨앗을 제거한 후 말려 썰어 놓은 것(오른쪽)

며 종창을 빨리 곪게 한다."라고 쓰여 있다.

《본초강목》에는 "식적을 치료하고 음식을 소화시킨다. 열매를 살짝 쪄서 살[육(肉)]을 발라 햇볕에 말린 다음 달여 먹거나 가루 내어 환을 만들어 먹는다."라고 적혀 있다.

《물류상감지(物類相感志)》에는 "늙은 닭을 삶을 때 산사나무 열매 몇 알을 넣으면 질긴 살이 잘 무른다."라고 기록되어 있다.

한방에서는 산사나무 열매[산사자(山楂子)]를 약재로 쓰고, 음식물을 소화하는 소도약(消導藥)으로 분류한다. 맛은 시고 달며 성질은 따뜻하다. 우리 몸의 비장과 위장, 간장을 이롭게 하는 약재이다.

산사나무는 열매 외에 잎, 꽃, 잔가지, 뿌리도 약재로 쓸 수 있다. 어린잎은 봄부터 여름까지 채취해서 말려 달여 먹는다. 꽃은 꽃봉오리가 맺혔을 때 따서 그대로 말려 35도 술에 담가 마시거나 달여

─────────────────────────

＊식적 : 비위(脾胃)의 장애로 먹은 음식이 정체되어 생긴 질병으로 가슴과 배가 답답하고 아프면서 단단한 덩어리가 만져지며 신트림과 함께 신물이 올라오고 입맛이 떨어진다.

마신다. 잔가지와 뿌리는
가을부터 이듬해 봄까지
채취해서 잘게 썰어 말려
달여 먹는다.

열매는 가을에 따서 35
도 술에 담그거나 설탕과
1 : 1 비율로 재어 발효액

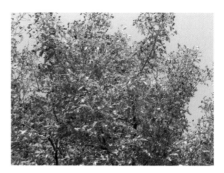
빨간 열매가 아름다운 산사나무

을 담가 음용한다. 열매는 절반쯤 익어 시고 떫은 것일수록 약성이
강한 데, 열매 밑부분에 파여 있는 조그만 홈에 월동을 하는 벌레들
이 들어가 있거나 알을 많이 까놓기 때문에 반드시 살짝 쪄서 말려
야 한다. 또한 열매 속의 씨앗을 그대로 쓰게 되면 소화 장애를 일
으킬 수 있으므로 씨앗을 제거한 뒤 말려 가루 내어 환을 지어 먹
는다.

산사나무 열매는 소화작용을 촉진하고 질긴 고기의 육질을 무르
게 하는 성질이 있다. 열매 끓인 물이나 가루를 넣고 육류를 재어
하루 정도 지나면 육질이 부드러워지므로 고기 전문 음식점에서
산사나무 열매를 활용하면 좋다. 약간 신맛이 나지만 단맛도 강해
건강식품이나 음료로 개발해도 손색이 없는 약용식물이다. 최근
동물실험에서 항종양 활성작용이 있는 것으로 밝혀져 항암 및 백
혈병 치료에 관한 연구가 활발히 진행 중에 있다.

산사나무 꽃은 벌과 나비가 좋아하는 밀원(蜜源, 벌이 꿀을 빨아 오
는 원천)식물이다. 열매는 겨울 산새들의 훌륭한 먹잇감은 물론 정원

수, 관상수로도 부족함이 없고 잎, 꽃, 열매, 가지, 줄기, 뿌리 모두가 약재인 약용식물이다.

산사나무는 토양과 기후를 가리지 않고 절벽이나 바위 틈새에도 뿌리를 내리는 생명력이 강한 식물이지만 뿌리가 직근성인 데다 일단 뿌리가 활착하면 옮겨 다니는 것을 싫어한다. 이식할 때는 뿌리에 묻어 있는 흙이 많이 붙어 있도록 분을 떠서 옮겨 심어야 한다.

산사나무는 깊은 산속보다는 숲속 오솔길 옆 양지바른 곳, 개울가, 집 주변에서 볼 수 있다. 비위가 허약한 사람, 위산과다 환자는 복용하지 않는 것이 좋다. 많은 양을 장복하면 기력이 떨어지고 치아를 상하게 하며 쉽게 배가 고프게 되므로 주의해야 한다.

■산사나무로 질병 치료하기

고혈압, 고지혈증 등 혈관질환

산사나무는 동맥의 혈류량을 증가하여 모세혈관까지 혈액순환이 잘 돌게 한다. 콜레스테롤 수치를 떨어뜨리고 혈전을 녹여주기 때문에 고혈압, 고지혈증 등 혈관질환에 좋다. 1일 열매 10~20g을 달여 먹거나 환을 만들어 1일 3회 20~30알을 복용한다. 산사나무 열매와 다시마를 같은 양으로 가루

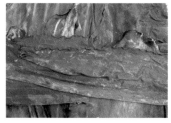
다시마

내어 1일 3회 10~20g을 먹거나 환을 지어 1일 3회 20~30알을 먹는다.

협심증 등 심장질환

산사나무는 심장기능을 강화하고 진정작용이 탁월하여 심장이 뛰고 가슴이 두근거려 잠 못 이루거나 조그만 일에도 잘 놀라는 심장 쇠약, 관상동맥경화로 인한 심장병, 협심증 등 심장질환에 좋다. 1일 열매 10~20g을 달여 먹거나 발효액을 만들어 상복한다.

소화불량 및 고기 먹고 체했을 때

산사나무는 소화촉진 및 건위작용이 뛰어나 위를 튼튼하게 하고 장의 기능을 좋게 한다. 특히 육류를 많이 먹어 속이 더부룩하고 소화가 잘되지 않거나 체했을 때, 숙취나 식중독에 좋다. 1일 열매 10~20g을 달여 먹는다.

산후 어혈로 인한 복통

산사나무는 뭉친 어혈을 풀어주고 자궁수축작용이 강해 산후 어혈이 뭉쳐 아랫배가 아픈 통증에 좋다. 1일 열매 10~20g을 달여 먹거나 5월 단오 이전에 채취한 쑥을 같은 양으로 가루 내어 함께 복용한다.

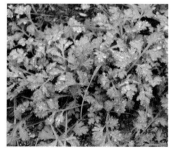

쑥

급성 장질환으로 인한 설사

산사나무는 각종 이질균과 녹농균 등에 항균작용력이 강해 급성 장질환으로 인한 설사에 좋다. 열매를 겉이 새까맣게 볶아 1일 20g을 달여 먹거나 가루 내어 5g을 복용한다.

위장출혈 등 출혈성질환

산사나무는 지혈작용이 있으므로 위장출혈 등 출혈성질환에 좋다. 1일 새까맣게 볶은 열매 10~20g을 달여 먹거나 가루 내어 환을 지어 1일 3회 20~30알을 복용한다.

기타

산사나무는 풍습성관절염 등 염증성질환, 구토, 빈혈, 옻이 올랐을 때, 이뇨 등에 좋다.

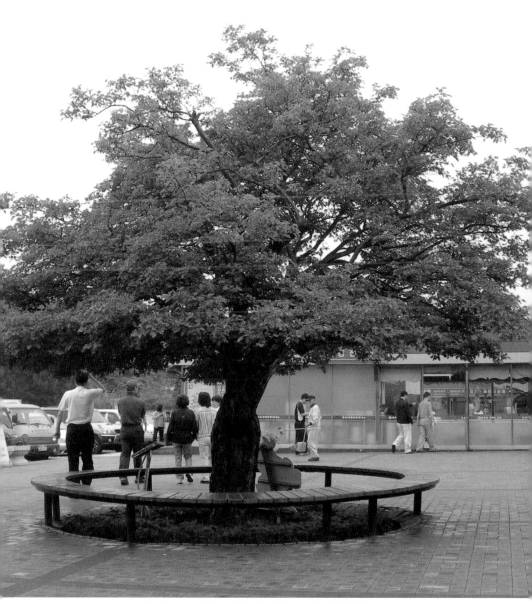

영동고속도로 횡성(소사) 휴게소에 있는 150년 된 산사나무

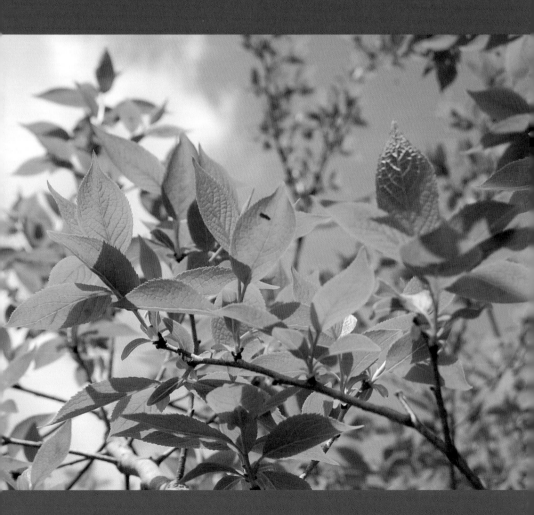

05

혈압을 떨어뜨리고
근골을 강건하게 하는

두충나무 杜仲

옛날 중국 어느 마을에 성(姓)이 두(杜)씨이고, 이름이 중(仲)이라는 사람이 살았다. 이 사람은 도인이 되기 위해 매일 산에 있는 한 나무의 껍질과 잎을 달여 먹고 결국 득도(得道)를 했다고 한다. 이에 후세 사람들은 두중이라는 사람이 먹고 도인이 됐다고 해서 두중(두충)나무로 불렀다고 한다.

또한 후한(後漢)시대에 도를 닦는 선인(仙人)들이 섭생을 할 때도 두충나무 차를 즐겨 먹고 사슴고기를 먹었다고 한다. 당시 선인들이 두충나무차를 마시는 이유는 득도를 한 두중처럼 되기 위한 것이고, 사슴고기는 소나 닭, 원숭이 같은 동물의 12지(十二支)*에 속하지 않아 신성하다고 믿었기 때문이다.

우리나라 사람들은 생수를 마시는데 반해 중국인들은 차를 즐겨 마신다. 중국의 차 문화는 오랜 시절부터 대중화되어 식사, 운전, 작업장에서 수시로 찻물을 마신다. 여행을 가거나 이동을 할 때 찻물을 항상 휴대하고 다닌다.

버스터미널, 호텔 등 여행객들이 자주 이용하는 공공장소에는 반드시 차를 우려내어 먹을 수 있는 온수기가 비치되어 있다. 이처럼 중국 사람들이 일상생활에서 물 대신 차를 마시는 것은 도를 깨우친다는 오랜 믿음도 있겠으나 중국은 수질이 좋지 않아 지하수를 그냥 마실 수 있는 곳이 많지 않기 때문이다.

---

*12지(十二支) : 자(子, 쥐), 축(丑, 소), 인(寅, 범), 묘(卯, 토끼), 진(辰, 용), 사(巳, 뱀), 오(午, 말), 미(未, 양), 신(申, 원숭이), 유(酉, 닭), 술(戌, 개), 해(亥, 돼지)를 말한다.

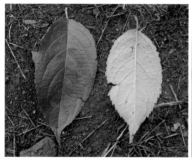
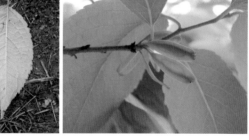

두충나무 잎 앞면과 뒷면　　　　　　두충나무 열매

　우리 산야에서 샘솟는 지하수는 산골짜기 옹달샘에서부터 시골의 공동우물에 이르기까지 약수 삼아 그대로 마셔도 배탈은커녕 시원하게 갈증을 풀어주는 자연이 주는 최고의 보약이다.

　두충나무는 두충과의 다년생 낙엽교목이다. 전 세계적으로 1과(科) 1속(屬) 1종(種) 밖에 없다. 원산지는 중국 서북부로 우리나라는 1078년 고려 문종 때 중국 송나라로부터 반입된 식물이다. 당시 두충나무로 문종의 병을 치료했다는 기록이 있는 것으로 보아, 우리 선조들이 오래전부터 심어 가꾸어 왔던 식물이라는 것을 알수 있다.

　중국과 일본은 두충(杜冲)이라고 쓰지만, 우리나라는 두중(杜仲)으로 쓰고 두충으로 읽는다. 두충나무는 두중(杜仲)이라는 사람이 두충나무 껍질을 먹고 선인이 되었다고 해서 두충, 선인들이 득도하기 위해 마시는 차라 하여 사선(思仙), 사중(思仲), 잎·줄기·뿌리·껍질·열매 등 모든 조직에 실처럼 투명한 섬유질[백면사(白綿絲, 하얀 면사)]이 들어 있어 사금목(絲錦木), 옥사피(玉絲皮), 목면(木棉),

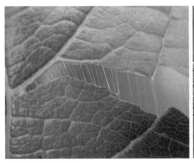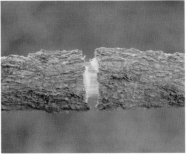

두충나무 잎(왼쪽)과 줄기껍질(오른쪽)을 천천히 잡아당기면 하얀 섬유질이 보인다.

석사선(石思仙), 사운피(絲運皮) 등 다양한 이름으로 불리운다.

두충나무는 30여 년전 만해도 수익성이 좋아 농가에서 야산과 밭 주변에 대대적으로 심는 재배 붐이 일어나기도 했으나 한중수교 이후 값싼 중국산이 대규모로 수입되어 시장을 잠식해 버렸다. 큰 수익을 기대했던 국내 재배 농가는 인건비도 건질 수 없는 지경에 이르자 뽑아내지도 못하고 아무도 거들떠보지 않는 천덕꾸러기 신세가 되고 말았다. 야산이나 인가 주변에 수백 그루의 두충나무가 심겨진 채로 방치되어 밀생하고 있는 것을 볼 수 있다.

두충나무는 암수딴그루로 10~15m 정도로 자란다. 수령이 20년 정도 되면 20m 이상의 거목이 되기도 한다. 타원형의 잎은 어긋나게 달리고 표면이 반질반질 윤이 나며 가장자리는 톱니 모양을 하고 있다.

어린잎의 앞면에는 가는 털이 있지만 자라면서 떨어져 없어진다. 4~5월에 담녹색의 자질한 꽃이 모여 피고 10월에 노란 열매가 달린다. 껍질은 갈색을 띠는 연한 잿빛으로 처음에는 갈라지지 않으나 나이를 먹으면 세로로 갈라진다. 회백색 줄기는 곧게 자라는데 껍질에 하얀 반점 같은 무늬가 군데군데 들어 있나. 언뜻 보면 물푸레나무나 생강나무 줄기껍질과 비슷하게 생겼다.

두충나무는 다른 식물에서 볼 수 없는 독특한 특징이 하나 있다. 잎, 줄기껍질, 뿌리껍질 속에 거미줄 같은 하얀 섬유질(gutta-percha)이 빽빽이 들어 있다. 잎이나 껍질을 양손으로 잡고 천천히 잡아당기면서 두 쪽으로 자르면 가는 실오라기처럼 생긴 은빛의 섬유질이 늘어나는 것을 식별할 수 있다.

두충나무에는 구타페르차(gutta-percha), 사포닌(saponin), 탄닌(tannin), 히아론산(hyaluronic acid), 아우쿠빈(aucubin), 클로로포름(chloroform), 로가닌(loganin), 고무질 등의 성분이 함유되어 있다. 두충나무는 간장(肝臟)과 신장(腎臟)의 기능을 보해주는 요약(要藥)이다.

한방에서는 간(肝)은 근(筋)을, 신(腎)은 골(骨)을 주관하는데 간장이 튼튼하면 근육이, 신장이 건강하면 뼈가 강해진다고 본다. 또한 임산부의 심신을 안정시켜 유산을 방지할 뿐만 아니라 간신 기능 부족으로 생긴 요통, 관절통에 좋다. 이질균, 대장균, 황색포도상구균의 발육을 억제하는 작용도 강하다. 약리실험에서 두충나무 추출물이 혈관을 확장하여 관상동맥의 혈류량을 증가시켜 혈압을 안정적으로 떨어뜨리는 것이 입증되었다.

《동의보감》에는 두충나무가 "성질이 평하고 따뜻하며, 맛이 맵고 달며 독이 없다. 신로(腎勞)로 허리와 등뼈가 조여들고 아프며, 다리

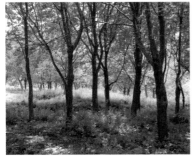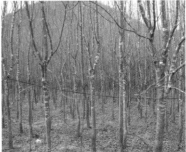

두충나무(여름)　　　　　　　　　　두충나무(겨울)

가 시큰거리면서 아픈 것을 낫게 하고, 힘줄과 뼈를 튼튼하게 하며, 음낭 밑이 축축하고 가려운 것과 오줌이 방울방울 떨어지는 것을 낫게 한다."라고 기록되어 있다.

《본초강목》에는 "신(腎)에 냉기(冷氣)가 있는 것을 치료한다. 겉껍질을 긁어 버리고 가로 썰어서 실이 끊어지게 한다. 달여 먹거나 환약을 만들어 먹는데 볶아서 써야 한다."라고 적혀 있다.

한방에서는 두충나무 줄기껍질[두충(杜仲)]을 약재로 쓰고, 우리 몸의 부족한 것을 보태주고 자양하는 보익약(補益藥) 중 양기를 보충해 주는 보양약(補陽藥)으로 분류한다. 맛은 달고 성질은 따뜻하다. 간장과 신장을 이롭게 하는 약재이다.

두충나무는 줄기껍질 외에 잎, 줄기, 잔가지도 약재로 쓸 수 있다. 튼튼하고 수피가 두터운 것은 두 번까지 벗겨 쓸 수 있는데, 외피가 얇고 내피가 두터운 것을 상품으로 취급한다.

잎은 봄부터 여름 사이에 채취하여 덖어 차로 달여 먹는다. 줄기껍질이나 잔가지는 가을부터 이듬해 봄까지 채취해서 말려 쓴다.

두충나무 껍질을 약재로 쓸 때는 반드시 유의해야 할 점이 두 가지 있다.

첫째, 겉껍질인 주피(코르크, 코르크형성층, 코르크피층), 즉 코르크를 벗겨내고 내피만 약재로 써야 한다. 코르크층을 벗기지 않으면 소화 장애를 일으킬 수 있다. 또한 다른 약재와 함께 끓일 때 타 약재의 성분이 코르크층에 흡수되어 약효가 떨어진다거나 유효하지 않은 물질이 추출될 수 있다. 그래서 반드시 코르크층을 제거한 뒤 써야 한다.

둘째, 유효성분이 잘 빠져나올 수 있도록 껍질 속에 함유되어 있는 하얀 섬유질을 단사(斷絲)시켜 줘야 한다. 한방에서는 염자법(鹽炙法)이라는 포제법(炮製法)을 사용한다. 소금과 물을 1 : 5로 희석한 식염수를 스프레이에 넣고 건조한 줄기껍질에 뿌려 2~4시간 정도 밀폐해서 소금물이 완전히 스며들게 한다. 그런 다음 프라이팬

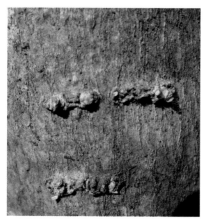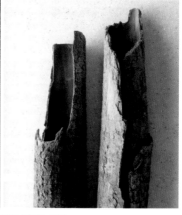

두충나무 수피(왼쪽)를 벗긴 껍질(오른쪽)

에 올려 중불로 겉껍질이 초흑색(焦黑色)이 될 때까지 볶아 준다. 새까맣게 태우면 안 되며 두 손으로 잡아당겨 하얀 섬유질이 늘어나지 않고 뚝 끊어지면 완성된 것이므로 그대로 꺼

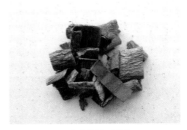

두충나무 줄기껍질

내 말려 쓰면 된다. 이렇게 포제한 두충나무 껍질을 염두충(鹽杜冲)이라고 하는데, 보간신(補肝腎)의 효능이 증강되어 신장이 허약하여 생긴 요통, 유정(遺精) 등에 효과가 좋다.

두충나무는 중부 이남 지역의 햇볕이 잘 들고 토질이 좋은 곳이면 계곡, 밭, 산야를 가리지 않고 잘 자란다. 열매로 번식하기도 하나 꺾꽂이도 가능하다. 이른 봄 싹이 움트기 전에 새 가지를 15~20cm 정도로 잘라 심으면 가지에서 움이 튼다.

두충나무 잎은 가을에 단풍이 들지 않으나 잎이 넓어 가로수나 관상수로도 좋고 집 안이나 주변에 1~2그루 심어 놓았다가 약재로 쓸 수 있다. 일부 도서나 인터넷에는 두충나무가 항암제로 사용되는 것처럼 소개되기도 했으나 아직까지 뚜렷한 항암효과는 입증되지 않았다. 그러나 암 환자의 신체 면역력강화에는 사용할 수 있다.

두충나무는 독성과 부작용이 전혀 없는 약재이나 복용초기에 일시적으로 졸음, 현기증, 피부가려움증 등 약간의 명현 현상이 나타날 수 있으나 복용을 멈추면 금세 없어진다.

■두충나무로 질병 치료하기

고혈압, 동맥경화증 등 혈관질환

두충나무 껍질 추출물이나 달인 물은 혈관 평활근에 직접 작용하여 혈관을 확장하고 잎은 관상동맥의 혈류량을 증가시킨다. 임상 실험에서 고혈압 환자에게 추출물을 장기적으로 투여하여 좋은 효과를 보았고, 고혈압으로 인한 두통, 현기증, 이명, 불면증도 개선시켜 주는 것이 입증되었다.

두충나무에 포함되어 있는 사포닌, 히아론산이 혈압을 떨어뜨리고 동맥경화증을 완화하는 작용을 한다. 다만 이 성분은 알코올에는 잘 녹지 않는 성질을 가지고 있으므로 고혈압 환자는 두충나무를 복용할 때 술을 마시지 않도록 한다. 1일 두충나무 껍질[염두충(鹽杜冲)] 20g을 달여 마신다. 산사나무나 한삼덩굴을 같은 양으로 함께 달여 복용하면 더 좋다.

관절통과 요통

두충나무는 간장과 신장을 보익하여 근골을 튼튼하게 해 주므로 신장이 허약하여 생긴 요통, 발기부전, 무릎 관절통, 풍습성관절염, 골다공증에 좋다. 1일 염두충 50~60g을 달여 먹거나 35도 술

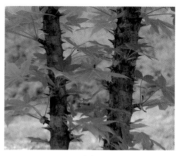

엄나무

에 담가 1개월이 지난 뒤 건더기는 버리고 취침 전에 한두 잔씩 마
신다. 신허요통에는 엄나무 뿌리를 생즙 내어 소주잔으로 한 잔씩
마시면 더 좋다.

태동불안, 유산방지, 산후 후유증

두충나무는 간신의 기능을 강화시켜 주므로 임신 중에 생긴 태동불
안을 해소하고 유산을 방지한다. 자궁수축작용이 탁월하므로 산모
가 산후에 출혈이 멈추지 않
는다거나 심신이 불안할 때
좋다. 껍질을 가루 내어 1일
3회 5~10g을 복용한다. 겨우
살이 끓인 물을 함께 복용하
면 더 좋다.

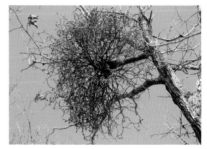

겨우살이

기력회복, 정력증강, 면역력강화

두충나무는 면역력을 증강시키고 뼈와 근육을 튼튼하게 한다. 스
트레스로 인한 정력 감퇴나 하복부 냉감, 기력회복에 좋다. 1일 염
두충이나 잎 20~30g을 달여 먹는다. 삼지구엽초나 복분자를 같은
양으로 달여 먹으면 더 좋다.

소변을 자주 보거나 방울방울 떨어지는 증상

두충나무는 방광의 수축력을 높여 정상 기능으로 회복되도록 도와

주므로 소변을 자주 보거나 시원하게 배출되지 않고 방울방울 떨어지는 증상에 좋다. 1일 엽두충이나 잎 20~30g을 달여 먹는다.

위산과다, 숙취해소

두충나무에 함유되어 있는 비타민과 탄닌 성분은 위액의 과다분비를 억제하므로 위산과다로 인한 속쓰림, 위·십이지장궤양에 좋다. 체내에 흡수된 알코올을 소변으로 신속하게 배출시켜 주므로 숙취해소에도 좋다. 1일 엽두충이나 잎 20~30g을 달여 먹는다.

기타

두충나무는 식은땀을 많이 흘릴 때, 여자들의 음부가 축축하고 가려울 때, 집중력 강화, 어혈이 뭉친 데, 비만 방지, 구취, 노화예방, 하지근육경련 등에 좋다.

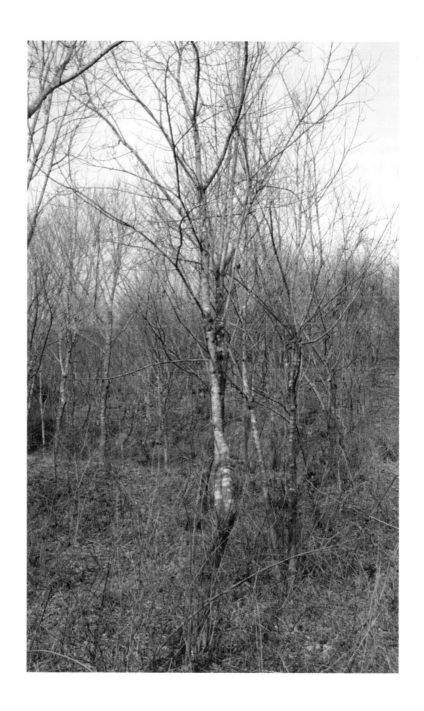

고혈압을 예방하고
이뇨작용이 탁월한

한삼덩굴 葎草

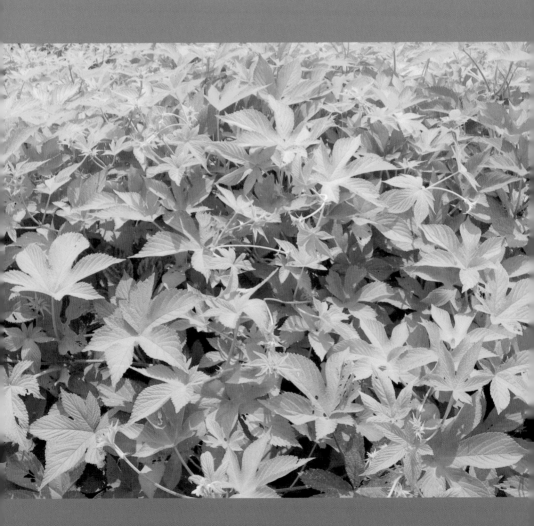

오랜 옛날 어느 마을에 농사를 짓고 사는 부부가 있었다. 늘그막에 자식 하나를 얻어 시간 가는 줄도 모르고 금지옥엽으로 키웠다. 햇볕이 내리쬐는 여름날, 어머니가 시원한 나무 그늘 아래 아이를 재워 놓고 밭일을 했다. 젖 먹일 시간이 되어 나무 그늘 아래로 가 보니 아이가 없어져 버린 것이다. 깜짝 놀란 어머니는 산짐승이 물어 간 것으로 판단하고 마을 사람들과 함께 밤새도록 온 산을 찾아 헤맸으나 행방이 묘연했다.

다음 날, 부부와 마을 사람들이 깊은 산골짜기에서 아이의 시신을 발견하여 양지바른 곳에 묻어 주었다. 이후 어머니마저 깊은 슬픔에 빠져 사망하자 아이와 함께 묻어 주었는데, 이듬해 봄에 무덤 주변에서 기다란 줄기를 뻗는 식물이 자랐다고 한다. 이 일화에 등장하는 식물이 바로 한삼덩굴이다.

한삼덩굴은 뽕나무과 한삼덩굴속 한해살이 덩굴식물로 일본, 대만, 중국, 러시아에 3종이 분포한다. 우리나라에는 한삼덩굴과 홉, 삼 등 3종이 자생한다. 한삼덩굴은 메마르고 척박한 토양을 가리지 않는 억세고 질긴 생명력을 가지고 있다. 전국 각지의 들판, 밭둑, 길가, 숲, 빈터, 울타리, 하천 둔치에서부터 산기슭에 이르기까지 군락을 이루며 자란다. 줄기가 주변 식물이나 나무를 칭칭 감고 올라가 완전히 고사시켜 버릴 정도로 뻣뻣하고 강하다. 우리 주변에서 흔하게 볼 수 있고, 줄기에 가시까지 달려 약용식물이 아닌 잡초로 생각하는 사람이 많다.

한삼덩굴은 환삼덩굴이라고도 하는데 대마(大麻), 마(麻)라고 부르는 삼 잎을 닮아 붙여진 이름이다. 율초(葎草), 갈률만(葛葎蔓), 갈륵만(葛勒蔓), 가시가 많아 꺼끄렁풀, 꺼끄럼풀, 삼수세, 삼수세기, 서부덩넝쿨 등 다양한 이름으로 불리운다.

한삼덩굴은 암수딴그루로 잎은 마주나는데 손바닥 모양으로 5~7개로 갈라지고 가장자리에 톱니가 있다. 줄기가 2~3m까지 길게 뻗어서 다른 식물이나 물체를 휘감고 자라 바람이 불어도 떨어지지 않는다. 가시가 밑을 향해 있어 위에서 아래로 쓸어내리면 걸리지 않으나, 밑에서 위로 쓸어 올리면 찔리고 긁히게 된다. 6~8월에 꽃이 피고 지면 9~10월에 수과 형태의 열매가 달린다.

조금만 움직여도 온몸에 땀이 흐르는 한여름, 강렬한 태양 아래 식물들의 잎이 시들거나 말라 비틀어져도 한삼덩굴 만큼은 왕성하게 줄기를 뻗어 나간다. 줄기가 팔뚝이나 몸에 스치면 곧바로 상처가 나고, 땀이 흘러 들어가 따갑고 가렵다.

한삼덩굴은 토끼가 무척 좋아하는 풀 중의 하나이다. 특히 네발나비는 봄부터 여름까지 새싹, 줄기, 잎에 산란을 하고 부화한 애벌

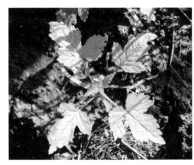
한삼덩굴(봄)

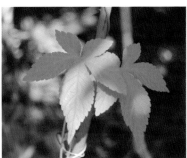
한삼덩굴(여름)

레는 잎을 먹고 자란다. 겨울에도 달려 있는 열매는 겨울새의 훌륭한 먹잇감이 된다. 꽃에 꿀이 많은 밀원식물이지만 체질에 따라 재채기, 콧물, 눈·코 가려움증을 수반하는 꽃가루 알레르기를 일으키기도 한다.

한삼덩굴은 줄기가 서로 경쟁을 하듯 얽혀 자라 폭우가 쏟아져도 한삼덩굴이 있는 곳은 토사가 유실되지 않고 땅이 파이지 않는다. 한여름 뜨거운 햇볕을 막아주어 땅속에 있는 미생물이 번식을 잘 하도록 그늘 역할을 한다. 쓰레기만 있는 허허벌판, 공장 폐수나 폐기물 처리장, 콘크리트 벽을 막론하고 뿌리를 내려 군락을 이룬다. 한삼덩굴이 무리지어 자생하더라도 일부러 제거할 필요는 없다. 한삼덩굴은 5~7년이 지나면 내부경쟁이 심해 모두 공멸해 버리기 때문이다.

한삼덩굴에는 후물론(humulone), 루풀론(lupulone), 후물라디에논(humuladienone), 탄닌(tannin), 정유(essential oil), 수지(resin), 글루코시드(glucosides), 루테올린(luteoline), 콜린(choline), 아스파라미드(asparamid), 사포닌(saponin) 등의 성분이 함유되어 있다. 혈압을 안정적으로 떨어뜨리고 소변이 시원하게 잘 배출되도록 한다. 습열(濕熱)로 인한 이질을 낫게 하고 폐를 튼튼하게 한다. 위장운동을 촉진하고 소화를 잘되게 한다.

한방에서는 한삼덩굴 지상부[율초(葎草)]를 약재로 쓰고, 우리 몸의 열을 내려주는 청열약(淸熱藥)으로 분류한다. 맛은 쓰고 달며 성질은 차다. 한삼덩굴은 잎, 꽃, 줄기인 지상부와 뿌리를 약재로 쓸수 있다. 어린잎은 살짝 데쳐 나물로 먹는다. 봄부터 여름까지 잎과 줄기를 그대로 채취해서 말려 달여 먹거나 가루 내어 환을 지어 먹는다. 설탕과 1 : 1 비율로 재어 6개월이 지난 뒤 건더기를 버리면 발효액이 된다.

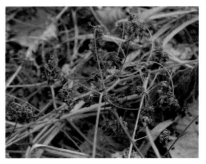
한삼덩굴(겨울)

《동의보감》에는 한삼덩굴에 대해 "성질은 차고 맛은 달며 독이 없다. 수리(水痢)를 멈추고 학질(말라리아)과 문둥병(癩瘡)을 낫게 한다. 오줌을 잘 나오게 하는 데 찧어 즙을 내어 먹거나 물에 달여서 먹는다."라고 쓰여 있다.

《본초》에는 "고림(膏淋)*에 생즙 2되에 식초 2홉을 타서 쓰는데 공복에 한 잔씩 먹으면 낫는다. 곳곳에 나는데 덩굴이 뻗으면서 자란다. 여름에 줄기와 잎을 뜯어 쓴다."라고 적혀 있다.

북한의 《동의학사전》에는 "열을 내리고 해독하며 어혈을 없애고 소변이 잘 나오게 한다."라고 기록되어 있다.

만물이 소생하는 봄부터 녹음이 우거지는 여름까지 차량 왕래가 많은 도로나 공장 주변, 오염된 하천가에서 나물을 채취하는 사람을 많이 볼 수 있는데 위험천만한 일이다. 새싹이 나와 겉은 깨끗하게

---

*고림(膏淋, 일명 내림內淋) : 소변이 쌀뜨물 같거나 기름 같으면서 시원히 나오지 않는 병증을 말하는데 실증과 허증이 있다. 실증은 소변을 볼 때 작열감(타는 듯한 느낌의 통증 또는 화끈거림)이 있고, 허리와 머리가 아프기도 한다. 허증은 소변을 볼 때 작열감은 없으나 머리가 어지럽고 이명이 있다.

보이겠지만 농약이나 중금속 등에 오염되어 있을 수 있기 때문이다.

옛날에는 우리 주변에 자생하는 나물을 캐 먹어도 괜찮았지만 요즘은 환경호르몬인 다이옥신, 푸른 들판을 물들인 농약, 원인을 알 수 없는 신장병과 치매 등을 일으키는 납, 카드뮴, 수은 등 독성 화학 용해물질이 매일 먹고 마시는 음식, 식수, 공기, 토양을 오염시키고 있어서 아무리 우리 몸에 좋은 약용식물이라 하더라도 오염된 환경에서 자란 것은 먹지 않는 것이 좋다.

한삼덩굴은 우리가 흔히 접할 수 있는 식물이기에 소홀히 취급할 수 있으나, 고혈압 환자나 폐결핵, 소변이 뿌옇게 나오는 환자에게 좋은 약용식물이다. 재배할 필요 없이 조금만 시간을 내면 쉽게 구할 수 있는 약재이다. 그러나 깨끗한 환경의 수풀이나 밭 주변에 자생하는 한삼덩굴을 사용하는 것이 가장 중요하다. 한삼덩굴은 줄기에 날카로운 가시가 많이 달려 있으므로 채취할 때 긴소매의 옷과 장갑을 2개 착용하면 된다.

■ 한삼덩굴로 질병 치료하기

고혈압

한삼덩굴 추출액을 흰쥐에게 투여하였더니 혈압강하작용이 뚜렷하게 나타날 만큼 혈압을 안정적으로 떨어뜨린다. 한삼덩굴 전초를 진하게 달여 식혜를 만들어 농축액을 만든 다음 줄기와 잎을 말

려 가루 내어 섞어 환을 지어
1일 3회 20~30알을 복용한다.
1일 줄기와 잎 10~20g을 달여
먹는다.

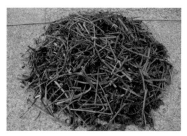

한삼덩굴 약재

폐결핵 등 폐질환

결핵은 한방에서 노채(癆瘵), 골증(骨蒸), 노해(癆咳) 등으로 불리는
데 석기시대 유골에서도 결핵균이 발견될 정도로 인류와 함께한
질병이다. 결핵이 전염병으로 밝혀진 1865년 이후 사망률이 현저
히 감소하고 있으나 아직도 완전히 박멸하지 못하고 있다. 한삼덩
굴은 결핵균에 대해 뛰어난 억제작용을 하므로 결핵환자나 폐농양
에 좋다. 줄기와 잎으로 환을 지어 1일 3회 20~30알을 복용하거나
1일 줄기와 잎 10~20g을 달여 음용한다.

소변이 시원하게 나오지 않고 쌀뜨물이나 우윳빛처럼 하얗게 나올 때

한삼덩굴은 이뇨작용이 탁월하여 소변이 시원하게 잘 나오지 않거
나 맑지 않고 혼탁하게 나오면서 통증을 수반하는 염류뇨(鹽類尿)*,
우윳빛이나 쌀뜨물처럼 뿌옇게 나오는 유미뇨(乳糜尿)*, 소변을 볼
때 화끈거리는 감이 있다거나 피가 섞여 나오는 혈뇨에 좋다. 1일

----

*염류뇨(鹽類尿) : 소변 속에 함유된 염류가 녹지 못하고 결정으로 배출되는 질환이다.
*유미뇨(乳糜尿) : 소변에 유미 또는 지방구(脂肪球)가 혼합되어 배출되는 질환이다.

줄기와 잎 10~20g을 달여 먹거나 환을 지어 1일 3회 20~30알을 복용한다.

기관지염 등 염증성질환

한삼덩굴은 염증을 삭이고 기침을 멈추게 하므로 허열(虛熱)로 식은땀이 나거나 노인성 만성기관지염, 폐렴, 해수, 천식에 좋다. 줄기와 잎으로 환을 지어 1일 3회 20~30알을 복용하거나 1일 줄기와 잎 10~20g을 달여 먹는다.

피부가려움증 등 피부질환

한삼덩굴은 열(熱)로 인한 종기, 종창, 피부가려움증, 버짐, 옴, 습진 등 피부질환에 좋다. 1일 줄기와 잎 10~20g을 달여 먹거나 환을 지어 1일 3회 20~30알을 복용하고 전초를 진하게 달인 물로 환부를 씻어 준다.

세균성 이질 및 설사

한삼덩굴은 그람(gram) 음성균에 대한 항균작용이 탁월하여 세균성 이질과 설사에 좋다. 이질(痢疾)은 대변에 곱과 피가 섞여 나오면서 자주 변이 마려운 증상으로 피가 섞여 나오는 적리(赤痢), 흰 곱이 나오는 백리(白痢), 어린이가 잘 걸리는 역리(疫痢)가 있다. 줄기와 잎으로 생즙을 내어 1일 소주잔으로 한 잔씩 음용하거나 1일 줄기와 잎 10~20g을 달여 먹는다.

독충에 쏘이거나 독사에 물렸을 때

한삼덩굴은 해독작용이 있어 독충에 쏘였거나 독사에 물렸을 내 좋다. 뱀독은 단백질과 효소성분으로 구성되어 있어 쉽게 온몸으로 퍼진다. 우리나라에 자생하는 독사의 독은 출혈 독으로 물리면 아프고 부어오른다. 모세혈관이 터져 눈, 코, 입에서 심한 출혈이 발생하는 특징이 있다. 뱀한테 물리면 곧바로 병원에서 해독제를 맞는 것이 제일 좋으나,* 차선책으로 한삼덩굴 생즙을 내어 바르고 1일 줄기와 잎 20~40g을 달여 먹는다. 벌레나 해충에 쏘이거나 물렸을 때도 생즙을 바르면 좋다.

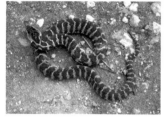

살무사

신장, 요로 결석

한삼덩굴은 소변을 잘 나오게 함으로써 신장, 요로, 방광에 생긴 결석에 좋다. 줄기와 잎으로 생즙을 내어 1일 소주잔으로 한 잔씩 음용하거나 1일 줄기와 잎 10~20g을 달여 먹

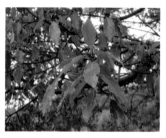

참가시나무(잎과 줄기를 달여 먹으면 결석이 녹아 소변으로 배출된다.)

---

*북한에서 펴낸 《조선동약총서》에는 독사에 물렸을 때 1~3분 이내 뱀독을 빨아내면 75%, 15분 이내 30%, 1시간 이내 5%, 2시간 이후 1.7% 정도 뱀독을 제거한다는 실험결과가 있다. 독이 없는 뱀한테 물려도 뱀 이빨에 묻어 있는 세균에 감염되어 위험할 수 있으므로 치료를 받는 것이 좋다.

는다. 참가시나무 잎과 줄기를 1일 20~40g을 달여 먹으면 더 좋다.

기타

한삼덩굴은 더위를 먹었을 때, 열이 나고 가슴이 답답하며 갈증이
날 때, 급성위염, 부종 등에 좋다.

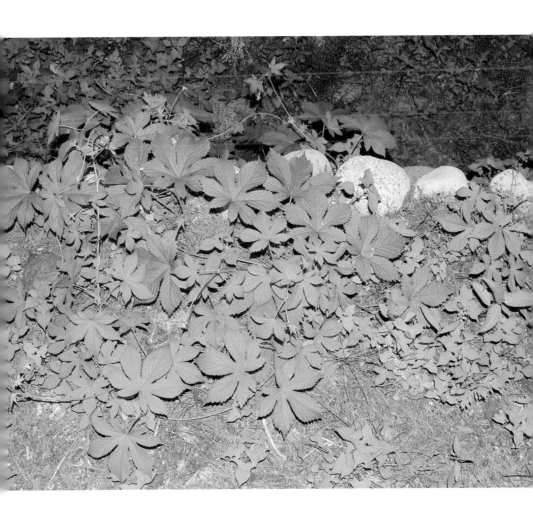

혈액순환을 활발하게 하고
기침을 멎게 하는

진달래 迎山紅

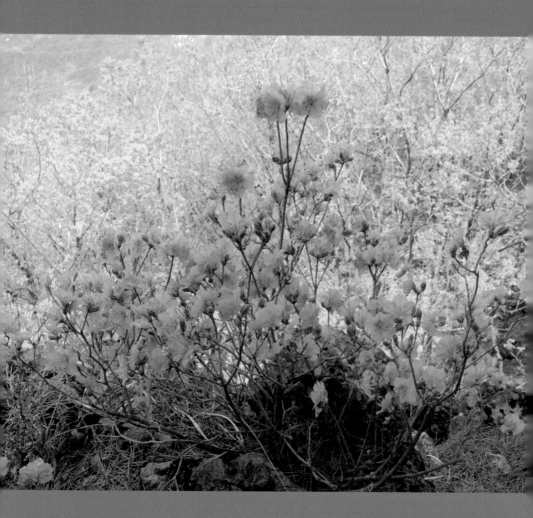

중국 촉(蜀)나라 시절 의종은 형 제가 어머니를 일찍 여의고 계모 슬하에서 살았다. 마음씨 사나운 계모는 형제를 학대하여 형을 먼저 집에서 쫓아낸 다음 어린 동생마저 쫓아냈다. 어린 동생은 형을 찾아

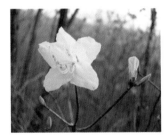
흰진달래 꽃

전국을 헤매다 굶주림에 쓰러져 죽어 한 마리 두견새가 되었다.

이 두견새는 진달래꽃이 활짝 피는 봄이 되면 고향을 찾아와 형을 그리며 '귀촉도 귀촉도(歸蜀道, 촉나라로 돌아가고 싶다)'라고 슬피 울다 가 피를 토했는데 이 피가 진달래꽃에 튀었다. 이후 진달래꽃은 피가 묻은 것처럼 붉게 피고 사람들은 이 꽃을 두견화(杜鵑花)라고 부르게 되었다고 하는데, 이 일화에 등장하는 두견화가 바로 진달래이다.

진달래는 진달래과의 낙엽성 떨기나무로 일본, 몽골, 러시아 등 주로 북반구에 분포한다. 우리나라에는 가지와 잎에 잔털이 달린 털진달래와 흰털진달래, 잎이 동그랗거나 타원형인 왕진달래, 꼬리 진달래, 반질반질한 잎 양면에 사마귀 같은 돌기가 있는 반들진달 래, 제주도에서만 자라는 한라진달래, 분홍색 대신 눈부시도록 하 얀 꽃이 피는 흰진달래* 등 10여 종이 있다. 한라산에서 백두산까

*흰진달래 : 선녀화(仙女花), 백두견화(白杜鵑花)라고도 하는 신달래의 변이 종이다. 1960년대만 해도 깊은 산에서 종종 볼 수 있었으나, 무분별한 채취로 인해 지금은 멸종 위기에 처한 자생화이다.

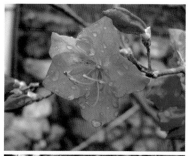

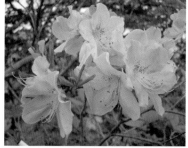

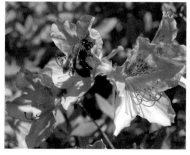

진달래(위), 산철쭉(가운데), 철쭉(아래)
세 종류 모두 꽃이 크고 화려하여
관상수, 조경수, 정원수로 활용한다.

지 메마르고 척박한 땅이나 바위, 경사지, 비옥지를 가리지 않고 산지의 양지바른 곳이면 어디서든 볼 수 있는 우리의 자생식물이다.

진달래는 2~3m 정도로 자란다. 잎은 어긋나고 가장자리가 밋밋하다. 꽃은 가지 끝부분의 곁눈에서 1~5개가 모여 달린다. 화관은 벌어진 깔때기 모양으로 붉은 자주색 또는 연분홍색이다. 1개의 암술과 10여 개의 수술이 있고 열매는 삭과이다. 진달래와 흡사한 식물로 철쭉과 산철쭉이 있는데, 이 세 종류는 기름진 땅에 뿌리를 내리는 일반 식물과 달리 어떤 토양이든 가리지 않고 산과 들에 지천으로 잘 자라 혼동을 한다.

진달래는 3~4월에 꽃이 피고 난 다음 잎이 나온다. 반면에 철쭉(산철쭉 포함)은 4~5월에 잎이 먼저 나오고, 꽃은 나중에 핀다. 진달래 새순은 만지면 달라붙지 않으나, 철쭉 새순은 점액성분이 있어 끈적끈적하고 손에 잘 붙는 것이 다르다.

진달래는 겨우내 움츠렸던 산과 들의 꽃나무들이 꽃망울을 터뜨리기 전, 제일 먼저 온 산천을 원색으로 물들이며 봄소식을 알리는 전령이다. 산철쭉, 무궁화와 함께 우리 국민 정서에 깊숙이 자리 잡고 있는 봄을 대표하는 나무이다. 달래꽃과 비슷하지만 꽃이 더 진하고 약효가 좋아 접두사 '진'을 붙여 진달래, 먹을 수 있는 진짜 꽃이라 해서 참꽃, 창꽃, 꽃달래, 온달래, 반달래라고 부르고, 꽃은 영산홍(迎山紅), 두견화(杜鵑花), 산척촉(山躑躅), 만산홍 등 다양한 이름으로 불리운다.

진달래는 식용·약용식물인데 반해 철쭉은 독성이 있고, 공해에 약해 한때 활용가치가 없는 천덕꾸러기 취급을 받은 적이 있었으나 꽃이 크고 아름다워 요즘은 도시 환경에 잘 적응된 여러 종류의 원예품종으로 개량되어 시판되고 있다.

수달래, 물철쭉이라고 부르는 산철쭉도 유독 성분이 있어 약재로 사용하지 않는다. 진달래와 산철쭉은 꽃이 화려하고 탐스러워 개량

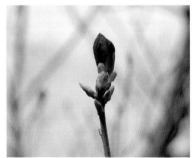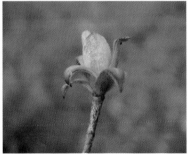

진달래는 꽃이(왼쪽), 산철쭉은 잎이(오른쪽) 먼저 나오는 것을 확인할 수 있다.

하지 않고 야생의 상태 그 자체만으로도 관상가치가 충분하다. 4~5월 전국의 유명한 산에서 펼쳐지는 철쭉제는 개량품종인 철쭉이 아닌 산철쭉을 지칭하는 것이므로 산철쭉제라고 해야 맞는 말이다.

우리 선조들은 꽃의 자태, 현란함을 보고 일품(一品)에서 구품(九品)까지 품작을 매겨 가까이하거나 멀리하기도 했다. 진달래는 정오품(正五品)에 해당되었다고 하니 꽃 한 송이도 소중히 여기고 자연을 벗 삼아 풍류를 즐겼던 선인들의 마음씨를 헤아릴 수 있다. 삼월 삼짇날(음력 3월 3일)은 화전놀이*를 하며 화전(花煎)과 화면(花麵)*을 만들어 먹고 두견주를 마셨다. 사월 초파일(4월 8일)은 느릅나무 잎으로 만든 떡(유엽병楡葉餠), 오월 단오(端午, 5월 5일)는 수리취떡, 유월 유두(流頭, 6월 15일)에는 장미꽃전, 구월 중양절(重陽節, 9월 9일)에는 구절초나 국화전을 부쳐 먹고 겨울에는 호박, 곶감으로 떡을 쪄서 먹는 등 계절에 따라 꽃과 나물로 시절음식을 만들어 먹는 지혜가 있었다.

진달래의 암술과 수술을 따서 서로 걸어 잡아 당겨 먼저 끊어진 사람이 지는 화전(花戰)놀이, 진달래꽃이 만발하면 사찰을 찾아가 가족·친지의 무병장수를 기원하는 탑돌이, 진달래꽃이 많이 달린

---

*화전(花煎)놀이 : 꽃놀이, 화유놀이라고도 하는데 부녀자들이 삼월 삼짇날에 화사한 봄볕 아래로 나가 진달래꽃으로 화전을 부쳐 먹고 춤추며 꽃노래를 부르고 하루를 보내던 민속놀이이다.

*화면(花麵) : 오미자를 우려낸 붉은 물에 녹두가루를 반죽하여 만든 국수에 진달래 꽃잎을 띄운 것을 말한다. 진달래꽃을 녹두가루와 반죽하여 국수를 만들기도 한다.

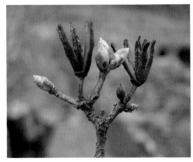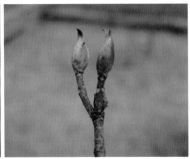

진달래(왼쪽)와 산철쭉 열매(오른쪽)

가지를 꺾어 만든 꽃방망이[화봉(花峰)]로 친구나 연인을 때리며 서로 잘되기를 바라는 놀이를 즐기기도 했다.

진달래꽃이 여러 겹으로 피면 그해 가을 풍년이 들것으로 예측을 했다. 이처럼 진달래는 오랜 세월 이 땅에서 피고 지며 우리 민족과 함께 숨 쉬고 살아 왔던 식물이다. 남녀 간의 애틋한 사랑을 표현하는 소설이나 시에도 많이 등장한다. 한국 서정시의 기념비적 작품인 김소월의 〈진달래꽃〉(1922년 7월 발표)은 오늘날까지 많은 사람들이 애송하는 시다.

진달래에는 사포닌(saponin), 시토스테롤(sitosterol), 탄닌(tannin), 안드로메도톡신(andromedotoxin), 플라보노이드(flavonoids), 다당류, 중성수지 등의 성분이 함유되어 있다.

진달래는 진해·거담·통경·이뇨·해독작용을 하고 혈액순환을 개선한다. 진달래 뿌리를 삶은 물 또는 줄기로 숯을 만들어 이 숯물로 삼베나 모시에 물을 들이면 화학 염료로는 도저히 흉내 낼 수 없는 파르스름한 잿빛으로 염색이 된다. 옛날에는 스님들이 입는

승복을 물들일 때 많이 사용했다.

한방에서는 진달래꽃[영산홍(迎山紅)]을 약재로 쓰고, 우리 몸의 열을 내려주는 청열약(清熱藥)으로 분류한다. 오래된 줄기와 묵은 뿌리를 제외한 잎, 줄기, 햇가지, 뿌리로 약재로 쓸 수 있다. 잎은 꽃이 지고 난 뒤부터 가을까지, 줄기와 잔가지는 가을부터 이듬해 꽃피기 전까지, 뿌리는 가을에 채취하여 잘게 썰어 달여 먹거나 술에 담가 음용한다.

꽃은 암술과 수술을 제거한 뒤 말려 가루 내거나 35도 술에 담가 마신다. 설탕과 1 : 1 비율로 재어 3개월간 숙성시키면 발효액이 된다. 꽃술을 제거하지 않거나 지나친 양을 장복할 경우, 하늘이 노랗게 보이거나 심한 현기증, 어지럼증, 정신이 혼미해지는 증상이 나타날 수 있다. 진달래는 체질에 따라 심한 명현현상이 나타날 수도 있는데, 이럴 때는 잠시 복용을 멈추거나 복용량을 줄이면 된다.

진달래는 도심지에서 생장이 좋지 않지만 꽃이 아름다워 정원수, 조경수, 관상수로 심어 볼만한 데 수분이 너무 많거나 한여름 뙤약볕이 강하게 내리쬐는 곳만 피해주면 된다. 일단 뿌리가 활착하면

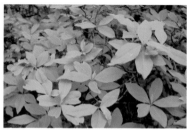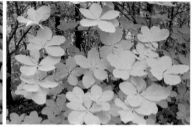

진달래 잎(왼쪽)은 끝이 뾰쪽하고 산철쭉 잎(오른쪽)은 둥근 타원형이다.

봄에 꽃이 진 뒤 새순이 나올 때 일부만 남겨 놓고 줄기나 가지를 꺾어주면 새로운 가지가 많이 나오고 가지 끝에 꽃눈이 밀집해 이 듬해 풍성한 꽃을 피우고 나무줄기도 굵어진다.

　모든 식물은 꽃을 피우고 열매를 맺을 때 가장 많은 에너지를 소 모하는데, 진달래도 마찬가지이므로 일단 꽃이 화사하게 피고 나 면 꽃을 전부 따 주거나 꽃이 핀 가지를 꺾어주면 된다.

■ 진달래로 질병 치료하기

고혈압으로 인한 두통 및 어지럼증

진달래는 혈액순환을 좋게 하여 혈압을 떨어뜨린다. 고혈압으로 인한 두통, 어지럼증, 가슴이 두근거리는 증상을 완화시켜 준다. 잎, 잔가지, 뿌리를 잘게 썰어 말려 1일 20~30g을 달여 먹거나 꽃 술을 제거한 꽃잎으로 발효액을 만들어 음용한다.

류머티즘관절염, 신경통

진달래는 통증을 삭이고 몸이나 손발이 떨리는 것을 진정시키는 작용이 탁월하여 통풍, 신경통, 류머티즘관절염에 좋다. 1일 잎 10g 을 달여 먹거나 잔가지와 줄기 20~30g을 달여 복용한다. 진달래꽃 1kg과 천남성 뿌리 가루 20g을 섞어 30분간 증기에 쪄서 햇볕에 말 려 가루 내어 콩알 크기로 만들어 1일 3회 식전에 5~7알을 먹는다.

천남성은 유독 식물로 반드시 포제(炮製)를 해서 써야 한다. 봄과 가을에 뿌리를 캐서 깨끗이 씻어 생강을 우린 물에 1~3일 정도 담가 두었다가 햇볕에 말려 가루 내어 쓴다.

기관지염 등 염증성질환

진달래는 소염작용이 강해 잇몸, 소화기, 위장계통의 염증성질환에 좋다. 고름과 피가 나오는 잇몸질환에는 가을에 잔가지를 물엿처럼 푹 고아 깨끗한 물에 희석해서 3~5분간 입가심을 한 뒤 뱉어 낸다. 기관지염 등 염증성질환에는 1일 잔가지, 뿌리나 잎 10~20g을 달여 먹거나 꽃으로 환을 만들어 1일 3회 3~4알을 복용한다.

식욕이 없고 몸이 빼빼 마를 때

진달래는 기운을 북돋워 주고 잃어버린 입맛을 회복시켜 마른 사람을 살찌게 한다. 잎을 차로 만들어 마시거나 1일 줄기나 뿌리 10~20g을 꾸준히 달여 먹는다.

해수, 감기 몸살

진달래는 폐의 열을 내려 주고 진해(鎮咳)·거담(去痰)작용을 한다. 폐열로 기침이 멈추지 않고 가래가 나오는 해수, 온몸이 나른하고 열이 나는 감기 몸살에 좋다. 진달래꽃을 말려 가루 내어 콩알 크기로 환을 만들어 1일 3회 10알을 복용한다. 꽃잎으로 만든 발효액이나 잎으로 차를 만들어 음용한다.

식중독 예방과 치료

진달래는 식중독을 일으키는 황색포도상구균 억제작용이 탁월하여 식중독 예방과 치료에 좋다. 여름에 상한 음식을 먹어 배가 살살 아플 때는 1일 줄기나 잎 10~20g을 달여 먹는다.

기타

진달래는 손발마비, 월경불순, 하혈, 소변불통, 쥐나 고양이에게 물렸을 때 좋다.

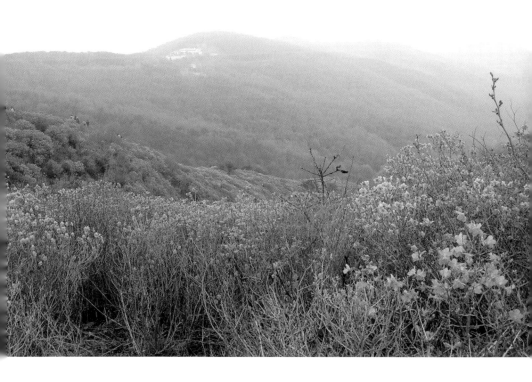

항암효과가 우수하고
폐·간질환에 좋은

말벌집 露蜂房

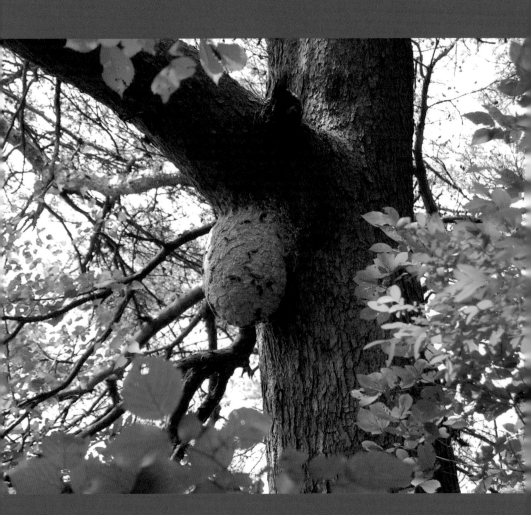

말벌은 말벌과의 곤충으로 한국, 일본, 중국, 인도, 유럽 등 전 세계에 수백 종이 분포한다. 우리나라에는 몸길이 25~40mm 정도로 몸집이 가장 큰 장수말벌, 이보다 몸집이 작은 말벌과 몸길이 25~30mm 정도 되는 꼬마장수말벌이 있다.

말벌 외에 땅속에 집을 짓고 사는 땅벌(땡비, 땡벌, 땡삐 등으로 부름), 무리 지어 살지 않고 들이나 풀이 많은 곳에 호리병처럼 집을 짓고 혼자 사는 호리병벌, 말벌처럼 생겼으나 몸이 가늘고 날개가 길며 배 윗부분이 좁은 쌍살벌, 말벌과 흡사하나 몸집이 작은 왕바다리, 풀밭이나 강가에서 볼 수 있는 나나니벌, 호박꽃을 좋아하는 호박벌, 큰 고목이나 바위 틈새에 집을 짓고 사는 토종꿀벌, 머리와 가슴에 잿빛 털이 많은 양봉꿀벌 등이 자생하고 있다. 말벌은 지방에 따라 대추벌, 왕퉁이, 호봉(胡蜂) 등 다양한 이름으로 불리운다.

말벌은 비바람을 피할 수 있고 햇볕이 잘 드는 바위 절벽이나 틈새, 추녀 밑, 나뭇가지나 줄기에 둥글고 단단한 집을 짓고 사는 데, 성인 주먹만 한 것부터 어른이 두 팔을 벌려 안을 수 있을 정도로

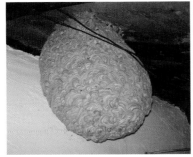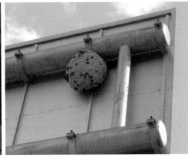

처마 밑(왼쪽)과 이정표 뒤(오른쪽)에 집을 지은 말벌집

큰 것이 있다. 한 집에 수백 마리가 모여 살고 토종꿀벌처럼 여왕벌, 일벌, 수벌이 있다.

집 안의 벌집 청소에서부터 집을 짓는 일은 일벌이 한다. 수벌과 일벌은 서리가 내리는 초겨울이 되면 모두 죽어 버리고 짝짓기를 한 새 여왕벌만 땅속이나 고목 속으로 들어가 겨울잠을 잔다. 이듬해 4~5월 날씨가 따뜻해지면 겨울잠에서 깬 여왕벌이 밖으로 나와서 나무의 진이나 껍질, 곤충을 잡아 침을 섞어 집을 짓고 알을 낳는다. 알은 애벌레와 번데기를 거쳐 말벌이 된다. 8~9월이 되면 말벌이 가장 많이 번식을 한다.

말벌은 암적갈색인데 몸집이 크고 힘이 세다. 단것과 찐득찐득한 진을 좋아해 여름철에는 잘 익은 포도송이 같은 과일 즙, 활짝 핀 꽃의 꿀, 나무의 진액에 많이 날아든다. 애벌레에게 줄 먹잇감으로 꿀벌의 알이나 애벌레를 잡기 위해 벌통에 진입하여 벌집을 부수거나 일벌과 수벌을 물어 죽인다. 토종꿀벌이나 양봉꿀벌을 기르는 사람들은 벌통 구멍을 아주 작게 하여 말벌이 드나들지 못하도록 하거나 주둥이가 좁은 병에 달콤한 음료수를 넣어 벌통 앞에 놓아두기도 한다.

말벌은 토종꿀벌이나 양봉꿀벌처럼 꿀을 저장하지 않아 벌집에 꿀이 한 방울도 들어 있지 않다. 토종꿀벌은 사람이나 짐승을 쏜 뒤 벌침이 빠져 결국 죽고 만다. 하지만 말벌을 비롯한 모든 벌들은 벌침이 빠지지 않아 계속해서 쏠 수 있다. 토종꿀벌과 양봉꿀벌은 여왕벌 한 마리가 수벌과 일벌 수만 마리를 거느리고 한 집에서 사는데, 말벌은 수백에서 수천 마리를 거느린다. 여왕벌이 될 애벌레는 어려서부터 로열젤리를 먹고 자라 강력한 스태미나를 발휘하게 된다.

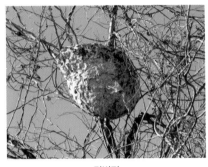
말벌집

말벌은 독이 강해 쏘이면 통통 부어오르고 후끈후끈 열이 나면서 통증이 무척 심해 허약 체질의 어린이나 노인은 곧바로 응급조치를 취하지 않으면 사망을 할 수 있다. 옛날에는 말벌한테 쏘이면 된장이나 변을 바르기도 했으나, 요즘은 벌레한테 물리면 바르는 약들이 많이 시판되고 있으므로 집 안에 준비를 해 놓거나 야유회, 벌초, 산행 시에 비상약으로 가지고 다니면 유용하게 쓸 수 있다.

일단 벌에 쏘이면 환부에 약을 바르고 심하면 병원으로 가서 해독제를 맞아야 한다. 벌에 쏘인 뒤 곧바로 치료를 하면 덜 붓고 쉽게 치료가 되지만, 시간이 지체되면 오랫동안 치료를 받아야 한다.

말벌 등 야생벌은 지혜롭고 영리하여 비바람이 불거나 홍수 등 자연재해가 예상되는 곳에는 집을 짓지 않는다. 양지바르고 땅의 기운과 하늘의 천기를 잘 받는 곳에 집을 짓고 번식을 한다고 하여 옛 사람들은 벌이 집을 짓는 곳을 명당터라고 생각했다.

처마 밑이니 집 안 울타리 내에 지어 놓은 말벌집을 제거할 때는 파리·모기를 잡는데 쓰는 에어 스프레이를 사용하면 된다. 파리나

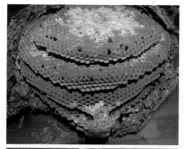

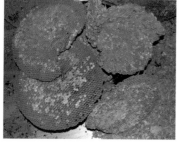

말벌집의 둥근 겉껍질을 제거하면
층층의 집이 나온다.

모기는 살충제에 내성이 강해 여산해서 죽지 않으나 야생벌은 내성이 약해 잘 죽는다. 토치램프로 말벌집을 태우는 것은 화재 위험이 있기 때문에 함부로 사용하지 않는 것이 좋다.

말벌은 위험을 느끼지 않으면 공격을 하지 않지만 벌집을 부수려고 하거나 애벌레를 잡아가려고 하면 집단적으로 공격을 해 온다. 독성이 강하고 독침이 뾰족해 일반 옷이나 비닐도 뚫고 들어오므로 말벌집을 제거할 때는 각별한 주의를 요한다. 가장 안전한 방법은 수벌과 일벌이 모두 죽고 여왕벌도 월동을 하기 위해 떠나 버린 11월 하순경에 말벌집을 따다가 약재로 사용하는 것이 좋다. 빈 말벌집은 거미나 개미 등 곤충이 침입을 하여 세균이 번식을 하거나 비바람에 삭아 없어진다.

한방에서는 말벌집[노봉방(露蜂房, 어리별쌍살벌집 포함)]을 약재로 쓰고, 외용약(外用藥)으로 분류한다. 맛은 달고 성질은 평하나 유독하다. 우리 몸의 위장을 이롭게 한다. 우리나라에 자생하는 벌집 중 말벌집, 땅벌집, 야생의 토종꿀벌집[석청(石淸)], 나나니벌집만 약재로 활용하고 바다리 종류의 벌집은 쓰지 않는다.

말벌집에는 퀘르세틴(quercetin), 캠페롤(kaempferol), 알루손(alnusone), 투틴(tutin), 단백질, 칼슘, 칼륨, 철, 인, 비타민 등의 성분이 함유되어 있다. 최근에는 말벌의 독에 들어 있는 아미노산 화합물의 일종인 펩타이드(peptide)를 활용하여 심장의 부정맥 치료제 개발에 관한 연구가 활발하게 진행되고 있다. 또한 꿀벌의 독으로 신경통, 류머티즘관절염을 치료하는 봉침요법을 쓰기도 한다.

《동의보감》에는 말벌집에 대해 "경간(驚癎, 간질), 계종(瘈瘲, 근육이 뻣뻣해지며 오그라들거나 늘어나는 증상), 옹종(擁腫, 종기)이 낫지 않는 것과 유종(乳腫, 젖멍울), 치통, 악창을 치료한다. 나무 위에 붙어 있는 크고 누런 벌집을 말한다. 산속에서 바람과 이슬을 맞은 것이 좋다. 음력 7월이나 11월, 12월에 뜯어다가 볶아서 말린 다음 가루 내어 쓴다."라고 기록되어 있다.

《본초》에는 "이빨이 아픈 것을 치료하는데 벌레가 먹은 이빨이 아프고 구멍이 뚫린 데는 노봉방과 세신(細辛)을 달인 물로 양치한다. 어린이의 적백이질(赤白痢疾)에는 불에 태워 가루 내어 미음에 타 먹인다. 대소변이 나오지 않는 데는 1일 2회 가루 낸 것 4g을 술에 타 먹인다."라고 쓰여 있다.

《본초》에는 땅벌집[토봉방(土蜂房)]에 대해 "옹종이 삭아지지 않을 때는 식초에 개어 바른다."라고 적혀 있다. 나나니벌[열옹(蠮螉), 과라(蜾蠃), 포로(蒲蘆)라고도 함]은 "성질이 평하고 맛이 매우나 독이 없다. 오래된 귀머거리와 코가 막히는 것을 치료하고, 구역을 멎게 하며 대나무나 나무가 찔려 박힌 것을 뽑히게 한다. 빛이 검고 허리가 가늘며 진흙으로 담벽이나 어떤 물체에 붙어서 대롱을 여러 개 묶어 놓은 것 같은 집을 짓는다. 볶아서 쓴다."라고 되어 있다.

말벌집은 하나도 버릴 것이 없는 훌륭한 약재이다. 벌집과 말벌, 애벌레를 쓴다. 말벌은 35도 술에 담가 마시거나 가루 내어 먹을 수 있다. 애벌레는 고단백질로 기름에 살짝 볶아 먹는다. 말벌집은 약간 독성이 있으므로 그냥 먹으면 위험하다.

벌집을 채취하면 우선 나뭇가지, 죽은 말벌이나 애벌레 등 이물질을 깨끗이 제거한 뒤 약한 불로 살짝 볶아 가루 내어 먹거나 감초를 몇 조각 넣고 통째로 끓여 먹는다. 35도 술에 벌집을 넣고 3개월간 숙성시킨 다음 건더기를 버리면 노봉방주(露蜂房酒)가 된다. 말벌집 끓인 물은 약간 매콤하고 쌉스름한 맛이 난다.

■ 말벌집으로 질병 치료하기

위암, 간암 등 암 예방과 치료

말벌집은 항암작용이 강해 각종 암에 사용하는 데 1일 100g을 끓여 먹거나 살짝 볶아 가루 내어 1일 3회 3~5g을 복용한다. 중국의 《동의비방전서》에는 "유방암에 같은 양의 뱀허물, 노봉방, 전갈을 가루 내어 1일 3회 3~4g을 30일간 먹는다."라고 기록되어 있다.

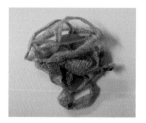
뱀허물

폐농양 등 폐질환

말벌집은 구조가 폐처럼 생긴 것도 특이하지만 여러 가지 폐질환에 사용할 수 있다. 1일 100g을 끓여 먹거나 살짝 볶아 가루 내어 1일 3회 3~5g을 복용한다. 폐결핵으로 피를 토하며 열이 계속 날 때는 애벌레가 들어 있는 말벌집이나 땅벌집을 통째로 말려 가루 낸다. 이 가루에 찹쌀가루를 같은 양으로 청밀(淸蜜) 100g을 섞어 콩알만 한 크기로 빚어 1일 3회 4~5알을 공복에 먹는다.

지방간, 간경화 등 간질환

말벌집은 간에 영양을 공급하여 손상된 간 기능이 정상으로 돌아오도록 도와준다. 지방간, 간경화 등 간질환에 1일 100g을 끓여 먹거나 살짝 볶아 가루 내어 1일 3회 3~5g을 복용한다.

중풍으로 인한 손발마비, 관절염

말벌집은 혈액순환을 좋게 하고 염증을 가라앉혀 준다. 중풍으로 손발이 마비되거나 무릎이 시큰거리고 아픈 관절염에 좋다. 1일 100~200g을 달여 먹거나 가루 내어 3~5g을 먹는다.

고혈압

말벌집은 모세혈관을 튼튼히 하고 혈액순환을 좋게 하여 혈압이 떨어지도록 한다. 고혈압에는 1일 100~200g을 달여 먹거나 가루 내어 3~5g을 먹는다.

음위(陰痿, 발기부전)

말벌집을 미세하게 가루 내어 같은 양의 참마[산약(山藥)] 가루와 섞어 1일 3회 티스푼으로 2~3 숟가락을 먹는다. 가루 내거나 35도 술에 담가 3개월간 숙성시켜 건더기를 버린 뒤 취침 전에 소주잔으로 1~2잔을 마신다.

해수, 천식

말벌집은 가래를 삭이고 기침을 멈추게 하는 작용이 탁월해 해수나 천식에 좋다. 기침이 멎지 않고 계속 심하게 나거나 폐결핵으로 인한 기침에는 들기름과 꿀을 7 : 3 비율로 섞어 약한 불로 20분 정도 끓여1일 3회 반 숟가락씩 밥 먹기 3시간 전에 먹는다.

유선염

말벌집을 까맣게 볶아 가루를 내어 술에 개어 1일 2회 환부에 붙인다.

기타

말벌집은 신체 허약, 피로회복, 소변이 잘 나오지 않을 때, 화학물질로 인한 중독, 세균성 이질 등에 좋다.

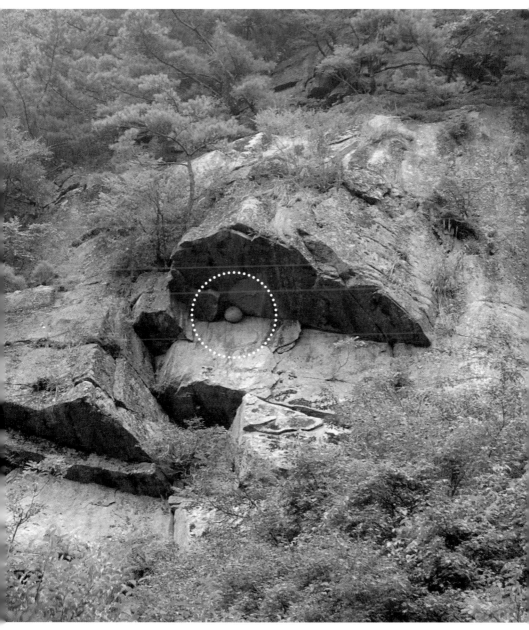

깊은 산 바위 틈새에 둥지를 튼 말벌집

항암효과가 탁월하고
불임증에 좋은

부처손 卷柏

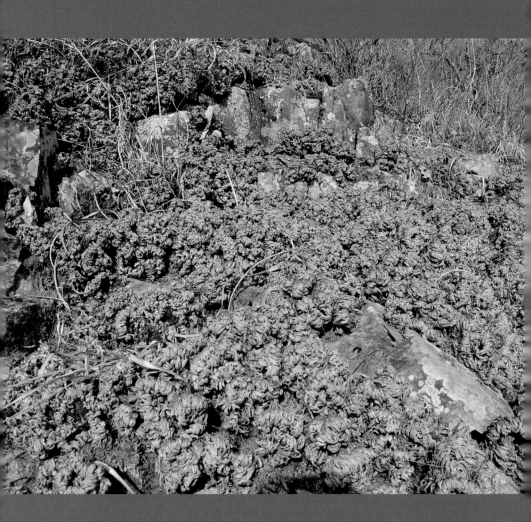

오랜 옛날 어느 마을 뒷산에 소원을 빌면 반드시 들어주는 커다란 돌부처가 있었다. 그런데 소원을 빌 때 과거형으로 말을 해야 했다. 하루는 아이를 갖고 싶은 부인이 소문을 듣고 찾아와 지금 당장 아이를 가져 배가 부르도록 해 달라고 빌었다. 하지만 부인의 배가 부르기는커녕 아무 소식이 없는 것이다. 부인은 기도가 부족하다고 생각하고 더욱 더 열심히 소원을 빈 다음 당장 임신이 되게 해 달라고 소리쳤다.

역시 아무런 변화가 없자 화가 난 부인이 내 배를 불러지게 좀 해 달라고 더 고함을 치며 소원을 빌었지만 어떤 변화도 일어나지 않았다. 부인은 무척 실망을 하고 더 이상 소원을 빌어봤자 들어주지 않는 돌부처라면서 혼잣말로 오늘 완전히 엿 되었다라고 중얼거렸다. 그러자 부인의 몸은 곧바로 커다란 엿이 되어 바위에 붙어 버렸다. 이듬해 돌부처가 있는 바위 주변과 여인이 엿으로 변해 녹아버린 바위에서 식물이 하나 돋아났다. 이후 사람들은 돌부처(부처)가 여인의 소원(손)을 들어 준 식물이라 해서 부처손이라 불렀다고 한다.

부처손은 부처손과의 여러해살이풀로 중국, 일본, 대만, 몽고, 시베리아, 히말라야, 필리핀, 인도에 분포한다. 우리나라에는 부처손과 모양이 거의 흡사한 바위손 등 2종류가 있다. 전국 산지의 햇볕이 잘 드는 산비탈이나 바위에 붙어 자란다.

부처손은 비늘 조각 같은 잎이 4줄로 늘어져 있다. 끝에 실 같은 돌기가 있고, 가장자리는 잔 톱니 모양을 하고 있다. 포자로 번식하는데 잎은 큰 것과 작은 것이 있다. 5~15mm 정도 되는 네모진 포자낭 이삭이 잔가지 끝에 1개씩 달린다. 가는 뿌리가 서로 엉켜 실타래처럼 생긴 밑동에서 줄기가 나온다. 부채꼴 모양의 줄기는 사방으로 퍼지면서 빽빽하게 모여 자란다. 표면은 녹색, 뒷면은 담녹색이고 10~30cm 정도로 자란다.

부처손은 눈·비가 내리거나 안개가 자욱하게 끼면 수분을 흡수하기 위해 모든 줄기와 잎을 활짝 펼친다. 가뭄이 지속되거나 햇볕이 쨍쨍 내리쬐는 한여름, 몹시 건조한 겨울철에는 바닷가의 말미잘처럼 잎을 안쪽으로 둥글게 오므린다. 수분 증발을 최대한 억제하려는 것인데 이때 잎이나 줄기를 만지면 쉽게 부스러진다. 바위에 착생하여 살기 때문에 부족한 수분을 한 방울이라도 증발시키지 않기 위한 자구책이겠지만 생명력 하나만큼은 왕성하고 끈질기다.

부처손은 부처님 손을 닮아 붙여진 이름이다. 주먹을 불끈 쥔 것처럼 오므려지고 잎은 측백나무와 비슷하여 권백(卷柏), 구사일생 영혼을 살리는 풀이라 해서 구사환혼초(九死還魂草), 생명력이 강하고 질겨 만년초(萬年草), 만년청(萬年靑), 바위 위에 붙어 자라는데 잎이 잣나무와 흡사하여 석상백(石上柏), 석백(石柏), 지측백(地側柏), 보처수(補處手), 불수초(佛手草), 장생불사초(長生不死草), 옹근풀, 교시(交時), 신투시(神投時), 회양초(回陽草) 등

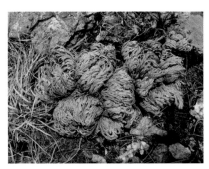
주먹을 쥔 것처럼 보이는 부처손

다양한 이름으로 불리운다.

부처손에는 트레할로즈(trehalose), 아미노산(amino acid), 사포닌(saponin), 알칼로이드(alkaloid), 글루코시드(glucoside), 탄닌(tannin) 등의 성분이 함유되어 있다. 부처손은 마음을 안정시키고 혈액순환을 좋게 한다. 기침을 멈추고 피를 멎게 하고 몸속의 뭉친 응어리를 없애준다.

부처손은 부정거사(扶正祛邪, 정기를 강하게 보하여 사기를 몰아내는 것) 작용을 지니고 있어 기력이 떨어진 암 환자의 체력을 높인다. 암세포의 성장을 억제하는 효과가 있어 여러 가지 암치료에 널리 활용되고 있다.

특히 중국에서 상용되는 항암식물 중의 하나로 동물실험에서 부처손 한 가지만으로도 항암효과가 탁월한 것이 입증되었다. 부처손 추출액을 암 세포에 이식한 흰쥐에 투여하였더니 억제작용이 뚜렷하게 나타났다. 부신피질 기능과 생체내의 대사기능이 좋아져 생존기간이 연장되는 것으로 확인되었다.

《동의보감》에는 부처손에 대해 "성질은 따뜻하고 평하다. 맛은 맵고 독이 없다. 여자의 음부 속이 차거나 아픈 것, 월경이 없고 임신하지 못하는 것, 월경이 통하지 않는 것을 치료한다. 마음을 진정시키며 탈항증(脫肛症, 치질), 위벽증(痿躄證)*을 치료한다. 생것은 어혈을 풀어주고 볶아 쓰면 피를 멎게 한다."라고 쓰여 있다.

《본초》에는 "높은 산의 바위 위에 무더기로 자라는데 가늘게 갈라져서 주먹 같이 꼬부라진 것이 닭의 발과 같고 빛이 푸르고 누르

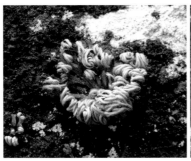
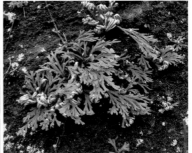

부처손(봄)   부처손(여름)

스름하며 꽃과 씨는 없다. 음력 5월, 7월에 캐서 그늘에 말린다. 바위에 있던 모래와 흙이 붙은 밑동을 버리고 쓴다."라고 기록되어 있다.

한방에서는 부처손의 지상부[권백(卷柏)]를 약재로 쓰고, 우리 몸의 혈액순환을 좋게 하고 뭉친 어혈을 풀어주는 활혈거어약(活血祛瘀藥)으로 분류한다.

맛은 맵고 성질은 평하다. 우리 몸의 간장과 심장을 이롭게 하는 약재이다. 부처손은 잎, 줄기 등 지상부 외에 뿌리도 약재로 쓸 수 있다. 전초를 연중 아무 때나 채취하여 생것으로 달여 먹거나 말려 가루 내어 환을 만들어 복용한다. 35도 술에 담가 3개월이 지난 뒤 건더기를 버리면 부처손주가 된다. 설탕과 1 : 1 비율로 재어 3~6개월 정도 숙성시키면 발효액이 된다. 외상에는 생것을 짓찧어 붙

＊위벽증(痿躄證) : 위증(痿證)이라고도 하는데 몸의 근맥(筋脈)이 이완되고 팔다리의 피부와 근육이 위축되면서 약해져 마음대로 움직이지 못하는 질병이다.

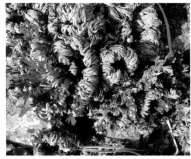
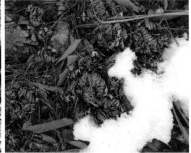

부처손(가을)　　　　　　　　부처손(겨울)

이거나 말려 가루 내어 뿌려도 된다. 잎과 줄기를 끓이면 옅은 노란
색 물이 우러나오는데 특별한 맛이나 향이 나지 않고 밋밋하다.

　부처손을 채취할 때는, 전지가위를 활용하여 뿌리 부분은 그대로
놓아두고 지상부만 잘라 쓴다. 부처손은 깎아지른 절벽이나 경사
진 바위에 주로 붙어 자라 채취하기가 쉽지 않다. 한여름이나 한겨
울 날씨가 건조하면 잎과 줄기가 오므라들어 있고, 만지면 바스러
져 버린다. 비가 온 다음 날이나 습기가 많아 잎이 녹색을 띠고 있
을 때 채취하여 말려 쓴다. 부처손은 뙤약볕이 내리쬐는 한여름이
나 동장군이 활개를 치는 모진 겨울에도 바위에 당당히 붙어 자라
는 끈질긴 생명력을 가지고 있다.

　근래에는 약용은 물론이거니와 관상용으로도 인기가 높아 아파
트 베란다나 화분, 정원에 많이 심는다. 특히 돌을 무척 좋아하는
식물이므로 화단이나 정원의 돌 틈에 심어 석부작(石附昨)을 만들
면 보기가 아름답다.

　부처손을 1개월 이상 다량으로 장복할 경우 혈액순환이 너무 활

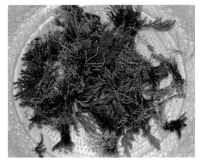
부처손을 깨끗이 손질해 놓은 것

발하여 태아에게 해로울 수 있으므로 임산부는 복용하지 않도록 유의한다. 또한 체질에 따라 머리가 빠지거나 식욕이 떨어지는 증상이 나타날 수 있다.

■ 부처손으로 질병 치료하기

위암, 간암 등 암 예방과 치료

부처손은 항암효과가 뛰어나 화학요법과 병행하면 항암제의 부작용을 줄일 수 있어 방사선 요법에 민감하게 반응하는 환자에게 좋다. 폐암, 인후암, 뇌암, 자궁암, 식도암, 비인암 등 암*의 예방과 치료에는 1일 잎과 줄기, 뿌리 20~30g을 달여 먹거나 가루 내어 환을 지어 1일 3회 20~30알을 복용한다.

....

*중국 《동의비방전서》에는 각종 암에 부처손 20~80g과 비계(脂肪)가 없는 돼지고기 40~80g, 여기에 대추 몇 개를 넣고 물 4~5ℓ를 부어 6시간가량 달여 1/5로 줄어들면 1일 여러 번 나누어 먹는데, 1개월에서 몇 개월간 복용하도록 쓰여 있다. 신체 허약자는 어지럽고 속이 메스꺼운 명현현상이 나타날 수 있으나 점차 해소되고 장기간 복용해도 부작용은 없다고 기록되어 있다.

자궁냉증으로 인한 불임증

부처손은 몸을 따뜻하게 하는 효과가 있어 자궁이 냉하여 임신을 하지 못하는 데 효과가 있다. 불임증에는 6~8월에 전초를 채취하여 돌에 붙어 있던 밑동을 제거한 뒤 깨끗이 씻어 그늘에 말려 약한 불에 살짝 볶아 가루 내어 콩알 크기로 환을 만들어 1일 3회 10~15알을 복용한다.

복부 및 수족 냉증

부처손은 냉증으로 아랫배가 아프고 손발이 차거나 냉대하가 많은 사람, 소화 장애가 있고 얼굴이 늘 창백할 때 좋다. 부처손과 인동덩굴 꽃을 5~8월에 채취하여 보드랍게 가루 내어 녹두알 크기로 환을 지어 1일 3회 공복에 4~6알을 복용한다.

자궁출혈 등 출혈성질환

부처손은 지혈작용이 탁월하여 자궁출혈, 토혈, 장출혈, 혈뇨, 혈변*, 비뇨기 수술 후 출혈, 외상으로 인한 출혈, 치질이나 탈항으로 인한 출혈성질환에 좋다. 1일 잎과 줄기, 뿌리 10~20g을 달여 먹거나 부처손의 겉을 새까맣게 태워[권백탄(卷柏炭)] 가루 내어 환을 지어 1일 3회 20~30알을 복용하면 더 좋다. 출혈이 심하고 잘 낫지

*혈변(血便)은 주로 위나 대장·소장·직장이 손상되었을 때 발생하는데 피가 선홍색이면 항문과 가까운 부위, 피가 검정 색이면 항문과 먼 부위에 이상이 생긴 것이다.

않을 때는 엉겅퀴 뿌리[대계(大薊)]나 마
타리 뿌리[패장근(敗醬根)]를 같은 양으로
함께 달여 먹으면 더 좋다.

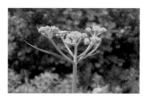
마타리 꽃

기관지염, 폐렴 등 염증성질환

부처손은 황색포도상구균의 발육을 억제하는 등 항염증작용이 강
해 급성편도선염, 황달성간염, 담낭염, 열이 나는 기관지염, 폐렴,
뇌막염에 좋다. 1일 잎과 뿌리, 줄기 10~20g을 달여 음용한다.

여성의 생식기 가려움증

부처손은 여자의 음부 속이 차거나 아픈 데, 가려움증에 좋다. 잎과
뿌리 30~60g을 진하게 달여 그 물을 욕조에 부어 좌욕을 하거나
가려운 곳을 1일 수회 씻어 준다.

월경불순 등 생리질환

부처손은 혈액순환을 활성화시켜 주므로 생리가 없거나 생리불
순, 생리통 등 여성의 각종 생리질환에 좋다. 1일 잎과 줄기, 뿌리
10~20g을 달여 복용한다.

타박상 및 어혈이 뭉쳤을 때

부처손은 통증을 완화하고 어혈을 풀어준다. 타박상이나 어혈이
뭉쳐 아플 때는 1일 잎과 줄기, 뿌리 10~20g을 달여 음용한다.

기타

부처손은 위통을 수반한 위궤양, 정신분열증, 노인성 허약체질, 하지무력증 등에 좋다.

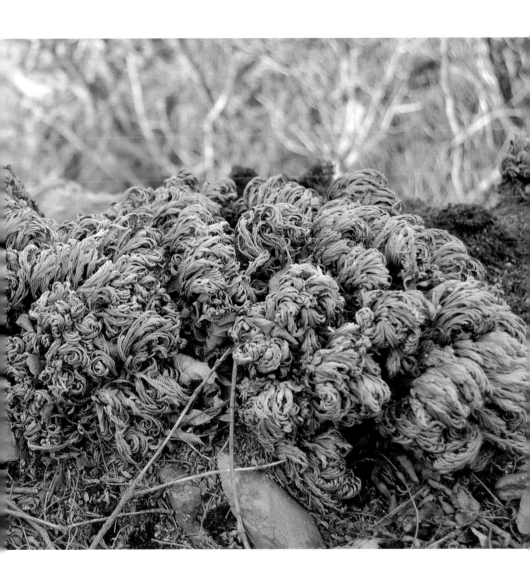

면역력을 좋게 하고
항암효과가 뛰어난

겨우살이 桑寄生

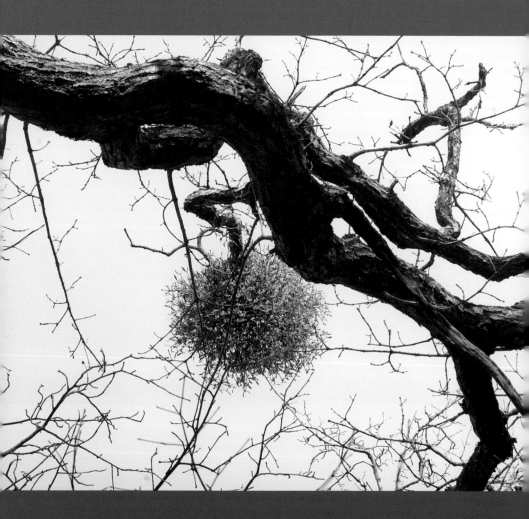

겨우살이는 동서양을 막론하고 초자연적인 힘이 있는 식물로 믿어 왔다. 서양에서는 겨우살이를 집 안에 매달아 두면 천둥이나 번개를 피할 수 있고, 어린아이의 목에 걸면 역병에 걸리지 않는다고 믿었다. 아프리카 일부 지역에서는 전쟁터에 나갈 때 겨우살이를 몸에 지니면 부상을 입지 않고 무사히 돌아온다는 부적 역할도 했다.

우리나라, 중국, 일본에서도 밤나무에 붙어 있는 겨우살이를 제거하면 마을에 큰 화재가 나기 때문에 겨우살이를 제거하지 못하도록 한다거나, 전염병이 돌 때 집의 추녀 밑이나 마구간의 천정에 매달아 놓고 사람이나 가축에게 재앙이 없도록 빌기도 했다. 이처럼 겨우살이는 동서양을 막론하고 악귀 또는 온갖 전염병을 물리친다거나 벼락과 화재 등 천재지변을 피할 수 있는 장생불사의 능력이 있는 신성한 식물로 여겨왔다.

겨우살이는 겨우살이과에 속하는 늘 푸른 떨기나무로 중국, 러시아 등 전 세계적으로 1,500여 종이 분포한다. 우리나라에는 열매가 노란 겨우살이, 열매가 붉은 겨우살이, 꼬리겨우살이, 동백나무겨우살이, 소나무겨우살이 등이 있다. 제주도에서 함경도까지 한반도 전역의 해안가나 깊은 산에 널리 자생한다. 참나무, 밤나무, 뽕나무, 층층나무, 동백나무, 팽나무, 오리나무, 자작나무, 버드나무, 사

*겨우살이의 **뿌리** 유무에 대해서는 **학설이 분분**하나 일반식물처럼 분명한 형태의 뿌리는 없지만 점점 커 가는 가지를 지탱하기 위해 숙주식물(기생식물에게 양분을 빼앗기는 식물)에 쐐기 형태로 붙은 기생뿌리와 숙주식물의 양분을 빼앗기 위해 길게 뻗은 뿌리가 있다.

시나무, 황칠나무 등에 뿌리를 밀어 넣고 수분과 유기물질을 공급받아 사는 기생식물이다.

겨우살이는 특이하게 산새를 통해 번식을 한다. 먹이를 구하기 어려운 겨울철, 산까치나 산비둘기 같은 산새들이 노란색의 투명하고 끈적끈적한 콩알 모양의 열매를 즐겨 먹는다. 산새가 열매를 먹어도 과육은 소화되지 않고 배설물과 함께 그대로 나오는데 끈적거리는 성질 때문에 나무에 쉽게 붙는다. 끈끈한 점액질이 많은 열매는 새의 부리나 발에 붙으면 잘 떨어지지 않아 옆에 있는 나무로 날아가 껍질에 비벼서 닦는다. 이때 붙어 있던 씨앗이 나무껍질에 달라붙는다. 여기에 붙은 씨앗은 서서히 마르면서 접착제처럼 단단해져 싹을 틔우게 되는데 5년 정도 지나야 새순이 나기 시작한다.

겨우살이는 뽕나무에 붙어사는 것을 상기생(桑寄生), 참나무과에 붙어사는 것을 곡기생(槲寄生)이라고 하는데, 뽕나무 겨우살이는 보기 힘들다. 겨울에 겨우살이를 채취하여 그늘에 말리면 점차 황금색으로 변하기 때문에 '황금가지'라고도 한다.

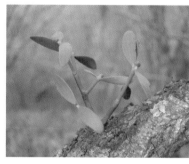
겨우살이 새순(가을)

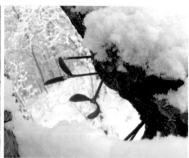
겨우살이 새순(겨울)

유럽에서는 1926년부터 임상실험을 거쳐 1980년대 이후 만병통치약으로 사용해 왔다. 특히 악성종양에 가장 좋은 식물로 겨우살이와 털머위를 꼽고 있다. 겨우살이는 간암, 위암 등 항암효과가 뚜렷이 입증된 대표적인 식물이다.

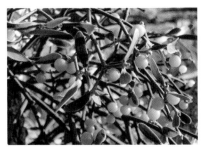
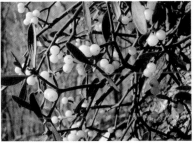
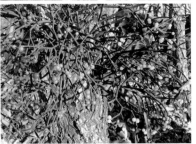

겨우살이는 중국과 유럽의 동물실험에서 흰쥐에게 추출물을 투여하여 70% 이상 암세포를 억제하는 효과가 입증되었다. 정상세포는 해를 주지 않는 등 암 세포 성장을 억제하는 작용이 탁월하여 암으로 인한 통증을

붉은 열매 겨우살이(위)
노란 열매 겨우살이(가운데)
붉은 열매와 노란 열매가 같이 달린 겨우살이(아래)

줄이고 식욕을 촉진한다. 방사선 치료나 항암제 복용에 대한 내성을 증강한다. 악성이나 양성 종양, 전이된 암이나 재발된 암, 수술이 불가능한 암 환자가 방사선 요법, 항암제와 병행하면 면역력을 강화하고 부작용을 최소화할 수 있다.

겨우살이는 기생하는 나무, 채취 시기, 부위, 건조방법에 따라 약

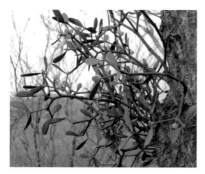
잎과 줄기가 무성한 겨우살이

효가 다르다. 꽃이 피어 열매가 맺는 11월부터 이듬해 2월 참나무에서 채취한 겨우살이의 약효가 가장 좋다. 봄부터 가을 사이에 채취한 겨우살이는 약효가 별로 없다. 겨울에 노랗거나 붉은 열매가 주렁주렁 달린 겨우살이를 채취한 다음 서늘한 곳에 그대로 놓거나 거꾸로 매달아 1~2개월이 지난 뒤 가지가 70~80% 말라 황금색으로 변하면 잘게 썰어 말린다. 겨우살이는 산등성의 높은 가지 끝에 까치집처럼 매달려 있어 채취하기 힘들다. 인공재배를 하지 않아 100% 자연산이라 할 수 있으나 요즘 중국과 러시아 등에서 많이 수입되어 판매되고 있다.

《동의보감》에는 겨우살이에 대해 "맛은 쓰고 달며 성질은 평하고 독이 없다. 간경과 신경에 작용한다. 힘줄, 뼈, 혈맥, 피부를 좋게 하고 태아를 안정시킨다. 요통, 고혈압, 해산 후 자궁의 이완성출혈 등에 사용한다."라고 적혀 있다.

《본초》에는 "태루(胎漏)*가 멎지 않는 것을 치료하고 태아를 편안하고 튼튼하게 한다. 가루 내어 먹거나 달여 먹는다."라고 적혀 있다.

....

＊태루(胎漏) : 임신이 중절되려는 증상으로 아랫배 통증이 없이 자궁출혈이 조금씩 나타난다. 초기에 치료하지 않으면 하복통이 시작되다가 결국 임신중절이 된다.

겨우살이에는 플라보노이드(flavonoid), 퀘르세틴(quercetin), 아비쿨라린(avicularin), 올레아놀산(oleanolic acid), 베타아미린(β-amyrin), 메소이노시톨(mesoinositol) 등의 성분이 함유되어 있다.

겨우살이는 간장과 신장을 보양(補養)하여 근육과 뼈를 튼튼하게 한다. 뭉친 근육을 풀어주고 경락을 잘 통하게 한다. 막힌 혈관을 뚫어 혈액순환을 좋게 한다. 면역력을 증강하고 정신을 맑게 해 준다.

한방에서는 겨우살이 잎이 달려 있는 줄기와 가지[상기생(桑寄生)과 곡기생(槲寄生)]를 약재로 쓰고, 우리 몸의 풍사(風邪)와 습사(濕邪)를 없애주는 거풍습약(祛風濕藥) 중 거풍습강근골약(祛風濕强筋骨藥)으로 분류한다. 맛은 쓰고 성질은 평하다. 간장과 신장을 이롭게 하는 약재이다.

겨우살이는 잎, 가지, 줄기 외에 열매, 꽃도 약재로 쓸 수 있다. 겨우살이를 그대로 끓여 마셔도 되고 말려서 곱게 가루 내어 환, 고약을 만들거나 추출물을 뽑아 주사약으로 사용할 수 있다. 35도 술에 담가 3개월이 지난 뒤 건더기를 버리면 겨우살이주가 된다. 설탕과 1:1 비율로 재어 3~6개월 정도 숙성시키면 발효액이 된다. 겨우살이 끓인 물을 밥, 국, 라면, 숭늉을 만들 때 물 대신 사용하면 좋다. 겨우살이 끓인 물은 약성이 순해 쉽게 변질되므로 냉장

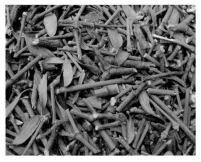

겨우살이를 잘게 썰어 말린 것

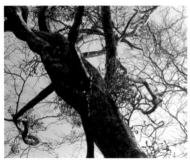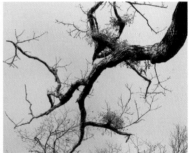

다양한 형태로 달린 겨우살이

고에 보관하고 2~3일 내에 마셔야 한다.

겨우살이를 따뜻한 곳에 두거나 마르지 않은 가지를 자르면 잎과 줄기가 새까맣게 변색되고 끓이면 쓴맛이 나며 색깔도 투박하다. 황금색으로 변한 겨우살이 끓인 물은 옅은 노란색으로 숭늉 맛이 나서 먹기 좋다. 어린이, 임산부, 노약자 등 남녀노소 누구나 마음대로 먹을 수 있는 좋은 약재이나 약성이 순해서 3개월 이상 복용해야 약효를 볼 수 있다.

■ 겨우살이로 질병 치료하기

위암, 대장암 등 암의 예방과 치료

겨우살이는 동물 및 임상실험에서 항암효과가 입증된 식물이다. 간암, 폐암, 위암, 신장암, 유방암 등 암의 예방과 치료에 좋다. 1일 잎과 줄기 20~60g을 달여 꾸준히 복용한다.

간염, 간경화 등 간질환

겨우살이는 간 조직의 신진대사를 개선시켜 간세포 재생을 돕는 효과가 탁월하다.* 간염, 지방간, 간경화에는 겨우살이로 환을 지어 1일 3회 20~30알을 복용하거나 1일 잎과 줄기 20g을 달여 상복한다.

중풍으로 인한 반신불수, 사지마비

겨우살이는 마비를 풀어주고 척추와 말초신경이 손상된 것을 회복시키는 작용이 우수하므로 중풍으로 인한 반신불수, 사지마비 증상에 좋다. 1일 잎과 줄기 20~30g을 달여 복용한다.

정신분열증 및 심신불안

겨우살이는 정신을 안정시키는 안신작용이 탁월하여 심신이 불안하고 초조한 증세나 정신분열증에 좋다. 1일 잎과 줄기 20~30g을 달여 복용한다.

임산부의 태동불안 및 해산 후 출혈 방지

겨우살이는 태아를 튼튼하게 하고 마음을 편안하게 해줘 임산부도

*독일 하벨회에병원은 2004년 임상실험에서 중증의 간염환자를 대상으로 겨우살이 추출물을 2년간 투여하였더니 부작용이 전혀 없이 44%가 완치되고, 80% 이상은 피로, 복부통증이 완전히 사라졌다고 발표했다. 또한 겨우살이 추출물을 활용하여 만성 B, C형 간염과 면역력강화가 요구되는 질환에 적용하고 있다.

마음 놓고 먹을 수 있다. 임산부의 태동불안, 해산 후 자궁이완성 출혈, 젖이 잘 나오지 않을 때 1일 잎과 줄기 10~20g을 달여 음용한다.

만성기관지염

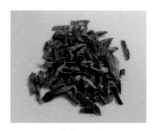

겨우살이는 항염증작용이 있어 잘 치료되지 않는 만성기관지염에 좋다. 1일 겨우살이 20g과 진피* 10g을 함께 달여 먹는다.

진피(귤껍질)

풍습사(風濕邪)로 인한 신경통과 관절통

겨우살이는 풍습사를 없애고 간장과 신장을 보하여 힘줄과 뼈를 튼튼하게 하고 통증을 없애준다. 신경통, 관절통에는 1일 잎과 줄기 20~30g을 달여 먹는다.

기타

겨우살이는 몸이 붓고 소변이 잘 나오지 않는 증상, 신경쇠약, 불면증, 위·십이지장궤양 등에 좋다.

....

＊진피(陳皮) : 가을에 채취한 귤껍질로 맛은 쓰고 매우며, 성질은 따뜻하다. 기의 순환을 촉진하고 가래를 삭이는 효능이 있다.

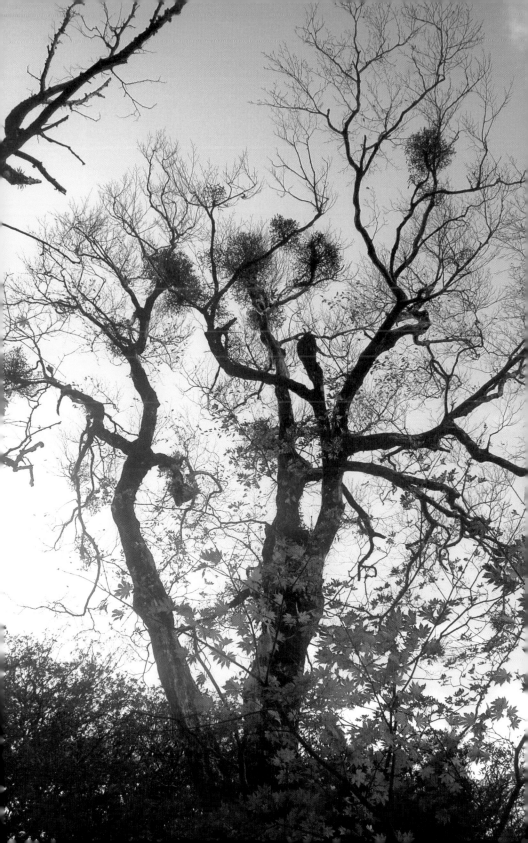

성인병을 예방하고
양기를 북돋워 주는

구기자나무 枸杞子

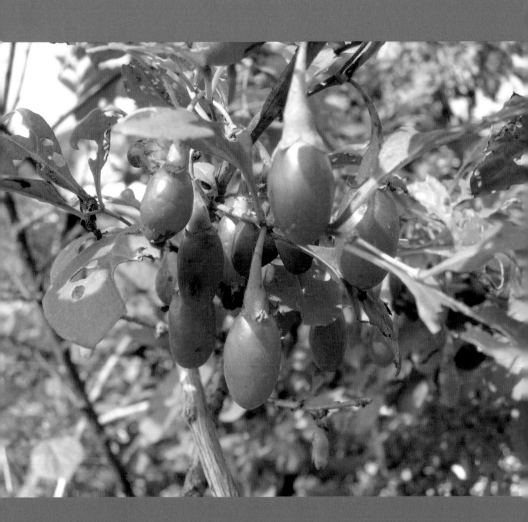

옛날 중국에 떠돌이 장사꾼이 있었다. 무척 더운 여름날 물건을 팔기 위해 봇짐을 짊어지고 이 마을 저 마을을 돌아다니고 있었다. 주막에서 술 한 잔을 청해 놓고 쉬고 있다가 참으로 해괴망측하고 괴이한 일을 목격한다. 중년 여인이 회초리로 늙은 남자의 종아리를 때리고 있는 것이었다. 장사꾼은 남자가 아무리 잘못을 했더라도 너무한 것 같아 "늙은이를 때리다니 이 무슨 짓이냐?"고 꾸짖었다. 그러자 여인이 "이 사람은 내 자식인데 몸이 허약하여 평소 구기자를 먹으라고 애원했건만 말을 듣지 않아 이렇게 폭삭 늙은 할아버지가 되어 버렸다면서 앞으로 구기자를 잘 먹도록 혼을 내고 있는 중이다."라는 말을 했다고 한다.

또 한 가지는 어느 산골 외딴 마을에 늙은 아들이 고령의 노모와 함께 살고 있었다. 노모의 생존을 늘 짐스러워 하던 아들은 아랫마을에 사는 의원 친구를 찾아가 "노모가 벌써 돌아가실 나이가 훨씬 지났고, 자식인 자신도 고희를 넘겼으니 솔직히 고령의 어머님이 언제 갑자기 세상을 떠날지 몰라 걱정이 된다."고 푸념을 했다. 그랬더니 의원은 친구에게 "자네가 사는 집을 한번 가 보자!"며 친구가 사는 집으로 향했다. 너무 덥고 목이 말라 집 옆에 있는 옹달샘으로 가서 바가지로 물을 떠먹던 의원은 옹달샘 주변의 오래된 구기자나무를 발견하고 친구에게 당장 이 구기자나무를 캐내어 버리도록 시켰다. 친구가 구기자나무를 없애 버리자 얼마 있지 않아 노모는 기력이 점점 쇠약해져 돌아가셨다고 한다. 의원은 노모가 매일 구기자나무 사이에서 솟아나는 옹달샘 물을 먹어 무병장수를

한 것으로 판단하고, 친구가 고령의 노모 걱정을 하지 않도록 구기
자나무를 베어 버리도록 한 것이다.

　이 두 가지 일화는 과장된 것이다. 구기자를 늘 먹은 여인은 건강
하고 먹지 않은 아들은 늙은이처럼 보였다는 것과 구기자나무 옆
에 있는 샘물을 마신 노모가 장수를 했다고 한 것은 구기자의 강장
(强壯), 강정(强精)효과를 강조한 것이다.

　중국에서는 구기자를 산삼, 하수오와 함께 3대 명약으로 취급한
다. 중국 최고의 의학서인 《신농본초경(神農本草經)》에도 구기자를
120종(種)의 상약(上藥) 중 하나로 분류해 놓았다. 구기자는 무독하
여 오랫동안 먹어도 탈이 없을 뿐만 아니라 늙지 않고 수명을 연장
한다고 기록되어 있다.

　구기자나무는 가지과의 낙엽관목으로 일본, 중국 등 전 세계에
100여 종이 분포한다. 우리나라에는 1종이 있는데 밭둑, 냇가, 집
안의 울타리용으로 많이 심었다.

　구기자나무 열매를 구기자(枸杞子), 줄기껍질을 구기(枸杞), 잎을
구기엽(枸杞葉), 뿌리껍질을 지골피(地骨皮)라고 한다. 구기의 구(枸)
는 줄기의 가시가 탱자나무[구(枸)] 가시와 같고 줄기에 붙은 잎이
키버들(고리버들, 杞柳)과 비슷하여 붙여진 것이다. 묵은 줄기로 만든
지팡이를 선인장(仙人杖)이라 하여 이것을 짚고 다니면 장수한다고
했다. 구기자를 오래 장복하면 늙지 않는다 하여 각로(却老), 줄기의
잔가지가 가시로 변해 구극자(枸棘子), 지선(地仙), 구기묘(枸杞苗),
구기채(枸杞菜), 지선자(地仙子), 청정자(靑精子), 명안초자(明眼草子),

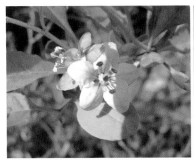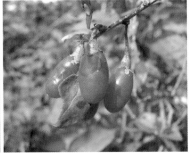

구기자나무 꽃(왼쪽)과 열매(오른쪽)

선인장, 괴좆나무열매 등 다양한 이름으로 불리운다.

구기자나무는 4m 정도로 자란다. 달걀 모양의 잎은 줄기에 서로 어긋나게 붙어 있는데 끝이 둔하게 생겼다. 회백색의 줄기는 가지 끝이 땅으로 축 늘어진다. 줄기에서 나온 작은 가지는 자라다가 생장을 멈추면 가시로 변해 구기자나무 줄기에 가시가 붙어 있는 것처럼 보인다. 6~8월에 백색이나 자주색의 작은 꽃이 피고 지면, 9~10월에 타원형의 붉은 열매가 달린다.

《동의보감》에는 구기자에 대해 "성질이 차고 맛은 쓰며 독이 없다. 내상(內傷)으로 몹시 피로하고 숨쉬기 힘든 것을 개선하며, 힘줄과 뼈를 튼튼하게 하고 양기를 강하게 한다. 정기(精氣)를 보하여 얼굴빛을 젊게 하고 흰머리를 검게 한다. 눈을 밝게 하고 정신을 안정시키며 오래 살 수 있게 한다.", "오랫동안 먹으면 몸이 가벼워지고 늙지 않으며 추위와 더위를 잘 견딜 수 있다. 반드시 빨갛게 익은 열매를 쓰는데 잎도 같은 효과가 있다. 연한 잎으로 국을 끓여 먹거나 나물로 무쳐 먹을 수 있다. 껍질과 열매를 가루 내어 꿀로 반죽한 다음 환약을 만들어 먹거나 술에 담가 마신다."라고 기록되어 있다.

《본초》에는 구기자로 만드는 불로장생의 명약이 소개되어 있다. 빨갛게 잘 익은 구기자를 2개월간 술에 담갔다가 건져내어 곱게 갈아 천으로 걸러 낸 즙을 달여서 고(膏)를 만든다. 이것을 1일 2회 두 숟가락씩 따뜻한 술에 타서 오랫동안 먹으면 몸이 날아갈 것 같이 된다고 기록되어 있다.

구기자에는 다량의 필수 아미노산과 리놀렌산(linoleic acid), 베타인(betaine), 글리신(glycine), 피살리엔(physalien), 제아잔틴(zeaxanthin), 콜린(choline), 우라실(uracil), 베타시토스테롤(β-sitosterol), 루틴(rutin), 비타민 A, B$_1$, B$_2$, C, 칼슘, 칼륨, 마그네슘, 인, 철 등의 성분이 함유되어 있다.

구기자는 신장(腎臟)을 보하고 간(肝)의 정기(精氣)를 길러준다. 폐를 좋게 하여 숨을 고르게 하고 정혈(精血)을 생기게 한다. 근육과 뼈를 튼튼하게 하고, 풍(風)을 없애며 눈과 귀를 밝게 한다. 콜레스테롤을 없애주고 혈관을 튼튼하게 해 준다. 간을 보호하고 조직의 대사를 활발하게 한다.

혈액순환을 좋게 하고 혈압과 혈당을 낮춰준다. 항산화작용이 탁월하여 동맥경화, 고혈압의 예방과 치료, 탈모, 성 기능장애, 지방간,

---

＊구기자 건강장수 목욕법 : 구기자 잎을 따서 말린 것 100g∼200g을 헝겊에 싼 뒤 뜨거운 물에 30분 정도 담가 놓으면 짙은 향과 함께 약성이 우러나오는데 이때 전신욕을 하면 혈액순환이 잘돼 피로회복, 요통, 손발냉증, 저림증이 완화된다.

피로회복 등에 좋은 자양강장제다. 최근에는 각종 실험에서 구기자의 항암효과가 입증되어 항암치료제의 개발과 연구가 활발히 진행 중에 있다.

한방에서는 구기자나무 열매[구기자(枸杞子)]와 뿌리껍질[지골피(地骨皮)]을 약재로 쓴다. 구기자는 우리 몸의 부족한 것을 보태주고 자양하는 보익약(補益藥) 중 보음약(補陰藥)으로 분류한다. 맛은 달고 성질은 평하다. 간장과 신장을 이롭게 하는 약재이다. 뿌리껍질[지골피(地骨皮)]은 우리 몸의 열을 내려주는 청열약(淸熱藥) 중 청허열약(淸虛熱藥)으로 분류한다. 맛은 달고 성질은 차다. 간장과 신장, 폐를 이롭게 하는 약재이다.

구기자나무는 열매나 뿌리껍질 외에 잎, 줄기, 꽃도 약재로 쓸 수 있다. 어린잎은 봄부터 여름까지 채취하여 살짝 데쳐 나물로 먹거나 덖어서 차로 우려내어 마신다. 꽃은 피기 전에 따서 말리고 줄기와 뿌리껍질은 가을부터 이듬해 봄 사이에 채취하여 잘게 썰어 말려 쓴다. 열매는 빨갛게 익었을 때 따서 쓴다. 35도 술에 담그면 구기자주(枸杞子酒)가 되고, 설탕과 1:1 비율로 재어 3개월이 지나면 발효액이 된다. 이밖에 구기자로 조청, 잼, 엿을 만들어 먹어도 된다.

구기자나무는 인가 부근의 저지대에 자생을 하지만

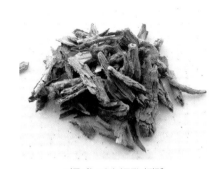

지골피(구기자나무뿌리껍질)

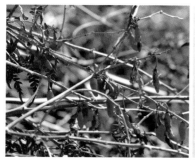
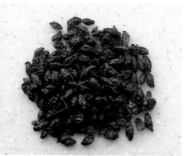

가을에 구기자나무 열매(왼쪽)를 따서 건조한 것(오른쪽)

자연산은 거의 찾아볼 수 없으므로 믿을 수 있는 재배 농가에서 구입하여 쓴다.

구기자나무는 내한성과 번식력이 좋아 우리나라 전역에서 재배가 가능하다. 배수가 잘되고 통풍과 햇볕이 잘 드는 자갈 섞인 토양이 적지이다. 종자번식, 휘묻이, 포기나누기, 삽목 등으로 번식할 수 있다.

가을에 열매를 채취하여 노천매장해 두었다가 이듬해 봄에 씨앗을 흐르는 물에 1~2일 담갔다가 파종하면 새순이 올라온다. 줄기를 땅에 닿게 하거나 가지를 잘라 땅에 묻어주기만 해도 뿌리를 잘 내린다. 가을이나 봄에 뿌리째 캐어 포기나누기를 해도 된다. 집 주변에 몇 그루 심어 놓으면 2~3년 내 무성하게 번식을 한다.

구기자는 정력을 더해 주는 약재이기에 정력이 너무 강한 사람, 소화기능이 약해 설사를 자주 하는 사람, 몸에 습(濕)이 많아 무겁고 피곤할 때는 다량을 장복하지 않도록 주의한다.

■구기자나무로 질병 치료하기

정력부족 등 성 기능 쇠약

구기자나무는 신장 기능을 강화하여 유정(遺精)과 몽정(夢精)을 치료한다. 옛 속담에 집을 떠나 천리 길을 갈 때는 구기자를 먹지 말라는 말이 있다. 이 말은 구기자가 양도(陽道, 남자의 음경)를 강하게 하여 흥분하게 만들기 때문이다. 임상실험에서도 매일 열매 15g을 1개월간 복용했더니 정액의 분비량이 많아진 것으로 확인되었다.

구기자 술을 취침 전에 소주잔으로 한두 잔씩 마시거나 발효액을 담가 꾸준히 음용한다. 열매를 말려 가루 내어 꿀과 함께 환을 만들어 1일 3회 30~40알을 복용한다.

기억력 향상 및 치매 예방과 치료

구기자나무는 오래전부터 건강장수를 위한 강장제이다. 간장과 신장의 정기를 보해 성장기 청소년의 기억력과 집중력을 강화하여 학습 능력을 향상시켜 줄 뿐만 아니라 항산화효과가 탁월하여 노

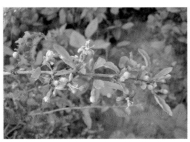

구기자나무(여름)

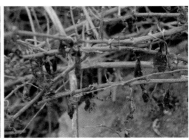

구기자나무(가을)

화를 방지해 주기 때문에 노인들의 치매예방과 치료에도 좋다. 또한 신체 허약, 병후 쇠약에도 도움이 된다. 구기자나무 잎이나 열매를 꾸준히 달여 음용하거 환을 지어 1일 3회 30~40알을 복용한다.

고혈압, 고지혈증, 동맥경화

구기자나무는 혈액을 깨끗하게 하여 혈액순환이 잘되게 하고 혈중 콜레스테롤과 중성지방을 감소시켜 주는 효과가 있어서 고혈압, 고지혈증, 동맥경화에 좋다. 1일 열매 10~20g을 달여 먹는다. 구기자나무 열매와 국화를 같은 양으로 섞어 가루 내어 환을 지어 1일 3회 30알을 복용하면 더 좋다.

당뇨병

구기자나무는 동물실험에서도 탁월한 혈당저하효과가 입증되었는데 잎, 열매, 뿌리껍질 순으로 나타났다. 《본초》에 구기자는 "간(肝)과 신(腎)의 음기를 보하고 갈증을 그치게 하여 소갈(消渴, 당뇨병)을 치료하는데 달여 먹거나 잎으로 생즙을 내어 마신다."라고 적혀 있다. 1일 잎이나 뿌리껍질 10~20g을 달여 먹거나 생즙을 내어 수시로 마신다.

기미, 주근깨, 주름살 방지 등 피부미용

구기자나무는 수렴작용이 우수하여 모공이나 땀구멍이 넓어지고 근육이 이완되어 탄력을 잃은 피부를 정상으로 돌아오도록 도와준다. 멜라닌 색소 침착을 억제하고 피부 노화를 방지하여 젊은 피부를 유지할 수 있도록 도와준다. 1일 열매 10~20g을 달여 먹거나 차(茶) 또는 발효액을 만들어 음용한다.

기관지천식, 폐결핵

구기자나무는 신장기능을 강화시켜 폐와 호흡기의 기능을 원활하게 도와주므로 폐기능 허약으로 인한 기관지천식, 해수, 폐결핵에 좋다. 1일 열매 10~20g을 달여 복용하거나 뿌리껍질 15g을 달여 먹는다.

흰 머리카락이 보이기 시작할 때

구기자나무는 간(肝)과 신(腎)의 기능 부족으로 음혈이 허약해져 얼굴빛이 노랗게 되고 머리카락이 일찍 희어지면서 밤에 잠을 못 이루는 증상에 좋다. 잎으로 차를 만들어 꾸준히 복용하거나 열매로 술, 발효액을 담가 마신다. 탈모가 심할 경우 구기자나무 열매 30g, 하수오 또는 백수오 50g, 숙지황 40g을 술에 담가 마시거나 달여 먹으면서 잎을 진하게 달인 물로 머리를 감는다.

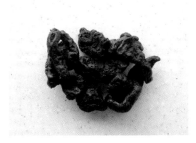

숙지황

뼛골이 찌르는 듯이 아픈 통증

구기자나무는 매일 일정한 시간만 되면 열이 나면서 뼛골이 찌르는 듯이 아픈 골증조열(骨蒸潮熱)에 좋다. 1일 뿌리껍질 15g을 달여 먹는다.

소변 출혈, 토혈 등 출혈성질환

구기자나무는 지혈작용이 탁월하여 코피, 자궁출혈, 대장출혈 등 출혈성질환에 좋다. 1일 뿌리껍질 9~15g을 달여 먹는다.

기타

구기자나무는 시력감퇴, 원인 모르게 살이 빼빼 마를 때, 지방간 등 간질환, 피로회복, 만성위염 등 위장질환, 변비, 어지럼증, 면역력 강화 등에 좋다.

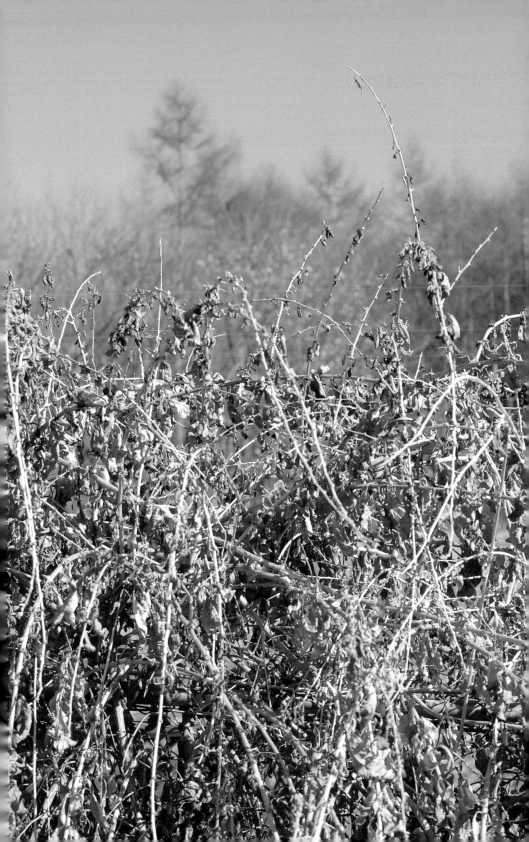

근골을 강화하고
염증을 없애주는

호랑가시나무 枸骨木

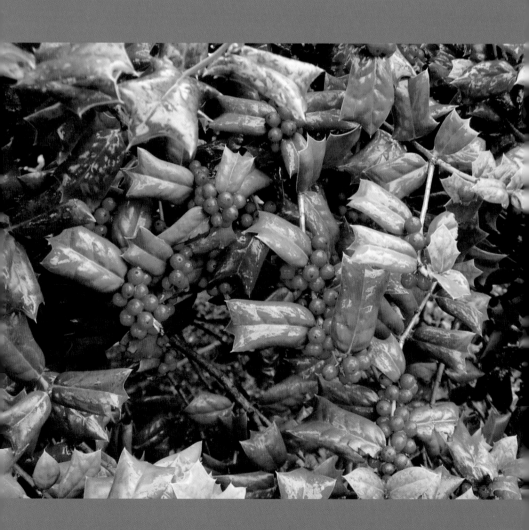

호랑가시나무는 동서양을 막론하고 예로부터 신성시한 나무이다. 예수님이 가시관을 쓰고 이마에 피를 흘리며 골고다 언덕을 올라갈 때다. '로빈'이라는 작은 새가 예수의 머리에 박힌 가시를 부리로 뽑아내려고 온 힘을 다해 쪼아댔다. 하지만 자신의 가슴이 면류관의 가시에 찔려 온통 붉은 피로 물들어 죽게 되었다고 한다. 그래서 서양 사람들은 잎과 줄기를 둥글게 엮은 것은 예수의 가시관을, 붉은 열매는 예수의 핏방울을, 희고 노란 꽃은 우윳빛 같아 예수의 탄생을, 나무껍질의 강한 쓴맛은 예수의 수난을 각각 의미한다고 생각했다. 크리스마스 날에 잎, 열매, 줄기로 집 안 장식을 한다거나 카드에 화려한 촛불, 실버 벨과 함께 빨간 열매와 잎을 그려 넣은 것을 흔히 볼 수 있다.

유럽인들은 호랑가시나무 가시가 나쁜 마음을 없애주고 악마들이 무서워한다는 믿었다. 그래서 사람이나 가축 모두의 건강을 위해 집 주변이나 마구간에 줄기와 잎을 꺾어 걸어 두었다.

영국에서는 호랑가시나무로 지팡이를 만들어 짚고 다니면 미친 개나 사나운 짐승으로부터 위험을 막을 수 있고 행운을 가져다준다고 하여 호랑가시나무 지팡이가 높은 가격에 판매되기도 했다.

로마인들은 호랑가시나무를 집 안에 심으면 기쁜 일만 생긴다고 믿었다. 유명한 수학자 피타고라스는 호랑가시나무 꽃을 물에 던지면 물이 엉키고, 호랑가시나무로 만든 연장을 짐승에게 던졌을 때 힘이 모자라 맞히지 못하더라도 다시 주인에게 돌아오는 나무라고 말했다.

독일인들은 면류관을, 중국인들은 새해 축제 행사 때에 장식용으로, 일본에서는 해가 바뀌거나 유행병이 돌 때 정어리를 호랑가시나무에 꿰어 문에 달아 마귀가 침범하지 못하기를 빌었다.

우리나라에서도 음력 2월 4일에 가지를 꺾어 정어리 머리에 꿰어 처마 밑에 매달아 놓는 풍습이 있다. 정어리 눈알이 귀신을 노려보고 가시가 귀신의 눈을 찌름으로써 여자와 어린이를 빼앗아 가는 악귀가 겁을 먹고 도망간다고 믿었다.

유대인들이 이집트를 탈출하여 황야를 헤매고 다닐 때, 가을 제사를 지내며 성막 안에 꽂아 놓았던 나무가 바로 호랑가시나무이다.

호랑가시나무는 감탕나무과 감탕나무속 늘푸른떨기나무로 중국 등 전 세계적으로 300여 종이 분포한다. 우리나라에는 열매가 빨갛거나 노랗게 달리는 호랑가시나무, 잎이 동그랗거나 흰색 무늬가 있는 호랑가시나무가 있는데 제주도를 비롯한 남부지방 해안가, 전남북, 경남북 지역에 자생한다.

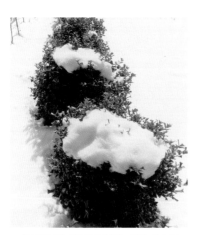
겨울에도 잎이 떨어지지 않는 호랑가시나무

추위에 약해 중부 이북에는 자생하지 않았으나 최근에는 서울 시내 아파트 단지, 개인 주택에 정원수나 관상용으로 심어져 있는 것을 볼 수 있다. 우리나라에서 제일 크고 오래된 나무는 광주광역시 남구

제중로 47번길 20에 있는 호랑가시나무(시도기념물 17호)로 높이 6m, 수령은 약 400년 정도 되었다. 전북 부안군 도청리 해변가에는 호랑가시나무 군락지(1962년 12월 3일 천연기념물 122호)가 있다.

호랑가시나무는 암수딴그루로 은행나무처럼 같이 심어 놓아야 열매가 달린다. 2~5m 정도로 자란다. 가죽처럼 두껍고 반질반질 윤이 나는 짙은 녹색의 잎은 긴 오각형이나 육각형 또는 타원형이다. 잎의 모서리마다 바늘처럼 뾰족한 가시가 달려 있고 상록관목이어서 사철 떨어지지 않는다. 원줄기에서 회백색의 가지가 무성하게 뻗어 나온다.

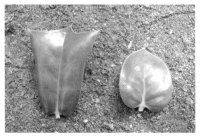

4~5월경 작은 우산살 모양의 꽃이 5~6개씩 피는데 우윳빛이 돌며 향기롭고 곱다. 9~10월 빨갛거나 노랗게 익는 열매는 굵은 콩알 모양으로 이듬해 봄까지 조랑조랑 달려 있다. 1개의 열매 속에 씨앗이 4개씩 들어 있나. 옅은 살색 뿌리는 2~3m 내외로 뻗어 나가며

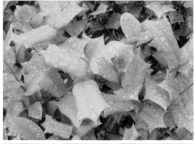

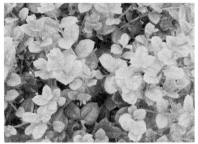

오각형 잎(가운데)과 둥근 잎(아래) 호랑가시나무

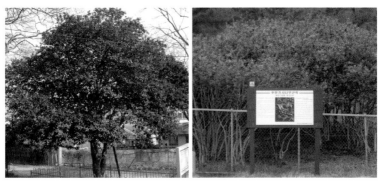

우리나라에서 가장 크고 오래된 광주 양림동 호랑가시나무(수령 400년, 왼쪽)와
천연기념물로 지정된 전북 부안 호랑가시나무 군락지(오른쪽)

자란다.

호랑가시나무는 잎 끝에 호랑이 발톱 같은 날카롭고 단단한 가시가 달려 있어 호랑이발톱나무, 호랑이가 등이 가려울 때 이 가시에 등을 긁는다고 하여 호랑이등긁기나무, 제주도에서는 가시가 많이 달려 있다고 해서 가시낭이, 가시가 고양이새끼 발톱과 같다고 하여 묘아자(猫兒刺), 늙은 호랑이의 발톱을 닮았다 하여 노호자(老虎刺), 잎에 탱자나무같은 가시가 달리고 나무가 단단하여 구골목(枸骨木) 등 다양한 이름으로 불리운다.

호랑가시나무에는 알카로이드(alkaloid), 탄닌(tannin), 사포닌(saponin), 카페인(caffeine) 등의 성분이 함유되어 있다. 호랑가시나무는 간장과 신장을 보양(補養)하고 기혈(氣血)을 보충하며 풍습사(風濕邪)를 제거한다. 혈액순환을 좋게 하고 뭉친 어혈을 풀어준다. 진액을 생성하여 갈증을 없애주고 골수를 보충해 준다. 열을 내려주고 허리와 무릎을 튼튼하게 한다.

한방에서는 호랑가시나무 잎[구골엽(枸骨葉)], 씨앗[구골자(枸骨子)], 뿌리[구골근(枸骨根)] 등을 약재로 쓰고, 우리 몸의 부족한 것을 보태주고 보양하는 보익약(補益藥)으로 분류한다. 맛은 쓰고 성질은 서늘하다. 우리 몸의 간장과 신장을 이롭게 하는 약재이다. 호랑가시나무 잎, 잔가지, 열매, 줄기껍질, 뿌리 등 전체를 약재로 쓸 수 있다. 어린잎은 채취해서 그대로 말려 달여 먹거나 살짝 볶아 차로 달여 마신다.

열매는 가을에 빨갛게 익을 때 채취하여 35도 술에 담가 마신다. 줄기와 뿌리는 계절에 관계없이 채취하여 잘게 썰어 말려 달여 복용한다. 잎은 여름에 채취하여 말리면 새까맣게 변하고 달이면 쓴맛이 강하다. 가을부터 이듬해 봄까지 채취한 것을 말리면 옅은 초록색으로 쓴맛도 강하지 않다. 바늘 같은 가시가 잎에 달려 있으므로 채취할 때 장갑을 두개 끼면 찔리지 않는다.

《본초강목》에는 "호랑가시나무 잎과 열매를 술에 담가 복용하면 허리가 튼튼해진다."라고 적혀 있다. 《본초경소(本草經疏)》에는 "호랑가시나무 잎은 담화(痰火)*를 치료하는데 특효가 있다."고 쓰여 있다.

필자는 호랑가시나무를 무척 사랑하고 좋아한다. 약초농장에 호랑가시나무 100여 그루를 자연 상태로 심어 놓고 약효를 지속적으

---

*담(痰)은 몸 안의 진액이 일정한 부위로 몰려서 걸쭉하고 탁하게 된 것을 말한다. 담화(痰火)는 담으로 생긴 화(火)로 폐에 담화가 생기년 숨이 차고 가래 끓는 소리가 나거나 입과 입술이 마른다. 심(心)에 담화가 생기면 가슴 두근거림, 불면증, 입술과 얼굴이 붉어지거나 눈이 충혈되며 심하면 정신착란 증상이 나타난다.

로 연구하고 있다.

호랑가시나무의 약효
를 모르는 사람들은 가
시가 많아 잘 찔리고 옆
으로 넓게 퍼지면서 자
라기 때문에 아무렇게
나 잘라 버리기도 한다.

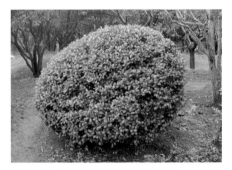
둥근 공처럼 가꾼 호랑가시나무

멋있게 전정(가지치기)을 해 층층이 자라도록 한다거나 삿갓 모양 또
는 둥근 모양으로 가꾸면 정원수로 손색이 없다. 그냥 심어 놓기만
하면 가느다란 줄기가 외줄로 뻗어 볼품이 없다. 봄에 가지치기를
해주면 새로운 가지가 무성하게 나오고 잎이 빽빽하게 달린다. 빨
간 열매나 반짝거리는 잎을 보기 위해 관상수로 심어도 좋고 생울
타리용으로도 좋다.

호랑가시나무를 집 안에 몇 그루 심어 놓으면 퇴행성관절염, 골
다공증 등 뼈질환에 유용하게 활용할 수 있다. 호랑가시나무를 약
재로 사용할 때 주의할 점은 약간의 피임효과가 있어 장복 시 체질
에 따라 임신이 되지 않을 수 있으므로 임신을 원하는 젊은 부녀자
나 임산부는 복용하지 않는 것이 좋다.

■ 호랑가시나무로 질병 치료하기

퇴행성관절염 등 뼈질환

호랑가시나무는 간장과 신장을 보양하여 근골을 강건하게 해줄 뿐만 아니라 혈액순환을 좋게 하고 어혈을 풀어준다. 근육과 뼈를 튼튼하게 하고 진액을 늘려 골수를 보충해 준다.

무릎이 시큰시큰 쑤시고 아파 잠을 자지 못하는 퇴행성관절염, 류머티즘관절염, 골다공증, 풍습사로 인한 사지마비, 온몸이 노곤하고 쉽게 피로를 느낄 때, 허리나 무릎에 힘이 없어 계단을 올라가기 힘들거나 선천적으로 약골 체질인 사람, 뼈가 부러졌거나 손목,

발목, 허리를 삐었을 때, 노동을 많이 해 뼈가 약해진 사람, 근육과 뼈마디가 쑤시는 증상에 좋다. 1일 잎이나 줄기, 뿌리 20~40g을 달여 복용한다.

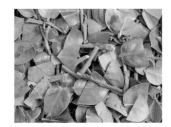
호랑가시나무 약재

폐결핵으로 인한 해수 및 천식

호랑가시나무는 기와 혈을 돕고 폐의 진액을 늘리며, 풍습사를 없애준다. 기침을 멎게 하고 가래를 삭인다.* 폐결핵으로 인한 해수(咳嗽), 천식(喘息)에 좋다. 가을부터 이듬해 봄까지 잎과 줄기를 채

*《의방유취(醫方類聚)》에는 가래는 나오지 않고 기침만 나는 것을 해(咳), 기침은 나지 않고 가래만 나오는 것을 수(嗽), 기침과 가래가 다 있는 것을 해수(咳嗽)라고 정의하고 있다.

취하여 1일 10~30g을 달여 복용한다.

신경성 두통이나 눈이 붉게 충혈되고 아플 때

호랑가시나무는 간기(肝氣)가 잘 돌게 하고 열을 내려 머리를 맑게 하고 눈을 밝게 한다. 신경성 두통, 눈이 피곤하고 쉽게 충혈될 때, 치통에 좋다. 1일 가지나 잎 20~40g을 달여 복용하거나 열매를 35도 술에 담가 마신다.

소변이 맑지 않고 쌀뜨물처럼 뿌옇게 나올 때

호랑가시나무는 이뇨작용이 강해 오줌이 시원스럽게 나오도록 한다. 소변이 맑지 않고 우윳빛이나 쌀뜨물처럼 뿌옇게 나올 때 좋다. 1일 가지나 잎 20g~40g을 달여 먹는다. 냉이와 한삼덩굴을 같은 양으로 달여 먹으면 더 좋다.

자궁출혈 등 출혈성질환

호랑가시나무는 지혈효과도 높아 코피, 토혈, 자궁출혈, 대장출혈, 위장출혈 등 출혈성질환에 좋다. 1일 줄기, 잎, 뿌리 20~40g을 달여 음용한다.

기타

호랑가시나무는 고혈압, 고지혈증, 정력 강화, 신허요통, 사지마비, 화병, 피부가려움증 등에 좋다.

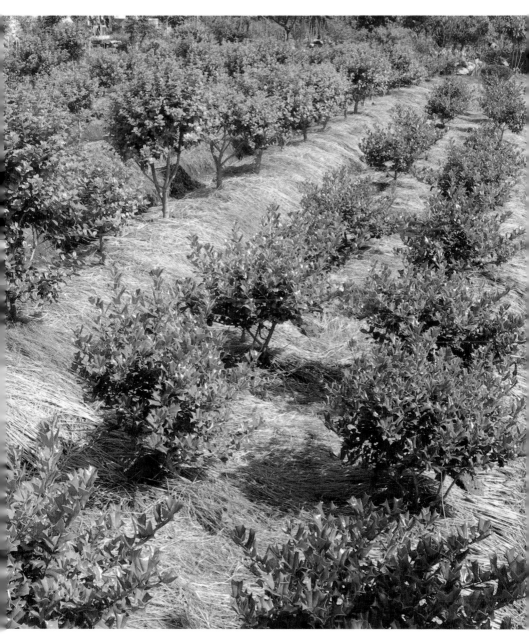

지산약초원 호랑가시나무

관절을 튼튼하게 하고
뭉친 어혈을 풀어 주는

쇠무릎 牛膝

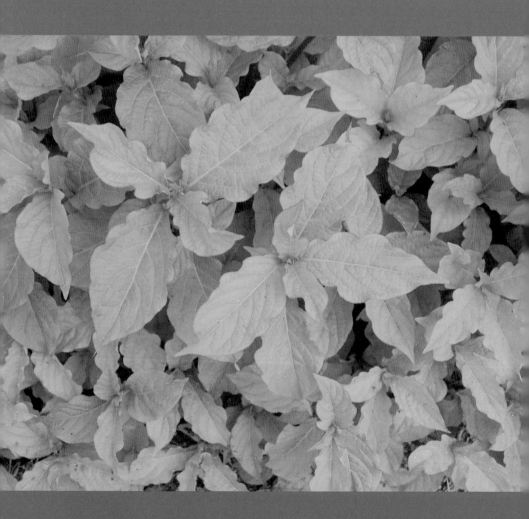

옛날 중국 하남성(河南省)에 약용식물을 활용하여 뼈와 근육을 강하게 하고 간장병과 신장병을 치료하는 명의가 있었다. 수많은 사람들이 명의를 찾아와 의술을 배운 뒤 여러 곳에서 활동하고 있었다. 명의는 나이가 들자 올바른 제자에게 모든 것을 전수해 주기로 하고 제자들의 집에서 며칠씩 묵으면서 제자들의 본심을 시험해 보기로 했다.

대부분의 제자들이 늙은 스승의 남루한 옷차림과 재산이 없는 것을 알게 된 뒤부터는 스승을 냉대하고 무시했다. 그러나 유독 제일 어린 제자 한 명이 스승의 외모에 개의치 않고 온갖 정성을 다해 진심으로 모시는 것이었다. 명의는 이 제자에게 그 동안 연구했던 수많은 비방을 알려주었다. 이 제자 또한 후에 스승처럼 존경받는 명의가 되었는데 이 일화에 나오는 식물이 바로 쇠무릎이다.

쇠무릎은 비름과의 여러해살이풀로 중국, 일본, 열대지방에 20여 종이 분포하고 있다. 우리나라에는 1종이 자생하고 있다. 전국 산지의 숲속이나 들녘, 길가, 밭, 집 주변에서 흔히 볼 수 있어 잡초로 혼동하기도 한다.

쇠무릎은 50cm~1m 정도로 자란다. 긴 타원형 잎은 줄기 마디 부분에 서로 마주하고 자라는데 양끝이 좁고 약간의 털이 있다. 네모진 원줄기에서 많은 가지가 나오며 수염 모양의 흰 뿌리는 반투명하다. 퉁퉁한 마디는 볼록하고 자주색이다. 여름에 꽃대에서 벼이삭 모양의 녹색 꽃이 피고 가을에 열매가 달린다. 열매는 긴 타원형의 포과(胞果, 얇은 주머니 모양의 열매)로 꽃받침에 싸여 있고 종자가

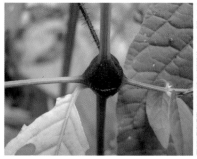
쇠무릎 줄기

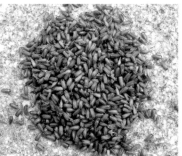
쇠무릎 씨앗

1개 들어 있다. 씨앗은 사람의 옷이나 동물의 털에 달라붙어 먼 곳까지 퍼져나간다.

쇠무릎은 줄기가 소의 무릎과 비슷하여 우슬(牛膝), 소의 다리처럼 생겨서 우경(牛莖), 학의 무릎 같다고 하여 학슬(鶴膝), 뼈를 붙이는 풀이라 하여 접골초(接骨草), 정력이 백배나 강해진다고 해서 백배(百倍), 쇠물팍, 쇠무릎풀, 쇠무릎지기, 고장근(苦杖根), 대절채(對節菜), 계교골(鷄膠骨), 회우슬(懷牛膝), 홍우슬(洪牛膝), 산현채, 마청초, 우실, 우슬파 등 다양한 이름으로 불리운다.

쇠무릎에는 식물호르몬의 일종인 엑디스테론(ecdysterone), 이노코스테론(inokosterone), 사포닌(saponin), 아스파라긴산(aspartic acid), 올레아놀산(oleanol acid), 호박산(succinic acid), 칼륨염 등의 성분이 함유되어 있다.

쇠무릎은 신장과 간장의 기능을 보해 근육과 뼈를 튼튼하게 해준다. 자궁수축을 증강시켜 자궁의 흥분작용을 도우며 진통작용이 강해 노인성 무릎, 관절, 허리 통증을 개선한다. 심장기능을 강화하여 혈액순환을 촉진한다. 임상실험에서 항균, 이뇨, 혈당강하, 간 기능 개선, 콜레스테롤 수치를 떨어뜨리는 작용이 입증되었다.

쇠무릎은 우리 선조들이 식용, 약용으로 활용해 왔는데 이른 봄 어린잎을 살짝 데쳐 무쳐 먹거나 밥을 지을 때 위에 얹어 쪄서 먹었던 나물일 뿐만 아니라 간장과 신장을 강하게 하여 뼈를 튼튼하게 하는 약용식물이다.

한방에서는 쇠무릎 뿌리[우슬(牛膝)]를 약재로 쓰고, 혈액순환을 좋게 하고 뭉친 어혈을 풀어주는 활혈거어약(活血祛瘀藥)으로 분류한다. 맛은 쓰고 시며 성질은 평하다. 우리 몸의 간장과 신장을 이롭게 하는 약재이다. 쇠무릎은 뿌리 외에 잎, 줄기, 열매도 약재로 쓸 수 있다. 어린잎은 이른 봄에 채취하여 끓는 물에 살짝 데쳐 나물로 무쳐 먹는다.

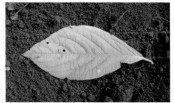
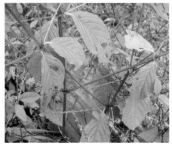
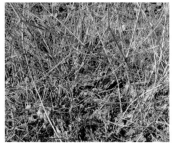

봄부터 여름까지는 지상부를 채취해서 잘게 썰어 말려 달여 마시거나 가루 내어 환을 지어 먹는다. 지상부와 뿌리를 설탕과 1 : 1 비율로 재어 3개월 동안 숙성시키면 발효액이 된다.

쇠무릎 잎(위), 가을(가운데), 겨울(아래)

뿌리는 가을부터 이듬해 봄까지 채취해서 그대로 35도술에 담가 3개월이 지난 뒤 건더기를 버리면 우슬주(牛膝酒)가 된다. 뿌리를 진하게 달여 우려낸 물에 엿기름을 넣어 식혜, 조청을 만들어 먹어도 된다.

뿌리를 약재로 사용할 때는 진분홍색의 노두 부분 아래에 있는 뿌리를 3~5cm 정도로 잘라 말려 써야 한다. 한방에서는 우슬의 효능을 증강시키기 위해 주자법(酒炙法)이라는 포제법(炮製法)을 쓴다. 청주 또는 막걸리를 1일간 그대로 두었다가 윗부분의 맑은 청주를 스프레이에 넣고 건조한 뿌리[우슬]에 뿌린다. 2~4시간 정도 지나면 청주가 뿌리에 스며들어 축축해 지는데 이것을 프라이팬에 올려 겉이 노릇노릇하게 볶는다. 이렇게 볶은 쇠무릎 뿌리를 주우슬(酒牛膝)이라고 하는데 그냥 쓰는 것보다 혈액순환을 좋게 하고 뭉친 어혈을 풀어주는 효능이 증강한다.

《동의보감》에는 쇠무릎에 대해 "성질은 평하고 맛은 시고 쓰며 독이 없다. 한습(寒濕)으로 위증(痿證)*과 비증(痹證)이 생겨 무릎이 아파서 굽혔다 폈다 하지 못하는 것과 남자의 음소증(陰消證, 당뇨병), 노인이 오줌 나오는 것을 참지 못하는 것 등을 치료한다. 골수를 보충하고 음기(陰氣, 陽氣의 반대 기운)를 잘 통하게 하며 머리털이 희지

---

*위증(痿證) : 신체의 근맥(筋脈)이 이완되고 팔다리의 피부와 근육이 위축되면서 약해져 마음대로 움직이지 못하는 것이다. 비증(痹證)은 육위(肉痿)라고도 하는데 입이 마르고 피부가 저리면서 감각이 없다가 심하면 팔다리를 마음대로 쓰지 못하는 질병이다.

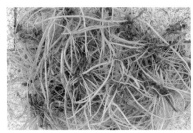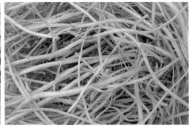

쇠무릎 뿌리를 깨끗이 씻어(왼쪽) 붉은색의 노두를 제거한 쇠무릎(오른쪽)

않게 하고 음위(陰痿, 발기부전)와 허리, 등뼈가 아픈 것을 낫게 한다. 또한 강제로 유산을 시키거나 월경을 통하게 한다."라고 쓰여 있다.

《의학입문(醫學入門)》에는 "12경맥을 도와주며 피를 잘 만들어 돌게 하는데 모든 약 기운을 이끌어 허리와 넓적다리로 내려가게 한다. 허리나 다리가 아픈 병에는 반드시 이 약을 써야 한다."라고 기록되어 있다.

《향약집성방(鄕藥集成方)》에는 "어혈이 뭉치면서 관절통증이 심할 때는 생것을 그대로 말려 쓰고 나이가 많아 뼈와 근육의 힘이 약해져서 생긴 신경통, 요통에는 술에 담갔다가 쪄서 말리면 효과가 더 좋다."라고 쓰여 있다.

쇠무릎은 밭이나 논둑 등 척박한 곳을 가리지 않고 무리 지어 자란다. 가을이 되면 열매가 지나가는 사람의 옷자락에 붙어 잘 떨어지지 않아 고약한 풀로만 생각하는 사람도 있을 것이다. 하지만 쇠무릎은 신경통, 요통, 관절염 등 각종 뼈질환에 잘 듣는 약용식물이다. 높이 500~800m의 산속에서도 군락을 이루고 자라기도 하므로 오염된 인가 주변이나 밭이 아닌 깨끗한 환경에서 자란 것을 채취하여 약재로 활용하면 좋은 효과를 볼 수 있다.

　군이 재배를 하고자 하면 가을에 씨가 익었을 때 줄기 밑동을 베어 말려 씨를 털어놓았다가 이듬해 봄에 부식질이 많고 햇볕이 잘 드는 양지바른 곳에 뿌리면 새순이 올라온다. 쇠무릎은 활혈작용이 강하므로 생리할 때 피가 덩어리째 나오는 여성이나 임산부는 복용하지 않도록 주의한다.

■ 쇠무릎으로 질병 치료하기

퇴행성관절염 등 뼈질환

쇠무릎은 간장과 신장을 보해 근육과 뼈를 튼튼하게 한다. 다리와 무릎이 붓고 아픈 풍습성관절염, 류머티즘관절염, 퇴행성관절염, 신경통, 근육통, 타박상, 학슬풍(鶴膝風)*에 좋다. 1일 뿌리 20~30g을 달여 먹거나 가루 내어 1일 3회 3~5g을 복용한다. 술로 포제한 주우슬을 쓰면 더 좋다.

　쇠무릎 뿌리와 독활 뿌리 10~20g을 함께 달여 식전에 복용하거나 쇠

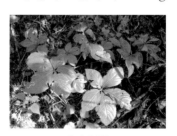

오가피나무

-----

*학슬풍 : 무릎관절이 아프고, 붓지만 다리에 살이 여위어 마치 학의 다리처럼 가늘어지는 질환이다.

무릎 뿌리와 오가피나무 줄기나 뿌리 20g을 함께 달여 1일 3회 공복에 먹으면 더 좋다.

풍습사(風濕邪)로 인한 사지마비 및 하반신 무력증

쇠무릎은 풍사와 습사가 침입하여 무릎과 허리가 시리고 아파 폈다 굽혔다를 하지 못할 때, 사지마비, 하반신 무력증에 좋다. 1일 뿌리 20~30g을 달여 먹거나 가루 내어 1일 3회 3~5g을 복용한다. 쇠무릎 뿌리와 토사자(새삼 열매) 각 40g을 술에 1일 정도 담갔다가 햇볕에 말려 가루 내어 환을 지어 1일 3회 20~30알을 복용한다. 뿌리로 담근 술이나 진하게 달인 물로 식혜나 조청을 만들어 먹는다.

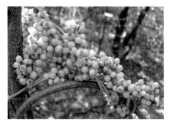

새삼

당뇨병 및 갑상선기능 항진증

쇠무릎은 당뇨병으로 기력이 쇠약하거나 갈증이 심하고 몸이 야위면서 소변이 자주 마려울 때, 갑상선기능 항진증에 좋다. 뿌리로 환을 지어 1일 3회 30알을 복용한다.

고혈압으로 인한 두통과 어지럼증

쇠무릎은 혈액순환을 활발하게 하여 혈압을 떨어뜨린다. 고혈압으로 생긴 두통과 어지럼증, 눈앞에 별이 아른거리는 증상에 좋다. 1일 주우슬 10~20g을 달여 음용한다.

발기부전 등 성 기능 강화

쇠무릎은 신장의 기능을 강화시켜 뼈를 튼튼하게 해줄 뿐만 아니라 정기가 빠져나가지 않도록 해 준다. 나이가 많지 않음에도 발기가 잘되지 않거나 발기가 되더라도 힘이 없는 발기부전에 좋다. 1일 뿌리 10~20g을 달여 먹는다. 《본초강목》에는 여성이 처음 성생활을 한 다음부터 음부가 계속 아프면 뿌리 80g을 술에 달여 먹으라고 적혀 있다.

소변불통 및 요로결석

쇠무릎은 이뇨작용이 우수하여 오줌을 눌 때 소변 줄기가 가늘고 소변량이 적으면서 시원스럽게 나오지 않거나 음경 속이 아플 때, 요로결석에 좋다. 1일 주우슬 20~40g을 달여 복용한다.

여성의 생리질환 및 산후 부종

쇠무릎은 혈액순환이 잘되지 않고 기혈이 고르지 못해 생기는 생리통, 월경불순, 무월경 등 여성의 생리질환, 산후에 어혈이 뭉쳐 있고 복통이 심할 때, 출산 후 태반이 잘 나오지 않을 때나 산후에 얼굴이나 손발이 붓고 푸석푸석할 때 좋다. 주우슬로 환을 만들어 1일 3회 20~30알을 복용한다.

자궁출혈 등 출혈성질환

쇠무릎은 지혈작용이 있어 자궁출혈, 토혈, 코피가 멈추지 않을 때 좋다. 1일 뿌리 30~40g을 달여 먹는다.

기타

쇠무릎은 종기나 부스럼, 치통, 흰머리가 보이기 시작할 때, 소아
야뇨증, 중이염 등 염증성질환 등에 좋다.

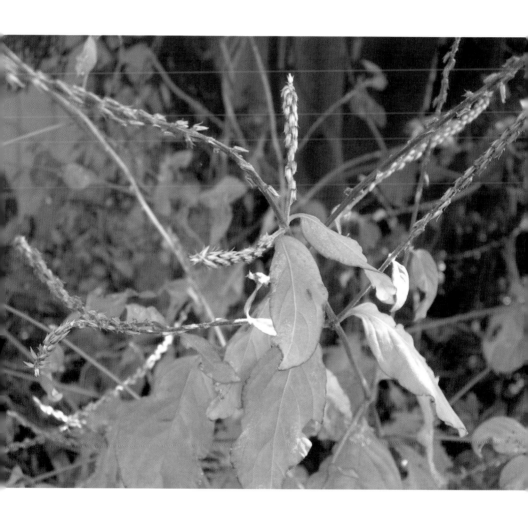

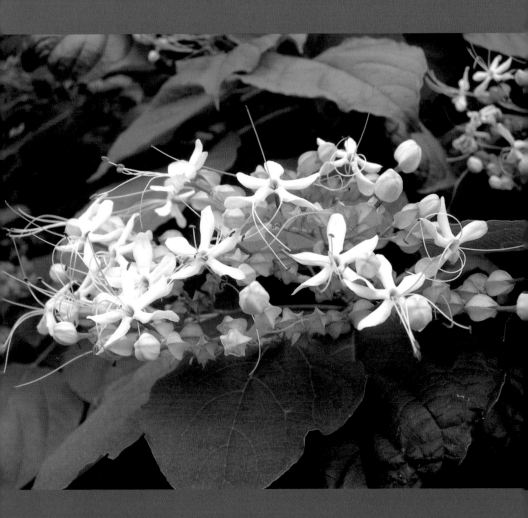

14

관절염을 치료하고
피부질환에 좋은

누리장나무 臭梧桐

오랜 옛날 신분제도가 엄격하던 시절, 어느 마을에 잘 생기고 똑똑한 백정의 아들이 살고 있었다. 이 아들은 옆 마을의 양가집 규수를 흠모하고 있었으나 신분이 달라 말 한 번 걸어 보지 못하고 가슴앓이만 하면서 틈만 나면 처녀의 얼굴을 보기 위해 집 주위를 서성거렸다. 그러던 어느 날 수상한 청년으로 몰려 관가에 끌려가 모진 매를 맞고 죽게 되었다. 백정 부부는 불쌍한 아들을 처녀의 집이 보이는 양지바른 길가에 묻어 주었다.

　　이 소식을 접한 양가집 처녀가 겨울에 총각의 무덤 곁을 지나게 되었는데 갑자기 발이 얼어붙어 죽고 말았다. 마을 사람들은 두 사람이 못다 한 사랑을 저승에서 풀 수 있도록 합장해 주었다. 그 이듬해 무덤 주변에 한 그루의 나무가 자라났는데 냄새가 지독하게 나자 누린내가 나는 나무, 백정의 아들 혼이 깃든 나무라 하여 백정의 나무라고 불렀다고 한다. 이 일화에 등장하는 나무가 바로 누리장나무이다.

　　누리장나무는 한여름 숲속을 거닐다보면 누린내가 물씬 풍겨 가던 발걸음을 멈추고 주변을 둘러보게 만든다. 얼마나 지독한지 몇 미터 떨어져 있어도 냄새가 나는데 자세히 살펴보면 꽃술을 길게 내민 하얀 꽃들이 무더기로 피어 있고 벌과 나비, 곤충들이 곁을 떠나지 않는다. 뜨거운 폭염 아래 온 산야가 온통 초록색으로 물들어 있지만 이에 아랑곳하지 않고 청순하고 깨끗한 흰 꽃을 피우고 있다. 시원스럽게 큰 잎은 벌레들이 무척 좋아해 여기저기 갉아먹어 구멍이 숭숭 뚫려 있기도 하다.

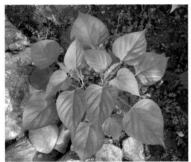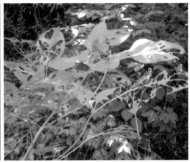

꽃술을 길게 내민 누리장나무   벌레가 갉아먹어 구멍이 숭숭 뚫린 누리장나무 잎

누리장나무는 마편초과의 갈잎 떨기나무로 일본, 중국 등 전 세계에 100여 종이 분포한다. 우리나라에는 가지와 잎에 갈색 털이 빽빽이 나 있는 털누리장나무, 꽃받침이 좁고 긴 거문누리장나무(섬누리장나무)가 있다.

누리장나무는 산기슭, 골짜기의 비옥한 곳, 계곡 주변, 햇볕이 잘 드는 바닷가에 많이 자란다. 옆으로 쭉쭉 뻗은 가지에 잎이 무성하게 달리고 5m 이상 자라기도 해 눈에 잘 띈다. 8월에 핀 흰 꽃이 지면서 시간이 흐를수록 꽃받침은 빨간색으로 변하고 가을에 남색의 열매가 앙증맞게 달려 있어 보는 이로 하여금 즐거움을 한층 더하게 하는 나무이다.

누리장나무는 누린내가 난다고 하여 누린내나무, 구린내나무, 오동나무를 닮았지만 냄새가 난다고 하여 취오동(臭梧桐), 취목(臭木), 향추(香楸), 누른나무, 누리개나무, 누루대나무, 개똥나무, 개낭나무, 개똥낭나무, 개나무, 구릿대나무, 깨타리나무, 노나무, 이라리나무, 저나무 등 다양한 이름으로 불리운다.

누리장나무의 어린 가지와 잎을 취오동(臭梧桐), 해주상산(海洲常山), 해동(海桐), 눈엽상산(嫩葉常山), 꽃은 취오동화(臭梧桐花), 과실은 취오동자(臭梧桐子), 암동자(岩桐子), 뿌리를 짓찧어서 만든 끈적끈적한 즙은 토아위(土阿魏)라고 한다.

누리장나무에는 알카로이드(alkaloid), 클레로덴드린(clerodendrin) 등의 성분이 함유되어 있다. 누리장나무는 근육과 뼈를 튼튼하게 하고 혈액순환을 좋게 하여 혈압을 낮춘다. 우리 몸의 풍습사(風濕邪)를 없애주고 통증을 멈추게 한다.

《본초강목》에는 누리장나무에 대해 "아장풍(鵝掌風, 손바닥에 생기는 피부병으로 흰 껍질이 벗겨져 쌓여 거위 발바닥처럼 생기는 질병)과 모든 부스럼, 옴을 제거한다. 습열로 인해 오랫동안 다리가 부어 걷지 못하는 것을 치료한다. 학질과 가슴에 가래가 엉킨 것을 삭이며, 모든 풍습과 사지맥락이 막히고 통하지 않는 것을 풀어준다."라고 기록되어 있다.

누리장나무는 여느 식물과 달리 어린 새싹이 나올 때부터 잎에서 누린내가 난다. 잎의 뒷면을 확대경으로 살펴보면 수백 개의 구멍에서 분비액이 흘러나오는 것을 확인할 수 있는데, 바로 이 분비액이 특유의 냄새를 풍긴다. 줄기와 꽃, 뿌리에서도 누린내가 난다. 우리 조상들은 어린잎을 살짝 데쳐 찬물로 누린내를 우려낸 뒤 나물로 먹었다. 가을에 날리는 남색 열매는 염료로 사용하거나 열매즙은 글씨를 쓰는 먹물 또는 그림을 그리는 천연물감으로 활용했다.

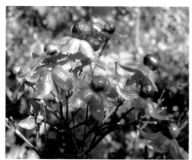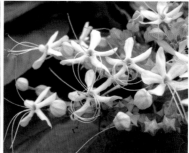

누리장나무 열매(왼쪽)와 꽃(오른쪽)

한방에서는 누리장나무의 어린가지와 잎[취오동(臭梧桐)]을 약재
로 쓰고, 우리 몸의 풍사(風邪)와 습사(濕邪)를 제거해 주는 거풍습
약(祛風濕藥) 중 서근활락약(舒筋活絡藥)으로 분류한다. 맛은 맵고
쓰고 달며 성질은 서늘하다. 우리 몸의 간장을 이롭게 하는 약재이
다. 누리장나무는 어린가지와 잎 외에 줄기, 뿌리, 열매, 꽃도 쓸 수
있다.

어린잎은 꽃이 피면 약효가 점점 없어지므로 피기 전에 따서 살짝
덖어 차로 달여 마신다. 큰 잎은 장아찌를 담가 먹어도 된다. 잔가지
와 줄기는 가을부터 이듬해 봄까지 채취하여 잘게 썰어 말린다.

꽃은 꽃봉오리가 맺혔을 때 따서 말려 쓴다. 뿌리는 옆으로 뻗어
나가고 실뿌리가 많이 달려 있는데, 굵은 뿌리일 경우 뿌리껍질을,
굵지 않으면 뿌리째 말려 잘게 썰어 사용한다.

누리장나무에는 탄닌(tannin) 성분이 있어 떫은맛이 있고, 생잎은
누린내가 많이 나므로 감초를 몇 조각 넣고 달이거나 끓일 때 뚜껑
을 열어 놓으면 누린내가 상당히 감소된다. 잎과 줄기는 황색 물이

우러나오고 쓴데, 뿌리는
갈색 물이 우러나오고 쓴
맛도 덜하다. 누리장나무
는 누린내가 나고 쓴맛도
강하므로 처음에는 적은
양을 복용하다가 서서히
적응되면 복용량을 늘리는
것이 좋다.

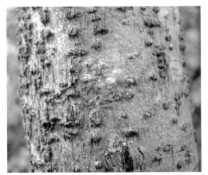

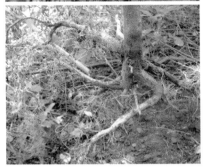

누리장나무 수피(위)와 뿌리(아래)

　다만 누리장나무는 약성
이 순해 장복을 해야 좋은
효과를 볼 수 있다. 장복하
면 체질에 따라 속이 메스
껍거나 소화불량, 변비, 구
토, 몸이 마르는 현상이 나타날 수 있다.

　누리장나무는 내한성과 공해성이 강하고 한번 뿌리를 내리면 어
느 환경이든 잘 적응하는 나무이다. 생장 속도가 빠르고 바위틈 등
척박한 곳에서도 잘 자란다.

　잎이 무성하고 무리 지어 피는 흰 꽃과 빨간 꽃받침, 남색 열매가
아름다워 정원수나 관상수로도 손색이 없다. 그런데 각별히 신경
써야 할 것은 사람이 자주 왕래하는 대문 등 출입문 부근, 안방 등
침실 가까운 곳에는 심지 않는 것이 좋다. 왜냐하면 누리장나무는
봄부터 가을까지 식물 전체에서 누린내가 나기 때문이다. 건드리

지 않아도 냄새가 나는데 이 냄새를 싫어하는 사람은 나중에 뽑아 버리고 만다. 밭과 밭 사이 경계면, 울타리, 유휴시 한쪽 빈 공간 등에 심어 볼 것을 권장한다.

■ 누리장나무로 질병 치료하기

풍습사로 인한 류머티즘관절염 등 뼈질환

누리장나무는 우리 몸에 침입한 풍습사(風濕邪)*를 제거하고 염증을 해소시켜 준다. 류머티즘관절염으로 인한 사지마비, 손발마비, 중풍으로 말을 잘 하지 못할 때, 근육통, 나무나 돌에 부딪혀 피멍이 들었을 때, 안면 신경마비에 좋다.

봄과 여름에 싱싱한 잎을 따서 말려 1일 15~30g을 달여 먹거나 가루 내어 1일 3회 2.5g을 복용한다. 진득찰[희렴(稀簽)] 전초를 채취하여 1일 9~15g을 함께 달여 복용하면 더 좋다.

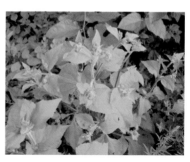

진득찰

---

*풍습사 : 풍사(風邪, 바람으로 생긴 병)와 습사(濕邪, 습해서 생긴 병)로 인해 생긴 질병이다. 관절이 쑤시기 때문에 굽혔다 펴기를 할 수 없고, 아픈 곳을 만지면 더 아프고 팔다리를 쓰지 못하거나 언어장애, 반신불수, 안면 신경마비 같은 질병을 유발한다.

피부가려움증 등 피부질환

누리장나무는 옴, 습진, 무좀 등 피부질환에 좋다. 봄부터 가을까지 잎을 채취하여 건조시켜 1일 10~20g을 달여 먹거나 생잎 40~60g 을 진하게 달여 환부에 바른다. 팔 다리 등 피부가 가려워 잠 못 이루는 피부가려움증에는 뱀딸 기 전초(잎, 줄기, 열매)를 채취하 여 30~40g을 푹 달여 그 물을 바른다.

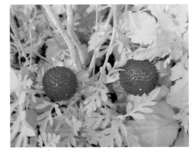
뱀딸기

고혈압 등 혈관질환

누리장나무는 혈관을 확장하여 혈액순환을 좋게 하고 콜레스테롤 수치를 떨어뜨려 준다. 고혈압으로 인한 두통, 눈에서 꽃이나 별 등 이 보일 때, 동맥경화에 좋다. 1일 잔가지와 잎 40g을 달여 먹거나 잎으로 환을 만들어 1일 10~20알을 복용한다.

협심증 등 심장질환

누리장나무는 혈액순환을 좋게 하고 모세혈관을 튼튼하게 한다. 심장 기능을 강화해 주므로 협심증 등 심장병 예방과 치료에 좋 다. 1일 잔가지와 잎 40g을 달여 먹거나 잎으로 환을 만들어 1일 10~20일을 복용한다.

만성기관지염 등 염증성질환

누리장나무는 항염증작용이 강해 만성기관지염, 축농증, 중이염, 위염 등 염증성질환에 좋다. 싱싱한 잎은 1일 150g, 건조한 잔가지와 잎은 1일 40g을 달여 먹는다. 잎으로 환을 만들어 1일 3회 10~20알을 복용한다. 축농증이나 비염이 심할 때는 도꼬마리 열매(창이자)을 살짝 볶아 가루 내어 물에 타서 수시로 콧속을 씻어 주고 잎과 줄기를 함께 달여 복용한다.

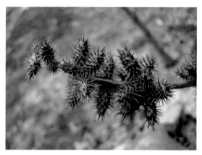
도꼬마리

학질(瘧疾, 말라리아)

과거 일제 식민지 시대에는 무덥고 습한 여름철과 초가을에 매년 전국적으로 학질(학질모기에 의해 생기는 전염병으로 오한과 전율, 발열이 엇바뀌면서 주기적으로 발작을 일으키는 증상)이 유행하여 많은 사람들이 목숨을 잃은 적이 있었다. 학질은 해방 이후 우리나라에서는 없어진 질병 중의 하나였으나, 최근 휴전선 주변과 일부 남부지방에서 발생하고 있고, 아프리카 등 열대 우림 지역을 방문하거나 거주하는 사람들이 늘면서 심심찮게 감염환자가 발생하고 있다. 1일 잔가지와 잎 40g을 달여 먹거나 잎으로 환을 만들어 1일 3회 10~20알을 복용한다.

기타

누리장나무는 부스럼, 이질, 신경통, 종기, 신체가 허약하여 정신이
불안정한 사람 등에 좋다.

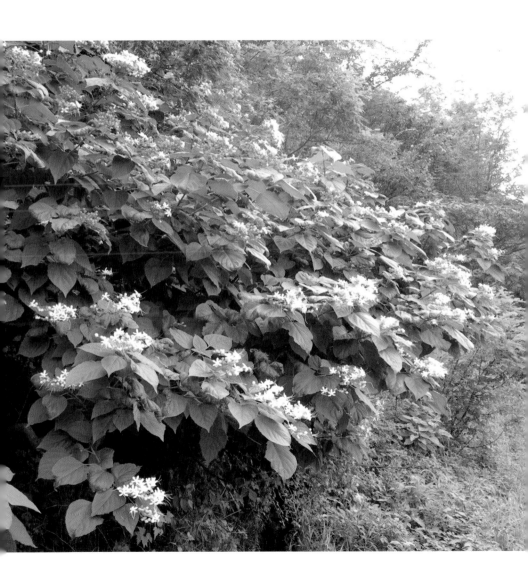

성 기능을 강화시켜 주고
갱년기질환에 좋은

삼지구엽초 淫羊藿

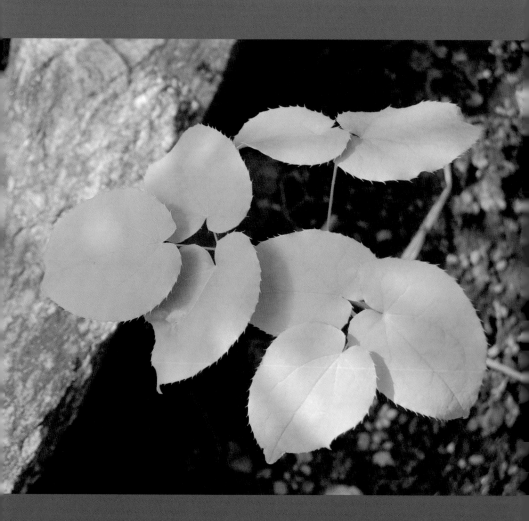

옛날 중국 사천(四川) 지역에 양치기 노인이 산속에서 양 수백 마리를 기르며 살았다. 어느 날 산중턱에 올라 가만히 보니 숫양 한 마리가 100여 마리의 암양과 교접 후 기진맥진해 지면 비틀거리며 숲속으로 들어가는 것을 목격한다. 숲속에서 나온 숫양은 들어갈 때와 달리 원기가 왕성해져 또 다시 암양과 교접을 하였다. 참으로 이상한 생각이 든 노인은 숫양의 뒤를 따라 가보니 기력을 탕진한 숫양이 이름 모르는 풀을 뜯어 먹었다.

노인은 숫양이 먹는 풀이니 사람이 먹어도 되겠다는 생각에 이 풀을 뜯어 가지고 집으로 돌아와 열심히 끓여 먹었다. 이 풀을 계속 달여 먹자 서서히 원기가 왕성해 지고, 얼마 되지 않아 양치기 노인은 평소 짚고 다니던 지팡이를 버릴 정도로 힘이 넘쳐났다. 이후 노인은 새장가를 들어 자식까지 보았다고 한다. 이 일화에 등장하는 식물이 바로 삼지구엽초이다.

삼지구엽초는 매자나무과의 여러해살이풀로 북한, 러시아, 중국 등지에 분포하고 있다. 우리나라는 지리산 부근과 중부 이북인 경기도와 강원도에 자생한다. 햇볕이 적은 산지의 나무 그늘 아래나 산기슭의 숲속에 무리 지어 자란다. 30~50cm 정도로 자란다.

새의 다리처럼 가늘고 긴 줄기 윗부분에서 3개의 잎자루가 연속으로 갈라져 9개의 달걀 모양의 잎이 달리는데 끝은 뾰족하고 가장자리에 잔 톱니가 있다. 5월에 줄기 아래에서 노란색을 띤 흰 꽃이 피나 가끔 분홍색 꽃도 발견된다. 꽃이 지면 원기둥 모양의 열매가 달린다. 뿌리는 옆으로 누워 뻗으면서 자라는데 잔뿌리가 많이 달리고, 오래된 뿌리줄기 마디에서 새순이 올라온다.

삼지구엽초는 글자 그대로 3개의 가지에 9개의 잎이 달려 삼지구엽초(三枝九葉草), 음탕한 양이 먹는 콩잎처럼 생긴 풀이라 하여 음양곽(淫羊藿), 양치기 노인이 지팡이를 버렸다고 해서 방장초(放杖草), 방송초, 기장초, 선령비(仙靈脾), 강전(剛前), 팔파리, 천량금(天兩金), 정초, 건계근, 가승마, 닻꽃 등 다양한 이름으로 불리운다.

삼지구엽초는 예로부터 정력을 강화하고 음위(발기부전)를 치료하며, 불임증을 고치고 치매를 예방하는 약용식물로 이름이 높다. 특히 삼지구엽초로 담근 선령비주는 으뜸가는 강정술로 꼽았다.

조선시대 임금들과 중국의 황제들이 사용했던 궁중의 회춘 비방약에는 반드시 삼지구엽초가 들어간다. 중국의 등소평도 생전에 백두산에서 자생하는 삼지구엽초 술을 반주로 즐겨 마셨다고 한다.

삼지구엽초에는 퀘르세틴(quercetin), 에피메딘(epimedin), 이카리인(icariin), 베타시토스테롤(β-sitosterol) 등의 성분이 함유되어 있다. 삼지구엽초는 혈액순환을 좋게 하고 말초혈관을 확장하여 혈액이 음경해면체에 충분히 공급되도록 촉진함으로써 발기가 잘되게 하면서 정액량도 풍부하게 한다. 동물실험에서 거세한 흰쥐나 개의 정낭을 크게 하고 수탉의 벼슬을 자라게 하는 것이 입증되었다.

《동의보감》에는 삼지구엽초에 대해 "성질은 따뜻하고 맛은 매우며 독이 없다. 남자의 양기(陽氣)가 끊어져 음경이 일어나지 않거나 여자의 음기(陰氣)가 소모되어 아이를 낳지 못하는데 쓴다. 음위증과 음경 속이 아픈 것을 낫게 한다. 남자가 오래 먹으면 자식을 낳

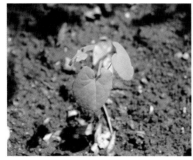
삼지구엽초 잎

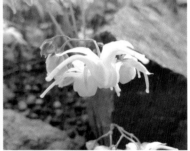
삼지구엽초 꽃

게 할 수 있다."라고 기록되어 있다.

《본초강목》에는 "삼지구엽초를 먹으면 성욕이 강해진다. 양(羊)이 여러 번 교미하는 것은 이 풀을 먹기 때문이다. 잘게 썰어 말려 사용한다."라고 적혀 있다.

《조선동약총서》에는 삼지구엽초를 생지황즙에 불리면 약성이 강해지고 술에 씻으면 효과가 빠르며, 강장 효능을 높이려면 양유(羊油, 양기름)를, 기(氣)와 비위(脾胃)를 보충하려면 기러기기름을 섞어 쓰도록 쓰여 있다.

한방에서는 삼지구엽초의 지상부[음양곽(淫羊藿)]를 약재로 쓰고, 우리 몸의 부족한 것을 보태주고 자양하는 보익약(補益藥) 중 양기를 보충해 주는 보양약(補陽藥)으로 분류한다. 맛은 맵고 달며 성질은 따뜻하다. 우리 몸의 간장과 신장을 이롭게 하는 약재이다.

삼지구엽초는 잎, 줄기, 뿌리, 꽃 등 전초를 쓰는데 봄부터 가을까지 채취하여 말린 뒤 차로 날여 먹거나 가루 내어 환을 지어 먹는다. 줄기와 잎을 설탕과 1 : 1 비율로 재어 발효액을 만들어 복용한다. 전초를 35도 술에 담갔다가 3개월이 지난 뒤 건더기를 버린다. 잎은 생으로 먹거나 고추장, 쌈장, 삼겹살에 싸서 먹으면 맛과 향이 일품이다. 닭이나 오리를 삶을 때 잎 몇 개를 넣으면 냄새가 나지 않는다.

끓인 물은 다갈색으로 쌉쌀하면서도 약간 쓰지만 며칠만 지나면 변해 버리는 보리차 등 일반 차와 달리 1주일이 지나도 변하지 않는다. 끓인 물을 수제비, 칼국수, 곰탕, 라면 등 각종 요리에 물 대신 넣으면 훌륭한 보양식이 된다. 하트 모양의 잎은 부침이나 튀김을 해서 먹어도 되고 흰떡이나 송편에 붙이면 모양이 좋아 보기도 아름답다.

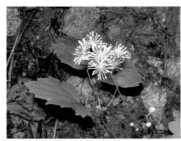
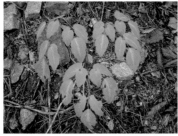
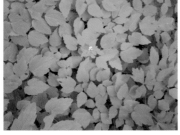

연잎꿩의다리(위)와 꿩의다리(가운데)
무리 지어 자생하고 있는 꿩의다리(아래)

요즘 시중에 판매되는 삼지구엽초는 대부분 중국이나 북한에서 수입된 것으로 약효가 약하다. 일부 몰지각한 사람들은 삼지구엽초와 흡사한 꿩의다리를 말려 삼지구엽초라고 속여 팔기도 한다고 한다.

개삼지구엽초라 불리는 꿩의다리는 유독 성분이 들어

있어 장복하면 목숨을 잃을 수도 있다. 삼지구엽초 잎은 가장자리에 잔 톱니가 촘촘히 나 있지만, 꿩의다리는 톱니가 없다. 특히 잎을 잘게 썰어 놓은 것은 전문가도 쉽게 구별할 수 없지만 삼지구엽초의 마른 잎은 조금만 만져도 쉽게 바스러진다. 줄기와 잎을 그대로 건조한 것을 구입하되 잎 가장자리에 톱니가 있고, 만져 보아 잎이 잘 바스러지는 것을 구입한다.

삼지구엽초는 성 기능을 강화하고 정력을 좋게 하는 것으로 알려지면서 전국의 자생지에서 뿌리째 뽑히고 무분별하게 채취되는 수난과 고초를 당해 개체수가 점점 감소하고 있다. 최근 삼지구엽초에 대한 자생지 보호와 증식법 개발로 일부 지역에서는 대량 재배를 하고 있고, 종묘상이나 식물원에서 씨앗이나 모종을 쉽게 구할 수 있다.

삼지구엽초는 인삼처럼 햇볕을 싫어하고 바람이 잘 통하면서 그늘진 곳을 좋아하기 때문에 집 주변 그늘진 곳에 몇 포기 심어 놓고 그늘막을 해 주면 이듬해 여러 포기로 증식이 된다. 가을이나 봄에 옆으로 길게 뻗은 뿌리를 채취해서 포기나누기를 해도 된다. 씨앗은 크기가 작고 발아율이 낮은 편이지만 습도를 잘 조절하면 발아가 된다. 삼지구엽초는 약용, 관상·원예용으로도 손색이 없을 뿐만 아니라 막걸리, 자, 음료 등 건강식품으로 개발할 필요가

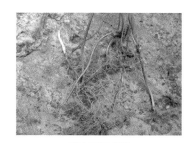

삼지구엽초 뿌리

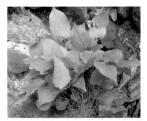

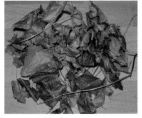

삼지구엽초 잎(위)을
그대로 말린 것(아래)

있는 부가가치가 높은 식물이다.

정력에 좋다면 전 세계 방방곡곡을 돌아다니면서 희귀 약재를 구해 먹기도 하고, 가짜 비아그라를 복용 후 부작용이 심해 고생을 한 사람들을 주위에서 많이 본다. 시간과 돈과 정력을 낭비하지 말고 우리 주변에서 쉽게 구할 수 있는 약용식물을 통해 얼마든지 더 좋은 효과를 볼 수 있을 것이다.

주의할 점은 위장이 약하거나 변비가 심한 사람은 장복하지 말고, 정력에 좋다고 한꺼번에 많은 양을 복용하면 신장이나 간장에 부담을 주고 어지럼증, 구토, 갈증, 코피가 날 수 있으므로 적은 양을 자주 복용한다. 잎이나 줄기를 20분 이상 끓이면 약효가 반감되므로 물이 끓을 때 넣어 10~20분 정도 달이는 것이 좋다.

■삼지구엽초로 질병 치료하기

발기부전 등 성 기능 강화

삼지구엽초는 간신(肝腎)을 보해 정기를 북돋우고 근육과 뼈를 튼튼하게 한다. 성 호르몬 분비를 촉진하고 성 신경을 자극·흥분시키는 작용이 강하다.

갱년기에 음낭 아래가 축축하고 손발이 차면서 발기가 잘되지 않거나 성행위를 지나치게 하여 허리가 아프고 머리카락이 빠지면서 다리에 힘이 없고 쉽게 피로를 느낄 때, 정액량이 줄어들고 사정 후 음경 주위에 통증이 오면서 고환이 위축되고 땀이 고일 때, 조루 증에 좋다. 잎과 줄기, 뿌리를 35도 술에 담가 취침 전 1~2잔씩 음용 하거나 1일 10~30g을 달여 먹는다. 전초를 가루 내어 환을 지어 1일 3회 10~20알을 복용한다.

자궁발육부전으로 인한 불임증 및 불감증

삼지구엽초는 남녀 모두 성 기능과 성적 흥분을 촉진시켜 성욕을 왕성하게 해준다. 여성의 경우 자궁발육부전, 자궁냉증으로 임신이 잘되지 않은 불임증, 불감증, 소변이 자주 마렵거나 잔뇨감(殘尿感)이 많을 때, 월경 주기가 일정하지 않은 사람에게 좋다. 1일 잎이나 줄기, 뿌리 10~30g을 달여 먹는다.

고지혈증, 고혈압 등 혈관질환

삼지구엽초는 관상동맥의 혈류량 증가 및 혈액순환 촉진작용이 강해 혈압을 지속적으로 떨어뜨린다. 고지혈증, 신경성·갱년기 고혈압, 뇌졸중 후 혈압이 오르면서 손발마비가 오려고 할 때, 심근경색 등 혈관질환에 좋다. 1일 잎과 줄기, 뿌리 10~30g을 달여 먹거나 환을 지어 1일 3회 10~20알을 복용한다.

몸이 퉁퉁 붓는 부종

삼지구엽초는 기운을 북돋워 오줌을 잘 나오게 하고 근골을 든든하게 한다. 얼굴, 팔, 다리가 퉁퉁 붓고 소변이 잘 나오지 않을 때는 1일 잎과 줄기, 뿌리 10~20g을 달여 먹는다. 그러나 많은 양을 복용하면 오히려 소변량이 줄 수 있으니 적정량을 초과하지 말아야 한다.

건망증 예방과 치료 및 허약체질 개선

삼지구엽초는 정신적, 육체적 활동 능력을 높여주고 대뇌를 자극시켜 두뇌활동을 활발하게 한다. 건망증 예방과 치료, 피로회복, 무기력증, 히스테리, 큰 병을 앓고 나서 몹시 쇠약해졌거나 허약체질, 치매 예방과 치료에 좋다. 1일 잎과 줄기, 뿌리 10~20g을 달여 복용하거나 발효액을 만들어 음용한다.

반신불수 및 구안와사

삼지구엽초는 풍습사(風濕邪)가 침입하여 생긴 사지냉증, 반신불수, 구안와사*, 소아마비, 중풍으로 인한 전신마비에 좋다. 1일 잎과 줄기, 뿌리 10~20g을 달여 복용한다.

＊구안와사(口眼喎斜) : 안면신경마비를 말하는데 입과 눈이 한쪽으로 삐뚤어지거나 쏠리는 병이다. 여름철 덥다고 찬 바위에 오래 누워 있거나 수술 후유증 등 여러 가지 원인으로 발병한다.

기침, 감기 및 기관지염

삼지구엽초는 온갖 균을 죽이는 항균, 소염·진통작용이 있고 기침을
멎게 하고 가래를 삭이므로 기침, 감기, 기관지염에 좋다. 1일 잎과 줄
기, 뿌리 10~20g을 달여 먹거나 가루 내어 1일 3회 3~5g을 먹는다.

기타

삼지구엽초는 당뇨병, 이명증, 면역력강화, 백혈구감소증, 식욕부
진 등에 좋다.

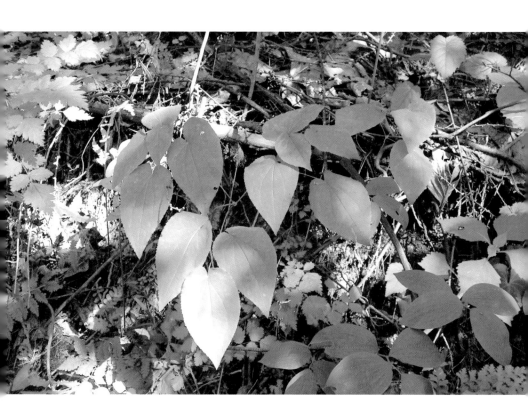

16

성 기능을 회복시켜
정력을 강화하는

복분자딸기 覆盆子

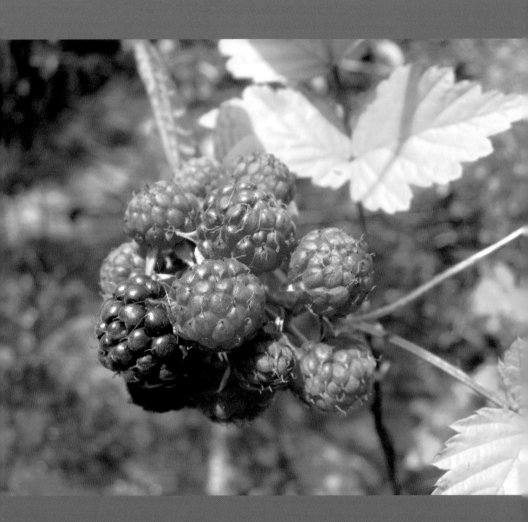

오랜 옛날 어느 마을에 금슬 좋은 부부가 살고 있었다. 어느 날 남편이 이웃 마을에 놀러 갔다가 돌아오던 중 산속에서 길을 잃어 버렸다. 길을 헤매던 남편은 덜 익은 산딸기로 배를 채우고 집으로 돌아왔다. 다음 날 아침 소변을 보는데 오줌 줄기가 너무 강해 요강이 뒤집어졌다고 한다.

또한 중국의 어떤 노부부는 나이 들어 자식 하나를 얻었는데 너무 병약하여 걱정이 태산 같았다. 그러던 중 산딸기를 많이 먹이면 된다는 말을 듣고 날마다 산딸기를 따다 부지런히 먹였다. 그러자 허약한 아들이 소변을 볼 때마다 요강을 뒤엎어 버릴 정도로 건강하고 힘센 청년으로 변했다고 한다. 이 일화에 등장하는 산딸기가 바로 복분자딸기이다.

복분자딸기는 장미과의 낙엽성관목으로 중국, 일본, 유럽 등 전 세계에 분포한다. 우리나라에는 5~6월 빨간 열매가 달리는 줄딸기, 곰딸기, 멍석딸기, 덩굴딸기, 한여름 까만 열매가 달리는 복분자 딸기 등 20여 종이 있다. 5~7개의 서로 어긋난 작은 잎은 달걀 또는 타원형인데 뾰족한 톱니 모양을 하고 있다. 줄기가 2~3m 높이로 길게 뻗어 자라는데 줄기 끝이 휘어져 땅에 닿기도 한다. 날카로운 가시가 줄기에 촘촘히 나 있고, 5~6월에 연한 분홍색 꽃이 핀다.

복분자딸기는 빨갛거나 노란 열매가 달리는 일반 산딸기와 달리 태양 빛이 가장 강한 7월 중순부터 8월초까지 새까만 열매가 둥근 공처럼 달리는 것으로 중부 이남에만 자생한다. 겨울철에는 줄기 겉 표면에 하얀 분가루가 묻어 있어 확연히 구별된다.

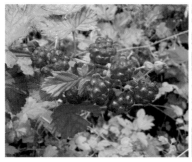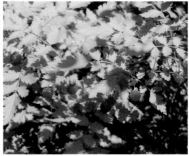

5~6월에 빨간 열매가 달리는 산딸기

복분자딸기 열매를 복분자(覆盆子)라고 부르는데 좁쌀만 한 작은 열매[자(子)] 20여 개가 뭉쳐 그릇[분(盆)]을 뒤 엎어[복(覆)] 놓은 형태처럼 보여 붙여진 이름이다. 지역에 따라 곰보딸기, 검정딸기, 음력 5월에 열매가 검 붉은색으로 익어 오표자(五薦子), 대맥매(大麥莓), 삽전표(揷田薦), 재앙표(栽秧薦) 등 다양한 이름으로 불리운다.

복분자딸기는 성 기능을 강화하고 정력을 좋게 하는 약재로 이름이 높다. 2000년 ASEM(아시아유럽정상회의) 참석 정상들의 건배주로 복분자술이 선정된 이래 2005년 APEC(아시아태평양경제협력체) 정상회의, 노벨평화상 수상자 광주 정상회의, 청와대 행사에 만찬주로 잇따라 얼굴을 내밀며 더욱 유명해졌다.

복분자가 국내외 주요 행사에 한국 전통 와인의 맛과 향을 알리는 좋은 특산품으로 활용되면서 수요도 급신장하게 되자 산딸기를 개량한 신품종과 북미산 딸기가 대량으로 재배되고 있다. 일부 기업과 대학연구소에서는 주류 이외 차와 음료, 유제품, 화장품, 발모제, 과자 등 다양한 제품 개발을 위한 연구가 활발히 진행 중이다.

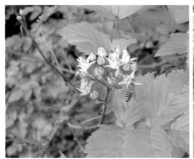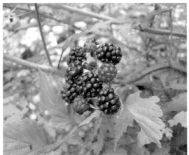

복분자딸기 꽃(왼쪽)과 열매(오른쪽)

복분자딸기에는 트리테르펜 사포닌(triterpene saponin), 사과산(malic acid), 레몬산(citric acid), 포도주산(tartaric acid), 살리실산(salicylic acid), 플라보노이드(flavonoids), 안토시안(anthocyan), 포도당(glucose), 자당(sucrose), 과당(fructose), 펙틴(pectin), 정유(essential oils), 비타민 C 등의 성분이 함유되어 있다.

복분자딸기는 신장의 기능을 튼튼하게 하여 정기가 빠져나가지 않도록 한다. 남자의 정액을 보충해 주고 발기가 잘되도록 정력을 강화해 준다. 여자의 성선(性腺) 쇠약으로 인한 불임증에 좋다. 실험용 수컷 쥐에게 복분자 추출물을 투여하였더니 고환이 커지고 정자수가 실험 전보다 15배나 증가하였다. 암컷 쥐 역시 배란을 주관하는 황체가 잘 형성되고, 여성호르몬도 꾸준히 상승하는 것이 입증되었다. 복분자딸기가 난소와 뇌하수체의 성선 자극 호르몬 분비를 촉진시킨 결과이다. 실제로 병원에서 임신 불가 판정을 받은 고령의 여인이 복분자를 열심히 복용한 뒤 늦둥이를 본 사례가 있다고 한다.

《동의보감》에는 복분자딸기에 대해 "성질은 평하다. 맛이 달고 시며 독이 없다. 남자의 신기(腎氣)가 허하고 정액(精)이 고갈된 것과 여자가 임신이 되지 않는 것을 치료한다. 남자의 음위증(陰痿證, 발기부전)을 낫게 하고 기운을 도와 몸을 가볍게 하며 머리털이 희어지지 않게 한다. 음력 5월에 절반쯤 익은 것을 따서 술에 쪄서 햇볕에 말린다."라고 쓰여 있다.

《본초》에는 "신정(腎精)이 허약하고 줄어든 것을 치료하는데 술에 담갔다가 쪄서 말려 가루 낸 다음 그대로 먹거나 환약을 만들어 먹는다. 간을 보하고 눈을 밝게 하며 힘을 곱절 쓰게 한다. 신정을 보충해 주고 오줌이 잦은 것을 멎게 하며 음위증일 때 쓰면 음경이 일어서는데 환약을 만들어 오랫동안 먹는 것이 좋다."라고 기록되어 있다.

한방에서는 복분자딸기의 덜 익은 열매[복분자(覆盆子)]를 약재로 쓰고, 오랜 병으로 신체가 허약해 졌거나 원기부족으로 정기가 빠져 나가는 것을 막아주는 수삽약(收澁藥) 중 삽정축뇨지대약(澁精縮尿止帶藥)으로 분류한다. 맛은 달고 시며 성질은 따뜻하다. 우리 몸의 신장과 방광을 이롭게 하는 약재이다.

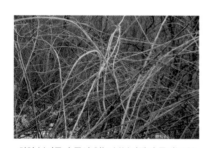
하얀 분가루가 묻어 있는 복분자딸기 줄기(겨울)

복분자딸기는 열매 외에 잎, 뿌리, 꽃도 약재로 쓸 수 있다. 잎은 즙을 내어 천으로 걸러 결막염 등에 넣는 외용약으로 쓸 수 있다. 자잘한 꽃은 송이째 따서 35

도 술에 담가 마신다. 뿌리
는 가을부터 이듬해 봄까지
채취해서 잘게 썰어 말려 체
내의 딱딱한 덩어리를 없애
는데 사용한다.

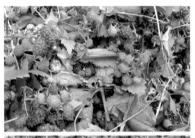
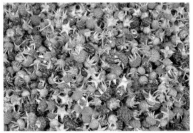

복분자딸기 열매를 송이째 따서(위)
손질한 것(아래)

무더위가 최고로 기승을
부리는 한여름철, 새까맣게
익은 열매는 조금만 건드려
도 쉽게 떨어져 버리고 날카
로운 가시까지 달려 있어 채
취하기가 쉽지 않다. 장갑을
두 개 끼고 끝이 뾰족한 전지가위로 열매송이를 따면 된다. 까맣게
익기 전에 채취한 열매를 말려 가루 내어 환을 지어 먹는다. 설탕과
1 : 1로 재어 발효액을 만들거나 35도 술에 담가 마신다. 완전히 익
은 새까만 열매는 잼을 만들어 빵이나 떡을 찍어 먹으면 좋다.

복분자딸기는 우리나라에 자생하는 약초 중 삼지구엽초에 버금
가는 발기부전치료제이다. 정력강화를 위해 뱀, 해구신을 구해 먹
기도 하고 가짜 비아그라를 복용한 뒤 부작용으로 고생하는 사람
들이 있는데, 복분자딸기는 과학적으로 성 기능을 향상시키는 효
능이 입증된 훌륭한 약용식물이다.

요즘 대량 재배하고 있는 북미산 복분자딸기와는 비교할 수 없을
정도로 약효가 탁월하다. 중국산 복분자는 국내산에 비해 색이 연

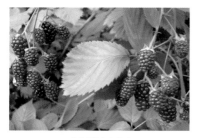
재배 복분자딸기

하고 꽃받침대가 거의 없으며, 독특한 향도 나지 않는다. 복분자딸기가 항암, 당뇨, 치매, 고혈압, 노화방지, 면역력 강화에도 효과가 있다는 연구발표도 잇따르고 있다.

《본초강목》에는 산딸기도 복분자딸기와 효능이 같다고 기술되어 있는 만큼, 우리 산야에 자생하는 모든 산딸기는 복분자딸기와 비슷한 효능이 있을 것으로 생각된다.

모든 산딸기 종류는 꿀이 많은 밀원식물로 가치가 있고, 약효가 뛰어난 약용자원이므로 대량 생산을 위한 연구가 필요하다고 본다. 씨앗을 통한 번식은 발아율이 떨어져 실효성이 낮다. 초여름 옆으로 뻗어 나온 새 줄기를 휘어 땅에 묻어 뿌리가 내리면 잘라 묘목으로 만들거나 뿌리를 포기나누기하면 된다. 복분자는 약성이 순하고 완만해서 단시일에 효과를 보기가 어렵고 적어도 1년 이상 꾸준히 복용해야 좋은 효과를 볼 수 있다.

■복분자딸기로 질병 치료하기

발기부전 등 성 기능 장애
복분자딸기는 동물실험에서 암·수 모두 많은 양의 성호르몬을 활성화시켜 성 기능을 향상시킨다는 것이 입증되었다. 신장의 기능을 강화하여 유정(遺精)과 몽정(夢精)을 치료하고 소변량과 배설 시간을 일정하게 유지하도록 도와준다.

신(腎) 기능 허약으로 인한 유뇨(遺尿), 야뇨증, 소변을 자주 누거나 양기가 부족할 때, 정력을 지나치게 소비하여 허리가 아프고 다리에 힘이 없을 때, 정액이 점점 부족하거나 발기가 잘되지 않을 때, 조루·불감증·불임증 등 성 기능 쇠약, 갱년기장애가 심한 여성에게 좋다. 열매를 햇볕에 말려 가루 내어 환을 지어 1일 3회 20

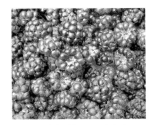
까맣게 익은 복분자딸기

~30알을 복용하거나 35도 술에 담가 3개월이 지난 뒤 건더기는 버리고 취침 전 1~2잔을 음용한다. 열매를 설탕과 함께 푹 고아 잼을 만들어 먹어도 된다. 삼지구엽초를 함께 복용하면 더 좋다.

시력약화 등 안과질환

복분자딸기는 간 기능을 활성화하여 시력을 증강시키고 기운을 북돋워 준다. 간신(肝腎) 기능이 허약해 생긴 시력약화, 눈앞에 꽃이나 별과 같은 헛것이 보이는 증상, 결막염, 유행성 눈병에 좋다.

열매를 햇볕에 말려 아주 곱게 가루 내어 토종꿀과 섞어 눈에 한두 방울 떨어뜨리거나 잎으로 생즙을 내어 고운 천으로 걸러 눈에 넣는다. 열매를 그대로 햇볕에 말려 가루 내어 환을 지어 1일 3회 20~30알을 복용하거나 차로 달여 매일 상복한다.

눈에 핏발이 서고 앞이 침침하며 눈곱이 끼고 눈물이 나면서 눈에 예막(瞖膜, 눈에 붉거나 희거나 푸른 막이 눈자위를 덮는 질병)이 생겼을 때는 뿌리 40g에 물 500㎖를 붓고 달여 100㎖가 되면 걸러 1일 2회 눈에 넣는다. 시력이 떨어질 때 냉이와 함께 복용하면 더 좋다.

흰 머리카락이 보이기 시작할 때

복분자딸기는 피부를 윤택하고 부드럽게 하며 흰 머리카락을 검게 해 준다. 흰 머리카락이 보이기 시작하면 열매 100g에 물 1ℓ를 붓고 달여 그 물로 잠자기 전에 머리를 감는다. 하수오나 백수오를 함께 복용하면 더 좋다.

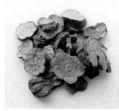
하수오

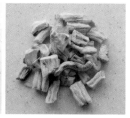
백수오

구토, 설사

복분자딸기는 열이 나면서 구토를 하거나 설사에 좋다. 잎과 뿌리 20g, 질경이 뿌리를 같은 양으로 함께 찧어 생즙을 내어 1일 3회 한 컵씩 마신다.

위 및 십이지장궤양

복분자딸기는 궤양성질환에 좋다. 위·십이지장궤양에는 뿌리를 2~3cm로 썰어 4~5시간 끓인 뒤 그 물을 1일 3회 공복에 마신다.

간염 등 염증성질환

복분자딸기는 항염증작용이 강해 간염 등 염증성질환에 좋다. 1일 열매 20~30g을 달여 먹거나 토사자(새삼열매)를 같은 양으로 함께 달여 1일 3회 복용한다.

기타

복분자딸기는 체내 딱딱한 덩어리 제거, 노화방지, 어지럼증, 기관 지천식 등에 좋다.

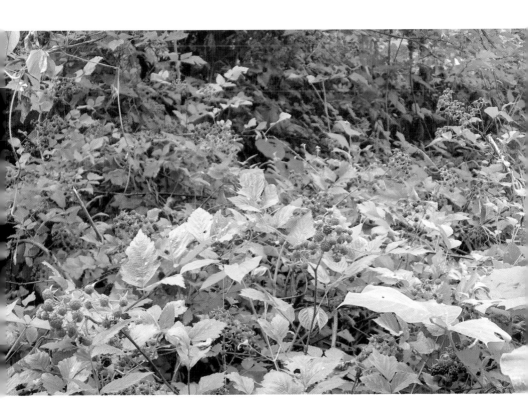

17

부부 금슬을 좋게 하고
우울증을 낮게 하는

자귀나무 合歡皮

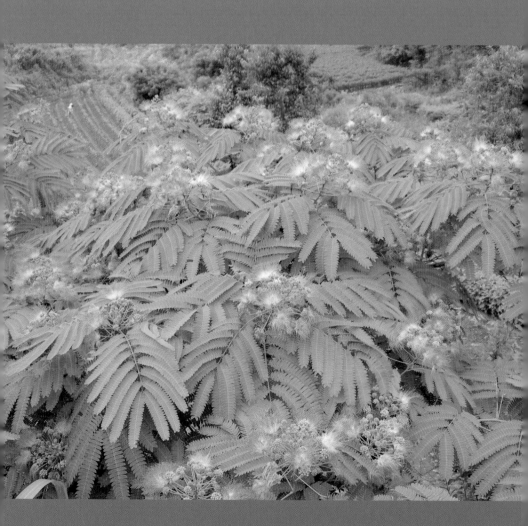

자귀나무는 만물이 소생하는 봄철, 전국의 산야에서 봄꽃 향연이 벌어져도 이에 아랑곳하지 않고 겨울잠을 자고 있다가 5월이 되면 비로소 새순을 내밀기 시작한다. 한여름이 시작할 무렵, 산과 들이 온통 초록색으로 물들 때 고속도로 주변, 길가, 들판, 산기슭, 비탈 등 양지바른 곳에서 볼 수 있다. 화려하고 큼지막한 꽃이 온 나무를 감싸 붉은 비단실을 풀어놓은 것 같기도 하고 우산이나 부챗살을 펼쳐 놓은 것 같기도 한 특이한 모습을 연출한다. 연분홍색과 흰색이 어우러진 꽃술이 살랑살랑 부는 바람을 타고 휘날리는 모습은 지나가는 사람의 눈을 유혹하여 발걸음을 멈추게 한다. 그 자태가 얼마나 아름다운지 오랫동안 뇌리에 남아 기억하기 쉬운 나무이다.

자귀나무는 콩과의 낙엽성 떨기나무로 일본, 이란 등 전 세계에 50여 종이 분포한다. 우리나라에는 노란 꽃이 피는 왕자귀나무와 붉은 꽃이 피는 자귀나무 등 2종이 있다. 3∼5m 정도로 자란다. 긴 타원형의 잎은 어긋나고 가장자리가 밋밋하다. 가지는 드문드문 옆으로 길게 퍼지는데 작은 가지 끝에 15∼20개의 꽃들이 산형(傘形) 꽃차례를 이루며 달린다.

6∼7월에 연분홍색 꽃이 피는데 꽃받침과 화관은 5개로 갈라지고 녹색이다. 털실처럼 하늘로 사뿐사뿐 솟아난 꽃술은 윗부분이 분홍색, 아래로 내려올수록 흰색에 가까운데 염색을 한 것처럼 보인다. 9∼10월에 콩꼬투리 모양의 열매가 주렁주렁 달리고 1개에 5∼6개 씨앗이 들어 있다. 줄기에 다닥다닥 붙어 있는 잎은 해가 뜨면 활짝 펼쳐져 있다가 밤이 되면 오므라드는데 잎의 표면적을 최

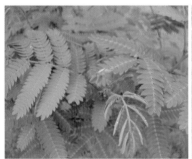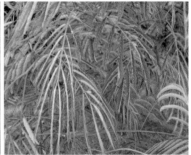

낮에는 떨어져 있다가(왼쪽) 밤에는 딱 붙어버리는 자귀나무 잎(오른쪽)

대한 적게 하여 수분증발을 막기 위한 것이다.

자귀나무는 해가 지면 잎이 합쳐 지는 나무라 하여 합환목(合歡木), 꽃은 합환화(合歡花), 껍질은 합환피(合歡皮), 뿌리껍질을 야합화근(夜合花根), 영화수피(榮花樹皮), 잎이나 꽃을 차로 달여 먹으면 부부 금슬이 좋아진다 하여 애정수(愛情樹), 잎이 서로 포옹하는 것처럼 달라붙어 애정목(愛情木), 밤이면 잎이 마주보고 오므라져 야합수(夜合樹), 합혼수(合婚樹), 유정수(有情樹), 계수나무, 부채나무, 가을에 콩꼬투리처럼 생긴 열매가 바람에 달가닥거리는데 여인네들이 떠드는 소리처럼 들린다하여 여설목(女舌木), 소가 잎을 좋아하여 소밥나무, 소쌀나무, 소찰밥나무, 나무 깎는 연장인 자귀의 손잡이를 만들어 써 자귀나무, 짜구때기, 잎이 붙어 있는 것이 잠자는 귀신같다 하여 자귀 등 다양한 이름으로 불리운다. 서양에서는 꽃술이 비단처럼 생겼다고 하여 비단나무(silk tree)라고 한다.

자귀나무는 제주도 등 일부 섬 지방에서는 집 안에는 심지 않는 나무로 취급했다는 설도 있으나 오랜 옛날부터 우리 선조들과 함께 한 이 땅의 나무이다. 자귀나무에서 움이 트면 곡식을 파종하고 꽃이 만발하면 그해 농사가 풍년이 들 것으로 예측을 했다.

중국에서는 뜰에 자귀나무를 심으면 미움이 사라진다고 믿었고, 화가 난 친구에게 잎을 따서 보내 노여움을 풀어 주었다. 일본에서는 집안의 화목을 도모하기 위해 절굿공이를 자귀나무로 만들어 부엌에 놓아두었다. 이처럼 자귀나무는 동서양을 막론하고 가정의 행복을 기원하는 의미로 심어 왔다. 조그만 일에도 짜증이 나는 무더운 여름철 정원에 피어 있는 자귀나무 꽃을 보고 있으면 부부싸움을 하다가도 화해를 할 것 같은 생각이 든다. 무성한 잎이 항상 짝수임을 감안할 때 좋은 이미지의 나무임에 틀림없다.

《동의보감》에는 자귀나무에 대해 "성질이 평하고 맛은 달며 독이 없다. 오장을 편안하게 하고 정신을 안정시키며 근심을 없애고 마음을 즐겁게 한다."라고 기록되어 있다. 《본초》에는 "성내는 것을 누르고 기쁘게 하여 근심을 없게 한다. 자귀나무를 정원에 심어 놓으면 성을 내지 않게 된다. 오동나무와 비슷한데 가지가 부드럽고 약하다. 두 잎이 저녁이면 서로 맞붙기 때문에 합혼(合婚)이라고 한다. 음력 5월에 누렇고 흰 빛의 꽃이 피며 꽃술은 색실 비슷하다. 가을에 콩꼬투리 같은 열매가 달리는데 씨는 얇고 작다. 아무 때나 껍질과 잎을 채취하여 쓴다."라고 적혀 있다.

자귀나무에는 사포닌(saponin), 탄닌(tannin), 베타시토스테롤(β-sitosterol), 알파아미린(α-amyrin), 알칼로이드(alkaloid), 비타민 C, 다당류 등의 성분이 함유되어 있다. 자귀나무는 정신을 안정시켜

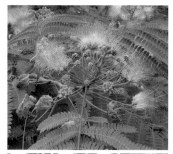
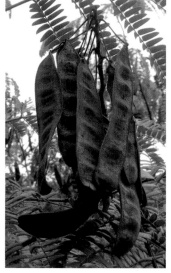
자귀나무 꽃(위)과 열매(아래)

주고 경락을 잘 통하게 한다. 혈액순환을 좋게 하고 소변이 잘 나오게 하며 통증을 없애준다.

한방에서는 줄기껍질[합환피(合歡皮)]를 약재로 쓰고, 정신을 안정시켜 주는 안신약(安神藥)으로 분류한다. 맛은 달고 성질은 평하다. 우리 몸의 심장과 간장을 이롭게 하는 약재이다. 자귀나무는 줄기껍질 외에 잎, 꽃, 뿌리껍질도 쓸 수 있다. 잎은 봄부터 여름까지 채취하여 잘게 썰어 말려 달여 먹는다.

꽃은 봉오리가 맺혔을 때 따서 그대로 말려 쓰거나 35도 술에 담가 마신다. 뿌리껍질은 가을부터 이듬해 봄까지 채취하여 잘게 썰어 말린다. 향기가 진한 꽃을 따서 말려 두었다가 연인이나 부부가 먹는 술잔에 띄우면 은은하고 그윽한 향기로 서로의 정을 확인하는 분위기를 만들 수 있다. 달콤하고 진한 자귀나무 꽃으로 향수를 만들어 써도 된다.

자귀나무는 약재로도 손색이 없지만 빨리 자라고 꽃이 화려하여 정원수, 관상수, 가로수로도 일품이다. 자귀나무는 넓게 퍼진 가지

에 잎이 무성하게 달려 한여
름 더위를 피할 수 있고, 부
부의 정을 돈독하게 한다니
집 주변에 한두 그루 심어
보면 좋다.

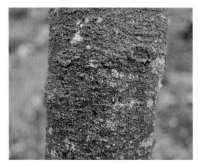

자귀나무 수피

번식은 종자로 하는데 종
피가 두꺼워 가을에 노천 매
장해 두었다가 이듬해 파종하면 어린 묘목을 얻을 수 있다. 잔뿌리
가 많지 않고 굵은 뿌리가 땅속 깊이 박혀 있어 어느 정도 크면 옮
겨심기가 힘들다. 성인 팔뚝만한 크기로 자라기 전에 적당한 자리
를 잡아 심어 놓고 수형을 잘 가꾸어 주는 것이 좋다. 자귀나무는
약성이 순해 장복을 해야만 효과를 볼 수 있다. 일부 책에는 항암효
과가 있는 것으로 기록되어 있으나, 아직까지 항암효과는 입증되
지 않았다.

■자귀나무로 질병 치료하기

우울증(憂鬱症) 및 불면증

자귀나무는 생기를 불러일으키고 심신을 편하게 한다. 안정과 수
면이 잘 이루어지노록 돕는 작용이 있어 우울증*을 풀어주고 신경
을 안정시켜 주므로 우울증, 불면증, 심신불안, 건망증에 좋다. 어

린잎을 말려 차로 우려내어 마신다. 1일 줄기나 뿌리껍질 20∼30g
을 달여 먹는다.

타박상 등 뼈질환

자귀나무는 힘줄과 뼈를 이어주
는 작용이 탁월하여 타박상, 골절
통에 좋다. 줄기나 뿌리껍질을 말
려 잘게 썰어 1일 10∼20g을 달여
먹거나 가루 내어 1일 3회 5g을
복용한다. 발목이 삐거나 부러져
서 퉁퉁 붓고 아플 때*는 잎이나
줄기껍질을 태워 가루 내어 기름
에 재어 환부에 붙여도 된다. 딱총
나무 줄기, 호랑가시나무 잎이나
줄기, 골담초 뿌리, 쇠무릎뿌리를

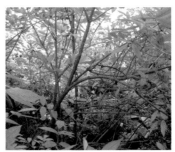
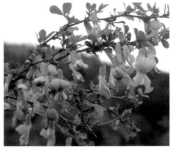

딱총나무(위)와 골담초(아래)

---

*우울증은 우리나라 성인 10∼20% 정도가 일상생활 중 느낄 정도로 흔한 질병이다. 친
구나 친지의 갑작스런 사망, 별거, 생활고, 사업실패, 신체질환, 약물남용, 스트레스 등
여러 가지 원인으로 발생하는데 고민, 비관, 허무에 사로잡혀 불면, 기력상실, 경계성 인
격 장애가 되기도 하고 심하면 자살을 기도하게 된다. 통계에 의하면 자살 환자의 10%
이상이 심한 우울증을 겪었던 사람으로 밝혀졌다. 50세 이상 우울증 환자의 사망률은
일반인에 비해 5배나 높다.

*《단심》에는 "자귀나무 껍질은 뼈가 부러진 것을 잘 붙게 하는 약이다. 자귀나무 껍질
(검은빛이 나도록 볶은 것) 160g, 개자(芥子, 겨자 씨앗 볶은 것) 40g을 가루 내어 한 번에 8g
씩 술에 타서 먹고 찌꺼기는 상처에 붙인다."라고 기록되어 있다.

같은 양으로 달여 복용하면 더 좋다.

종기 및 폐농양(肺膿瘍)

자귀나무는 종기를 삭이고 고름을 배출해 준다. 폐농양(폐렴 합병증
으로 발생하는데 폐 속에 고름이 주머니 형태로 차 있는 질환), 상처가 곪아 잘
낫지 않는 종기나 부스럼에 좋다. 1일 뿌리껍질 20~30g을 달여 먹
는다. 느릅나무뿌리껍질을 같은 양으로 달여 먹으면 더 좋다.

《입문》에는 자귀나무가 "폐옹(肺癰)*으로 고름을 뱉는 토농증(吐
膿證)을 낫게 하며 옹종(擁腫, 종기)을 삭인다."라고 기록되어 있다.

기관지염 등 염증성질환

자귀나무는 염증을 삭이는 작용이 있어 인후통, 기관지염, 천식, 임
파선염, 폐렴 등 염증성질환에 좋다. 1일 꽃 10~20g을 달여 마신다.

습진 등 피부질환

자귀나무는 항염, 항균작용이 강해 무좀, 습진 등 피부질환에 좋다.
1일 줄기나 껍질 10~20g을 달여 먹는다. 무좀이나 습진이 심할 때
는 만병초 잎 20g을 진하게 달인 물에 담그면 더 좋다.

----

*폐옹(肺癰) : 폐농양, 폐괴저, 화농성 폐렴, 기관지 확장증 등 폐에 농양이 생긴 병증을
총칭하는데 초기에 오슬오슬 춥고 열을 동반한 기침, 가슴통증이 있다가 피고름이 섞인
가래, 붉은 소변, 굳은 변이 생기는 질병이다.

요통, 어혈이 뭉친 데

자귀나무는 혈액순환을 좋게 하고 경락을 잘 통하게 함으로써 뭉친 어혈을 풀어 주고 요통을 멎게 한다. 1일 줄기나 뿌리껍질 20~30g을 달여 복용한다.

기타

자귀나무는 신경성 소화불량, 건망증, 식욕감퇴, 국부의 동통, 신경쇠약 등에 좋다.

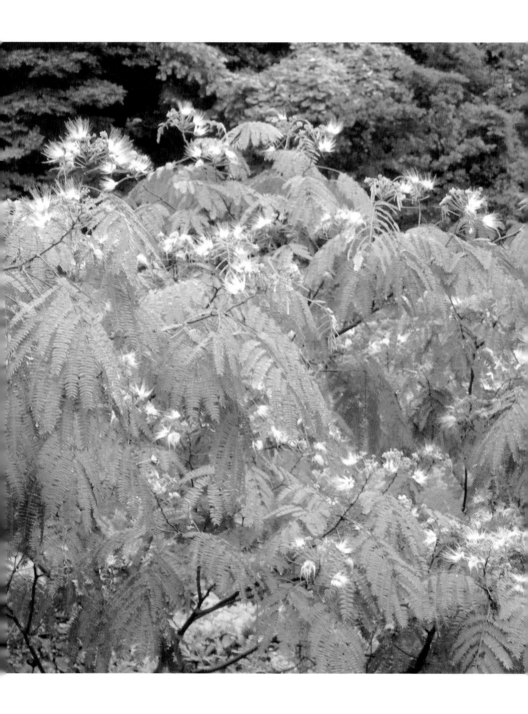

간 기능을 회복하고
위장 기능을 좋게 하는

민들레 蒲公英

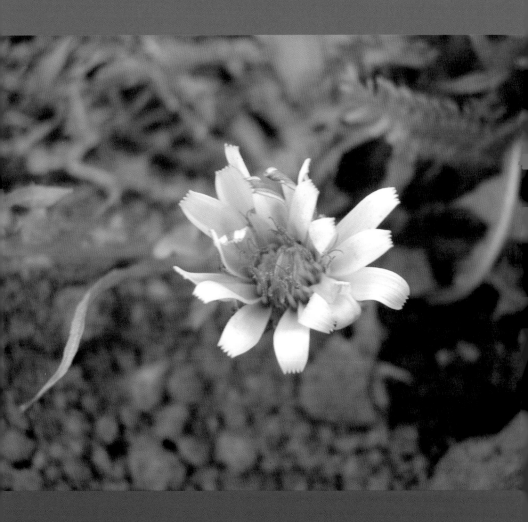

오랜 옛날 어느 부잣집에 얼굴 예쁘고 마음씨 고운 외동딸이 있었다. 부모님의 사랑을 한 몸에 받았던 처녀에게는 한 가지 큰 고민이 있었다. 바로 그녀의 젖가슴 주변에 큰 종기가 있었는데 창피한 마음에 어느 누구에게도 말을 하지 못한 것이다.

　그러던 어느 날 처녀의 어머니가 우연히 이 사실을 알고 의원에게 데려가려고 했다. 처녀는 다른 사람에게 자신의 젖가슴을 보여야 한다는 생각에 부끄러워 몇 날 며칠을 고민했다. 아무리 생각해 보아도 결혼을 하지 않은 처녀가 외간남자에게 젖가슴을 보여야 한다는 사실은 받아들이기 힘들었다. 처녀는 결국 수치심에 자살하기로 마음먹고 무작정 집을 나와 강물에 뛰어들었다.

　마침 주변에서 약초를 캐서 생계를 꾸려 나가던 포(蒲)씨 성을 가진 사람이 이 광경을 목격하고 처녀를 구해 주었다. 포씨는 처녀의 자살동기를 듣고 마을 주변에 있는 식물을 캐서 열심히 달여 먹였다. 그랬더니 며칠 만에 종기가 씻은 듯이 나아 처녀는 집으로 돌아오게 되었다. 처녀는 이 사실을 부모님께 알렸고 포(蒲)씨 성을 가진 사람[공(公)]으로부터 도움을 받은 털 달린 풀[영(英)]이라 해서 민들레를 포공영(蒲公英)이라 부르게 되었다고 한다.

　민들레는 사람이나 짐승의 발길에 짓밟혀도 꿋꿋하게 살아나 꽃을 피우는 강인한 생명력을 가지고 있다. 뿌리를 땅속 깊이 내려 어떠한 환경에도 흔들리지 않는 굳은 절개도 있다. 이러한 생명력과 절개는 우리 민족의 생활상을 닮은 민초(民草)에 비유되기도 하여 우리에게 친근한 식물이다. 양지바른 곳이면 어디든 꽃을 피우는

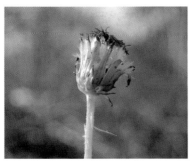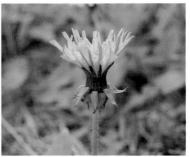

총포가 올라가 있는 토종민들레(왼쪽)와 총포가 내려와 있는 서양민들레(오른쪽)

봄을 대표하는 식물 중 하나이다.

우리 선조들은 봄, 가을에 잎이나 뿌리를 장아찌, 김치, 무침, 튀김, 묵나물로 만들어 먹었다. 꽃과 뿌리는 술에 담가 속이 쓰리고 아픈 위장병과 종기, 산모가 젖이 부족할 때 먹었다. 독충에 쏘이거나 뱀에 물렸을 때는 잎과 뿌리를 짓찧어 발랐다.

유럽에서는 잎을 샐러드로, 뉴질랜드에서는 뿌리를 커피 대용으로 즐겨 먹는 등 중국, 일본, 인도, 아메리카 인디언에 이르기까지 동서양을 막론하고 식용, 약용, 밀원, 관상용으로 각광을 받아 왔던 약용식물이다.

민들레는 국화과의 여러해살이풀로 북반구의 온대와 한대까지 전 세계적으로 400여 종이 분포한다. 우리나라에는 제주도 한라산에서 볼 수 있는 좀민들레, 꽃에 흰색과 노란색이 들어 있는 흰노랑민들레, 흰 꽃이 피는 흰민들레, 노란 꽃이 피는 민들레가 자생한다. 민들레는 지상부와 뿌리 전체를 포공영(蒲公英), 포공초(蒲公草), 뿌리 생즙이 써 고채(苦菜), 사람들이 흠모하는 아홉 가지 덕(德)을 가졌다고 해서 구덕초(九德草), 이른 봄에 들을 노랗게 뒤덮어 만지금(滿地金), 지정(地丁), 황화지정(黃花地丁), 노란 꽃봉오리가 금비녀 같다 하여 금잠초(金簪草), 부공영, 안질뱅이(안질방이)꽃, 씬나물, 씬냉이, 민달레 등 다양한 이름으로 불리운다.

민들레 잎은 깊게 갈라진 새의 깃 모양이고 줄기를 자르면 흰색 유액이 흘러나온다. 열매는 비쩍 마른 수과(瘦果, 씨앗이 익어도 껍질이 갈라지지 않는 형태의 열매)인데 열매에 붙은 흰색의 갓털(관모)로 인해 바람이 불면 먼 곳으로 날려간다. 3~9월에 꽃이 피는데 해가 뜨면 피었다가 저녁이 되면 오므라든다. 꽃대* 끝에 두상화(頭狀花, 작은 꽃이 많이 모여 머리 모양을 이룬 꽃) 한 개가 달리는데 200여 개의 낱꽃이 모여 한 개의 두상화가 된 것이다. 뿌리는 굵고 곧은 원뿌리와 수염뿌리가 땅속 깊게 박혀 있어 추운 겨울에도 시들거나 말라죽지 않는다.

민들레는 도로나 집 등 우리 주변에서 흔히 볼 수

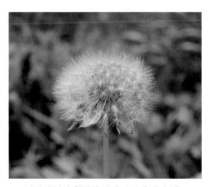

바람이 불면 흰색의 갓털(관모)에 달려 있는 씨앗이 멀리 날아간다.

---

*민들레는 왜 꽃대가 길게 자랄까? 바람에 씨를 날려 보내기 위해 꽃이 필 무렵과 종자가 익을 때 쑥쑥 자라다가 수정이 되면 꽃대는 땅바닥에 누워 휴면을 취한다. 그러다가 종자가 완전히 여물면 다시 꽃대를 세워 씨앗을 바람에 날려 종자를 번식한다.

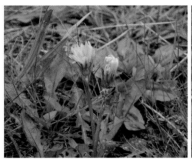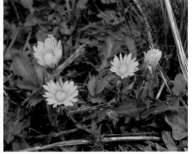

높은 산에서만 볼 수 있는 노란 꽃이 피는 토종민들레로 총포가 꽃송이를 감싸고 있다.

있는데 대부분 서양민들레이다. 토종민들레는 인적이 없는 오지나 깊은 산속에서 드문드문 볼 수 있을 정도로 희귀식물이 되어 버린 지 오래다.

　이른 봄 도시의 시멘트 벽, 아스팔트 위, 가로변 화단, 아파트나 주택가, 농촌의 길가나 담에서부터 해발 1,400m가 넘는 높은 산속에 이르기까지 노란 꽃을 피우는 것은 유럽에서 귀화한* 서양민들레다. 어쩌다 높은 산에서 화사하게 핀 꽃을 보고 반가워서 살펴보면 총포(總苞, 꽃송이를 밑에서 받치고 있는 기관)가 내려와 있는 서양민들레여서 실망을 한 적이 한두 번이 아니다.

　토종민들레와 서양민들레는 모양이 똑같아 꽃이 피기 전에는 구별하기 힘들고 꽃이 피었을 때 총포를 보면 다르다. 토종민들레는

＊귀화식물(歸化植物, naturalized plant) : 외국에서 도입되거나 스스로 들어온 외래식물 중 우리 땅에 토착하여 번식하는 식물을 지칭하는데 용설란, 돼지풀, 광대수염, 달맞이꽃, 똥딴지, 자운영, 도깨비바늘, 미국자리공 등 230여 종이 있다.

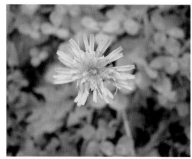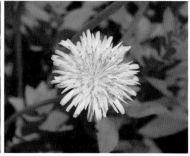

노란 꽃이 피는 서양민들레(왼쪽)와 흰 꽃이 피는 토종민들레(오른쪽)

총포가 찰싹 달라붙어서 꽃송이를 받치고 있는데, 서양민들레는 바깥쪽 총포가 밑으로 젖혀 있다.

서양민들레가 이렇게 토종민들레를 잠식하게 된 것은 왕성한 번식력 때문이다. 토종민들레는 봄에 한 번만 꽃을 피운다. 자가수정(自家受精)이 되지 않아 반드시 벌이나 나비 등 곤충이 다른 종의 꽃가루를 받아 줘야 수정이 되지만, 서양민들레는 봄부터 초가을까지 계속 꽃을 피우고 꽃송이 하나에 맺히는 씨앗의 숫자도 훨씬 많다.* 곤충이 없는 열악한 환경에서도 1년에 여러 번 자가수정을 하여 수시로 씨앗을 맺기 때문에 번식력에서 토종민들레는 경쟁상대가 되지 않는다.

민들레에는 루테올린(luteolin), 퀘르세틴(quercetin), 아피게닌

---

*민들레 홀씨 : 홀씨[포자(胞子)]는 이끼류나 고사리 같이 꽃을 피우지 못해 다른 종과 합체하지 않고 스스로 발아하여 새 개체가 되는 것을 말한다. 토종민들레는 자가생식(自家生殖)을 하지 않으므로 홀씨라는 표현이 맞지 않고, 서양민들레는 스스로 자가생식을 하므로 홀씨라는 표현을 쓸 수가 있을 것이다.

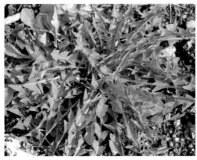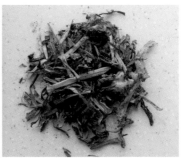

잎이 왕성하게 뻗어나가는 민들레(왼쪽)와 민들레 지상부를 잘게 썰어 말린 것(오른쪽)

(apigenin), 콜린(choline), 만니톨(mannitol), 리놀렌산(linolenic acid), 베타카로틴(β-carotene), 타락사스테롤(taraxasterol), 에스쿨레틴(esculetin), 펙틴(pectin), 칼슘, 철분 등의 성분이 함유되어 있다.

민들레는 위장을 튼튼하게 하고 피를 맑게 한다. 간장에 지방이 쌓이지 않도록 막아주고 담즙분비를 촉진하여 간 경화 등 간질환을 막아준다. 약리실험에서 소염, 항균, 면역력증강, 항암, 이뇨, 건위작용이 입증되었다.

《동의보감》에는 민들레에 대해 "성질이 평하고 맛은 달며 독이 없다. 유옹(乳癰)*과 유종(乳腫, 유방에 생긴 종기)을 낫게 한다."라고 쓰여 있다. 《본초》에는 "곳곳에 나는데 고거(마타리)와 비슷하다."라고 적혀 있다.

《입문》에는 "열독을 풀고 악창을 삭이며 멍울과 식독을 풀며 체

＊유옹(乳癰, 급성 유선염) : 유방이 단단해지며 멍울이 지고 부어오르면서 아프고 젖이 잘 나오지 않다가 오한과 열을 동반한 심한 통증이 수반되는 질병이다.

기를 없애고 정종(瘡腫, 화농균에 의한 부스럼)을 낫게 한다."라고 기록되어 있다. 《본초강목》에는 "민들레즙을 계속 마시면 머리카락이 검어지고 위와 뼈가 튼튼해진다."라고 기술되어 있다.

《단심》에는 "투유(妬乳, 유옹의 다른 이름)로 붓고 아픈 것을 치료하는데 인동덩굴[인동등(忍冬藤)]과 함께 진하게 달여 먹고 잠을 푹 자면 곧 편안해 진다. 뿌리를 짓찧어 아픈 곳에 붙이면 곧 삭는다."라고 적혀 있다.

한방에서는 민들레 지상부와 뿌리[포공영(蒲公英)]를 약재로 쓰고, 우리 몸의 열을 내려주는 청열약(淸熱藥) 중 청열해독약(淸熱解毒藥)으로 분류한다. 맛은 쓰고 달며 성질은 차다. 우리 몸의 간장과 위장을 이롭게 하는 약재이다. 잎은 봄부터 가을까지 채취하여 생으로 먹거나 생즙, 김치, 묵나물, 무침, 튀김, 부침개를 만들어 먹는다.

꽃은 꽃봉오리가 맺혔을 때 따서 튀김을 해서 먹거나 35도 술에 담가 마신다. 뿌리는 일 년 내내 채취해서 말려 달여 먹어도 되고 설탕과 1 : 1 비율로 재어 발효액을 만들어 음용한다.

잎은 봄부터 가을까지 채취하여 생으로 먹거나 생즙, 김치, 묵나물, 환, 무침, 튀김, 데침, 찜, 조청, 커피*, 술, 발효액을 만든다. 민들레는 내한성이 강하고 뿌리를 잘라 심어도 이듬해 새싹이 돋을 만

---

*민들레 커피 만드는 방법 : 봄부터 가을까지 뿌리를 채취하여 깨끗이 씻어 잘게 썰어 말려 볶아 가루 내어 물에 타서 마신다. 맛과 빛깔, 향기가 커피와 비슷하지만 커피처럼 자극적이지 않고 카페인 같은 물질이 없어 중독되거나 습관성이 되지 않는다.

큼 자생력이 강하다. 우리 주변에 지천으로 널려 있는 데다 손쉽게 구할 수 있어 무관심할 수 있으나 약효 면에서 본다면 어느 약용식물 못지않게 뛰어난 효능을 갖고 있다.

약성은 흰 꽃이 피는 토종민들레가 뛰어나지만 서양민들레도 우리 땅에 들어와 환경과 토질, 기후에 맞게 적응을 한 것이니 만큼 약효 면에서 큰 차이가 없다. 토종이냐 귀화식물이냐가 문제가 아니라 농약이나 중금속에 오염된 것인가 아닌가가 더 중요하다. 농약을 많이 살포한 논밭 주변, 자동차가 다니는 길가 등 오염된 환경에서 자란 것보다는 깨끗하고 한적한 청정지역에서 채취한 민들레를 약재로 사용해야 한다.

몸에 좋은 민들레를 활용하여 식단을 꾸미면 봄철 입맛을 돋우고 건강도 챙길 수 있을 것이다. 민들레는 찬 성질이어서 몸이 찬 사람이 오랫동안 과량을 복용하면 설사나 복통을 일으킬 수 있으므로 유의해야 한다.

■ 민들레로 질병 치료하기

지방간, 간경화 등 간질환

민들레는 손상된 간에 영양을 공급하여 간 기능을 개선한다. 급·만성간염, 지방간, 간경화, 황달 등 간질환에 좋다. 잎, 줄기, 뿌리 등 전초를 1일 9~15g을 달여 먹거나 말려 가루 내어 환을 지어

1일 3회 20~30알을 복용한다. 전초를 설탕과 1 : 1 비율로 넣고 6개월간 발효시켜 발효액을 만들어 먹는다.

위염, 위·십이지장 궤양 등 위장질환

민들레는 소화를 촉진하여 입맛을 돋우어 주고 담즙 분비가 잘되게 하여 위장을 튼튼하게 해 준다. 평소 위액분비가 적어 소화가 잘되지 않고 복통을 자주 앓는 사람, 위염, 위무력증, 위장통, 위산과다, 위·십이지장궤양에 좋다. 봄부터 가을까지 잎을 채취하여 생즙을 내어 먹거나 1일 뿌리 9~15g을 달여 복용한다.

산모의 젖이 부족하거나 잘 나오지 않을 때

민들레는 열독(熱毒)과 종기를 없애준다. 유옹(乳癰) 초기에 농종(膿腫)이 아직 형성되지 않아 붉게 부어오르며 딱딱하게 굳어지는 유선염, 산모의 젖이 부족해서 잘 나오지 않을 때 좋다. 1일 잎과 뿌리 9~15g을 달여 먹거나 민들레와 인동덩굴을 같은 양으로 짓찧어 1일 3~5회 환부에 붙인다.

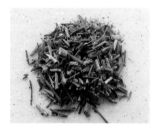
인동덩굴

방광염, 편도선염 등 염증성질환

민들레는 항균, 소염작용이 탁월하여 맹장염, 결막염, 복막염, 요도염, 인후염, 편도선염 등 염증성질환에 좋다. 뿌리와 잎 등 전초를 깨끗이 씻어 생즙을 내어 1일 10㎖를 복용한다. 편도선염에는 잎과 줄기로 생즙을 내거나 달인 물로 1일 수회 양치질을 한다.

변비 예방과 치료

민들레에는 양질의 섬유질이 많이 들어 있어 변비를 예방하고 체내 숙변을 시원하게 빠져나가도록 한다. 봄에 뿌리를 캐서 말려 가루 내어 환을 지어 1일 3회 20~30알을 복용한다.

소변이 방울방울 떨어지면서 잘 나오지 않을 때

민들레는 이뇨작용이 탁월하여 소변이 방울방울 떨어지면서 잘 나오지 않거나 오줌을 누었는 데도 시원치 않을 때 좋다. 1일 전초 9~15g을 달여 먹거나 발효액을 꾸준히 음용한다.

기타

민들레는 종기, 부스럼, 소변불통, 생인손(생손앓이 손가락 끝이 아리다가 곪는 병), 임파선결핵, 식욕부진 등에 좋다.

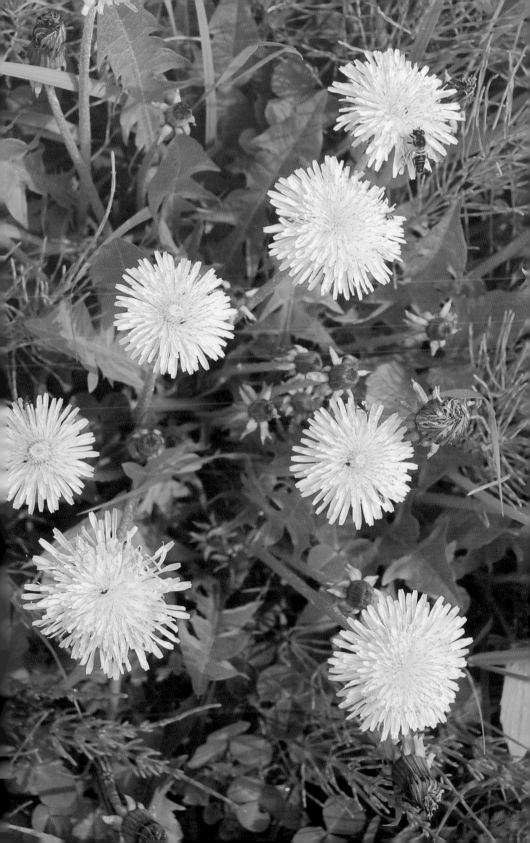

간 기능을 강화하여
시력을 좋게 하는

냉이 薺菜

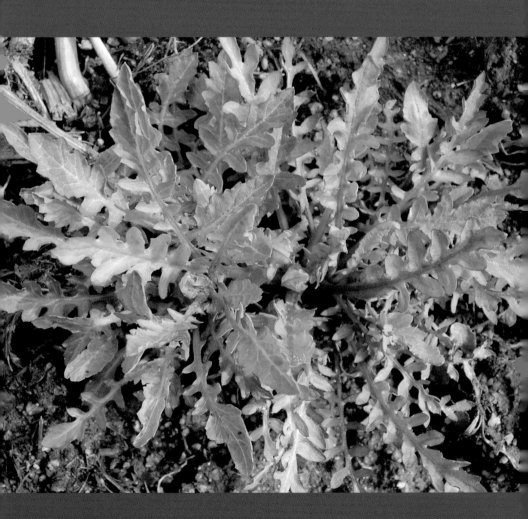

오랜 옛날 어느 왕궁에 늠름하고 용맹스러운 왕자가 있었다. 이웃 나라가 침범하면 맨 먼저 달려가 전쟁을 승리로 이끌었다. 그러던 어느 날 갑자기 시력이 점점 나빠지는 질병에 걸려 앞을 잘 보지 못하자 임금님은 왕자를 물 맑고 공기 좋은 산속으로 휴양을 보냈다.

왕자는 시종들과 함께 산속에서 생활했지만 시력은 개선되지 않고 점점 나빠져 결국에는 앞을 보지 못해 한 발자국도 걷지 못하는 지경에 이르렀다. 따뜻한 햇살이 비추는 어느 날, 왕자는 신세를 한탄하며 땅에 앉아 있었다. 그런데 손에 닿는 풀이 있어 뜯어서 냄새를 맡아보니 향기가 좋은 데다 먹고 싶은 욕망이 생겼다. 시종들로 하여금 이 풀을 뜯어오게 해서 매일 끓여 먹었더니 시력이 점점 좋아지고 얼마 되지 않아 건강한 눈을 되찾았다고 한다. 이 일화에 나오는 식물이 바로 냉이이다.

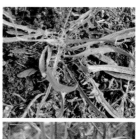

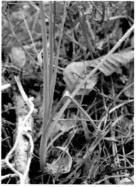

냉이는 달래, 씀바귀와 함께 봄을 대표하는 나물이다. 우리 선조들은 밭이나 들에 나가 냉이를 캐 된장국이나 무침을 해서 온 가족이 먹음으로써 많은 활동을 하게 될 봄철에 부족한 비타민을 섭취하는 지혜가 있었다.

가을밭에 냉이가 많이 자라면 그해 겨울, 눈이 많이 내리고, 적게 자라면 눈이 귀할 것으로 일기를 예측하기도

씀바귀(위)와 달래(아래)

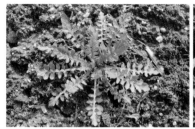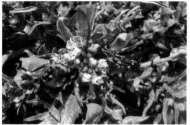
냉이 잎(왼쪽)과 꽃(오른쪽)

했다. 가난한 선비가 냉이 씨를 물에 불려 허기진 배를 채워가며 글 공부를 했다는 얘기가 전해 오는 등 춘궁기를 견디는 귀중한 구황 식물이었다. 일본 사람들은 냉이를 봄나물 중의 으뜸으로 여기며 즐겨 먹는다.

냉이는 십자화과의 두해살이풀로 전 세계에 130여 종이 분포한다. 우리나라에는 황새냉이, 다닥냉이, 말냉이, 싸리냉이, 논냉이, 미나리냉이, 나도 냉이, 고추냉이, 는쟁이냉이 등 20여 종이 자생하는데 전국의 양지바른 들녘, 밭, 빈터, 논둑에서 흔히 볼 수 있다. 10~50cm 정도로 자란다. 잎은 서로 어긋나는데 줄기에 붙어 방석처럼 땅을 덮는다. 3~4월에 흰 꽃이 피고 지면 넓고 평평한 세모꼴의 열매가 달린다. 열매 속에는 달걀 모양의 씨앗 수십 개가 들어 있다. 뿌리는 희고 굵은데 땅속으로 곧게 뻗어 있다. 이 씨앗은 지나가는 사람이나 짐승에 붙어 멀리멀리 퍼져 나간다.

냉이를 봄나물로만 생각하는 사람들이 있으나 그렇지 않다. 우리가 봄에 보는 냉이는 지난해 가을에 싹이 돋아나 혹독한 겨울을 이겨내고 올라온 것이다. 가을에 올라온 싹은 땅바닥에 별 모양으로 바짝 붙어 모진 바람과 추위를 이겨낸다. 시간이 흐르면서 먼저 돋아난 싹은 하나둘씩 말라죽고 나중에 올라온 싹은 겨울을 넘긴 뒤 싱싱하게 자라나는 것이다. 그해 봄이나 여름에 올라온 냉이는 가을이면 죽어버린다. 냉이의 삶이 두 가지이다 보니 우리는 냉이를 일 년 내내 볼 수 있는 것이다.

냉이라는 이름은 남새(밭에서 기르는 농작물 또는 야채)라는 우리말에서 유래한 것이다. 냉이는 위장을 좋게 한다고 해서 청장초(淸腸草), 눈을 맑게 해줘 청명초(淸明草), 전초에서 향이 나는 신선한 나물이라 해서 향선채(香善菜), 제채(薺菜), 호생초(護生草), 학심초(鶴心草), 계심초(鷄心草), 나시, 나이, 나생이, 나숭개, 나싱개 등 다양한 이름으로 불리운다.

냉이에는 푸마르산(fumaric acid), 베타카로틴(β-carotene), 콜린(choline), 아세틸콜린(acetylcholine), 아미노산(amino acid), 디오스민(diosmin), 당류, 단백질, 칼슘, 철분, 망간, 각종 비타민 등의 성분이 함유되어 있다.

냉이는 혈액순환을 좋게 하고 위장을 튼튼하게 하여 소화를 촉진한다. 간 기능을 좋게 하여 눈을 밝게 해 주고 소변을 잘 나오게 한다. 원기를 북돋워 주고 출혈을 멎게 해 주는 등 우리 몸의 오장육부를 튼튼하게 해 준다.

우리 산야에는 생으로 먹거나 살짝 데쳐 먹을 수 있는 봄나물이 지천으로 널려 있나. 들에는 냉이, 달래, 꽃다지, 봄맞이, 광대나물, 쇠비름, 점나도나물, 벼룩나물, 개비름, 괭이밥, 속속이풀, 고들빼

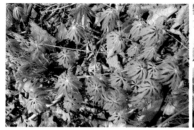
우산나물

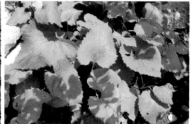
취나물

기, 소리쟁이, 민들레, 질경이, 닭의장풀, 명아주가 있다. 산에는 둥굴레, 취나물, 참나물, 삽주, 당귀, 우산나물, 풀솜대, 잔대, 모싯대, 진달래, 오미자덩굴, 다래덩굴, 고추나무, 두릅나무, 화살나무, 생강나무, 엄나무 등이 있다.

《향약집성방》에는 냉이에 대해 "각종 눈병을 비롯 피고름이 섞인 대변과 설사를 할 때, 전초를 말려 불에 태워 가루 내어 미음에 타서 먹으면 된다."라고 쓰여 있다.

《동의보감》에는 "몸을 따뜻하게 하고 맛은 달며 독이 없다. 간기(肝氣)를 잘 통하게 하고 오장을 편안하게 하며, 냉이 씨앗[제채자(薺菜子)]은 청맹(靑盲)*과 눈이 아파서 보지 못하는 것을 치료한다. 장복하면 눈을 밝게 하고 모든 것이 선명하게 보인다."라고 적혀 있다.

한방에서는 냉이의 전초[제채(薺菜)]를 약재로 쓰고, 체내의 수분

＊청맹(靑盲) : 흑맹(黑盲)이라고도 하는데, 초기에는 물체가 뿌옇게 보이거나 눈앞에 색이 있는 암점(시야에 보이지 않는 부분)이 나타나다가 나중에는 밝고 어두운 것도 가려볼 수 없는 병증을 말한다.

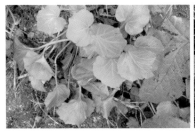
느쟁이냉이

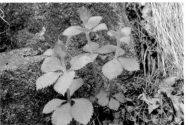
잔대

대사 조절이 잘되지 않아 생긴 부종, 소변불리 등을 치료하는 이수삼습약(利水滲濕藥)으로 분류한다. 맛은 달고 성질은 평하다. 냉이는 잎, 뿌리, 꽃, 씨앗 등 풀 전체를 식용이나 약재로 사용하는데 독성이 없음으로 체질에 상관없이 마음 놓고 먹을 수 있다. 잎, 줄기, 뿌리 등 지상부를 봄부터 가을까지 아무 때나 채취하여 깨끗이 씻어 나물로 무쳐 먹거나 생즙, 물김치, 튀김, 죽, 밥, 차, 환, 가루, 술, 발효액을 만들어 먹는다.

냉이를 말려 가루 내어 수제비, 칼국수, 떡, 부침, 국에 넣어 먹는다. 35도 술에 3개월 정도 숙성시킨 뒤 건더기를 버리면 냉이주가 된다. 설탕과 1 : 1 비율로 담가 3∼6개월 정도 지난 다음 걸러 내면 발효액이 된다. 냉이씨 만큼은 밀가루와 같이 먹거나 결석이 있는 사람은 장복하지 않는 것이 좋다고 하지만 다량으로 수개월간 장복하지 않는 한 큰 문제는 없다.

냉이를 봄나물로만 알고 있는 사람이 많으나 가을 추수가 끝난 10월 중순 이후에노 밭에 가면 많이 볼 수 있다. 특히 가을 냉이는 단맛이 강하고 겨울을 나기 위해 영양분을 저장해 놓아 약효도 좋다. 평

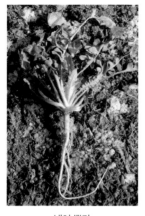

냉이 뿌리

소 냉이를 꾸준히 상복하면 80세가 넘어서도 안경을 쓰지 않고 생활할 수 있다고 한다. 전자과학의 발달로 컴퓨터, 핸드폰, TV 등에 의해 눈이 혹사당하는 현시대에 냉이야말로 눈을 보호하는 최고의 명약이라 할 수 있다. 봄에 지천으로 널려 있는 냉이를 활용하면 건강 증진에 큰 도움이 될 것이다.

■ 냉이로 질병 치료하기

백내장, 녹내장 등 안과질환

냉이는 간 기능을 강화해 주고 간열(肝熱)을 내려 준다. 시력이 점점 약해지는 백내장(白內障)*, 녹내장(綠內障)*, 눈초리 부분에 군살이 돋아나거나 밤눈이 어두울 때 좋다. 냉이 죽을 끓여 상복하거나 냉이 전초를 가루 내어 환을 만들어 1일 3회 20~30알을 복용한다.

---

*백내장 : 수정체 혼탁으로 사물이 뿌옇게 보이게 되면서 시력이 떨어지거나 한 눈으로 물체를 봐도 겹쳐 보이는 질환이다.

*녹내장 : 안압의 상승으로 인해 시신경이 눌리거나 혈액 공급에 장애가 생겨 시신경의 기능에 이상을 초래하는 질환으로 시야에 안 보이는 부분이 점점 생기다가 실명까지 이르게 된다.

휴대폰, 컴퓨터 때문에 눈이 충혈될 때

21세기는 디지털시대로 컴퓨터 없이는 아무것도 할 수 없다. TV, 영화, 휴대폰, 컴퓨터, 각종 게임기 등 우리 가정과 직장에서 눈을 혹사시키는 사례가 이루 말할 수 없이 많다. 냉이는 눈이 벌겋게 충혈될 때까지 컴퓨터를 하는 어린이, 하루 종일 컴퓨터 모니터와 씨름하는 직장인들에게 좋다. 국, 죽, 무침, 튀김, 물김치를 해 먹거나 생것은 1일 300g, 건조한 것은 90g을 달여 먹는다. 냉이와 함께 속새 말린 것 30g을 달여 복용하고 물푸레나무 껍질 달인 물로 눈을 씻어주면 더 좋다.

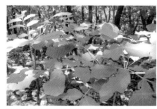
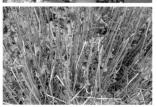

물푸레나무(위)와 속새(아래)

몸이 나른하고 피곤한 춘곤증 해소

봄이 되면 노곤하게 되어 피로함을 쉽게 느끼고 꾸벅꾸벅 조는 사람이 많은데, 대부분 비타민 부족에서 기인한 것이다. 인체가 겨울의 동면 상태에서 봄 활동기로 접어들면 신진대사가 빨라지고 비타민 소모량이 겨울보다 3~10배 늘어나기 때문이다.

＊천연 눈병 약 만드는 방법 : 봄, 가을에 냉이를 깨끗이 씻어 만든 생즙과 물푸레나무 수액(봄이나 여름에 물푸레나무 껍질에 상처를 내면 수액이 흘러나옴)을 1:1로 섞어 고운 천으로 걸러낸 다음 죽염을 조금 넣으면 천연 눈병 약이 된다.

냉이에는 각종 비타민과 무기질이 많이 들어있어 온몸이 나른해지고 졸음이 밀려오는 춘곤증을 없애주고 입맛을 돋우어 준다. 1일 300g을 무침, 국을 만들어 먹거나 살짝 데쳐 양념장에 찍어 먹는다. 냉이를 끓이면 국물에 각종 영양분이 우러나오니 반드시 국물까지 먹어야 된다. 냉이와 함께 칼슘과 비타민이 풍부한 달래무침을 만들어 먹을 때 식초를 조금 넣으면 비타민 파괴를 막을 수 있다.

지방간, 간경화 등 간질환

냉이는 간기(肝氣)를 소통하고 피를 맑게 한다. 콜린 성분이 간에 쌓인 독을 풀어주고 간 기능을 정상으로 회복시켜 주므로 간 기능이 쇠약하여 쉽게 피곤을 느끼는 간장쇠약, 간염, 지방간, 간경화에 좋다. 냉이죽을 끓여 먹거나 전초로 환을 만들어 1일 3회 20∼30알을 복용한다. 가루 낸 것을 하루에 한 숟가락을 먹어도 된다.

소변이 맑지 않고 우윳빛이나 쌀뜨물처럼 나올 때

냉이는 소변이 맑지 않고 혼탁하게 나오거나 우윳빛 또는 쌀뜨물처럼 뿌옇게 나오는 질환, 피가 섞여 나오는 혈뇨에 좋다. 냉이 전초를 말려 1일 40g을 달여 먹는다. 한삼덩굴 줄기와 잎 10∼20g을 함께 달여 복용하면 더 좋다.

＊냉이 발효차 만드는 방법 : 봄, 가을에 냉이를 채취하여 깨끗이 씻어 80∼90% 정도 건조시킨 뒤 큰 비닐봉지에 넣어 며칠간 놓아두면 그윽한 향이 나면서 발효가 된다. 발효된 냉이를 꺼내 뜨거운 물에 우려내 마신다.

자궁출혈 등 출혈성질환

냉이는 지혈효과가 탁월하여 출혈성질환에 좋다. 임산부의 유산이나 산후출혈, 대변출혈, 폐출혈, 망막출혈, 위장출혈에는 냉이 발효차*나 생즙을 내어 음용한다. 1일 지상부와 뿌리 20~50g을 달여 복용한다.

기타

냉이는 초기 고혈압, 변비, 병후 기력회복, 숙취해소, 부종, 홍역예방과 치료 등에 좋다.

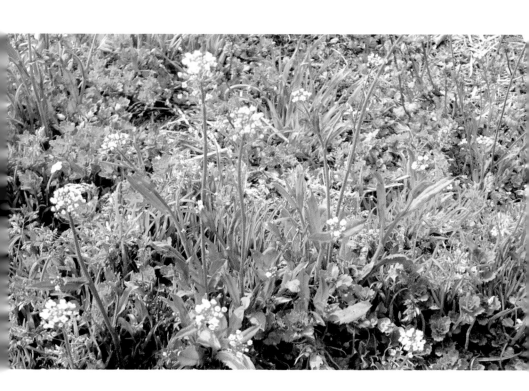

간 기능을 좋게 하고
이뇨작용이 뛰어난

질경이 車前草

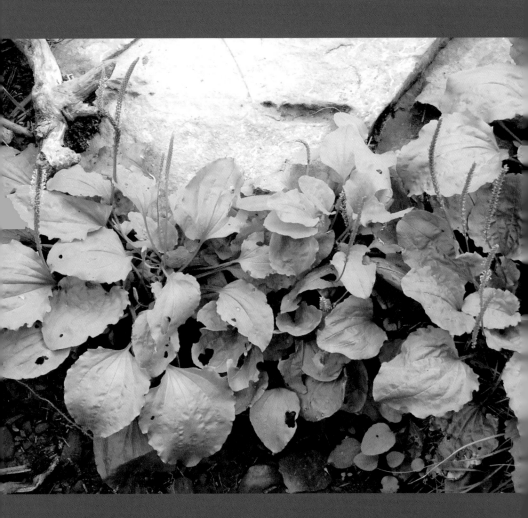

중국 한(漢)나라를 재통일한 광무제(光武帝) 시절에 지략과 용맹을 겸비한 마무(馬武)장군이 있었다. 무더운 여름, 마무장군이 이끄는 기마대가 적군을 추격하다가 황하 북쪽의 한 평원에 도달했다. 폭염과 심한 가뭄으로 강물은 말라 바닥이 쩍쩍 갈라지고 초원은 붉게 타 죽어 가는 최악의 상황이었다. 병사들과 말이 심한 갈증과 굶주림에 지쳐 피오줌을 누며 차례로 쓰러지자 마무장군은 진지를 구축하고 쉬게 했다.

한 병사가 지친 말을 돌보기 위해 밖으로 나갔다가 전차 주변의 풀을 열심히 뜯어먹는 말을 목격한다. 며칠 뒤 이 말은 혈뇨가 멎은 채 서서히 원기를 회복하는 기적 같은 일이 발생한다. 이 상황을 보고받은 마무장군은 말에게 이 풀을 계속 뜯어먹게 하고 병사들에게는 삶은 물을 마시게 했다. 이후 원기를 회복한 말과 병사들이 전쟁에서 대승을 거두고 도성으로 돌아온다.

광무제는 이 풀의 이름을 아무도 모르자 말과 병사들이 수레[차(車)] 주변과 앞[전(前)]에서 자란 풀[초(草)]을 먹고 전쟁에서 승리했다고 해서 차전초(車前草)라 부르게 하였는데 이것이 바로 질경이다.

질경이는 이름에서 알 수 있듯이 무척 질기고 왕성한 생명력을 가지고 있다. 극심한 가뭄이나 뙤약볕 아래서도 죽지 않고 강인하게 살아나는 식물이다. 우리 선조들은 봄이 되면 밭이나 들에 나가 달래, 냉이, 씀바귀와 함께 질경이를 캐 된장국이나 무침을 해 먹었던 나물이다. 씨앗으로 기름을 내어 불을 밝히기도 했다. 흉년이 들거나 춘궁기에 죽을 쑤어 먹었던 귀중한 구황식물이기도 하다.

민간에서는 잎과 뿌리를 위장병과 동맥경화, 당뇨병에, 씨앗을 눈병과 신경계통질환에 활용해 왔던 약용식물이다. 질경이는 우마차가 다니는 길에

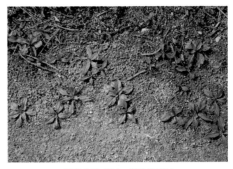

힘차게 올라오는 어린 질경이

많이 돋아나기 때문에 깊은 산길을 지나다가 질경이를 발견하면 근처에 인가가 있을 것이라고 예측하기도 했다.

질경이는 질경이과의 여러해살이풀로 일본, 러시아, 중국, 히말라야에 300여 종이 분포하고 있다. 우리나라에는 갯질경이, 왕질경이, 긴잎질경이, 털질경이, 창질경이 등 10종이 자생한다. 밭가, 빈터, 집 근처, 들판, 풀밭, 차량의 왕래가 잦은 도로 주변에서 해발 1,000미터가 넘는 고산지대까지 광범위하게 자생한다.

질경이는 사람이나 짐승의 발에 짓밟혀도 모질게 되살아나 붙여진 이름이다. 예로부터 우마차가 다니는 비포장 시골길에 군락을 이루고 자라 차과로초(車過路草), 차륜채(車輪菜), 수레바퀴에 짓눌려도 수북이 돋아나 흔적을 남긴다 하여 우유(牛遺), 수레 앞에서 발견된 풀이라 하여 차전초, 병든 말을 낫게 하였다 해서 마의초(馬醫草), 마제초(馬蹄草), 땅의 표면에 낮게 자라는 지피식물(地被植物)이어서 지의(地衣), 길장(짱)구, 찔광이, 배부장이, 빠(빼)쁘쟁이 등 다양한 이름으로 불리운다.

질경이는 줄기가 없고 뿌리에서 긴 타원이나 달걀 모양의 많은 잎이 곧바로 뭉쳐 나와 옆으로 넓게 퍼지면서 자란다. 줄기가 없다 보니 사람이나 짐승, 심지어 자동차가 지나가도 꺾이지 않고 쉽게 원래의 모습으로 되돌아와 자란다.

6~8월에 흰 꽃이 피고 지면 10월에 흑갈색의 자잘한 씨가 달린다. 삭과의 열매에는 6~8개의 종자가 들어 있는데 옆으로 갈라져 뚜껑처럼 열린다. 익은 열매는 스스로 툭 터져 땅에 흩어지기도 하지만 짐승의 털이나 사람의 옷에 붙어 멀리 이동한다. 크기는 5cm 정도밖에 되지 않는 것에서부터 배추포기처럼 큰 것에 이르기까지 토양이나 환경에 따라 천차만별이다.

질경이에는 플라보노이드(flavonoid), 탄닌(tannin), 콜린(choline), 플란타기닌(plantaginin), 아우쿠빈(aucubin), 카로틴(carotene), 베타시토스테롤(β-sitosterol), 비타민 A·B·C, 무기질과 단백질, 당분, 미네랄 등의 성분이 함유되어 있다.

질경이는 진해·거담 및 호흡 중추신경계에 작용을 하여 기침을 멈추고 가래를 삭인다. 위장 운동을 활발히 하고 체내 분비 신경을 자극하여 기관지 점액이나 소화액의 분비를 촉진한다. 항염·이뇨 작용을 통해 체내 노폐물을 배출하고 설사를 멈춘다. 해독작용이 뛰어나 간 기능을 활성화한다. 최근에는 씨앗의 항암억제작용에 대한 연구가 진행 중에 있고 중국에서는 씨앗을 다른 약재와 섞어 위암치료제로 활용하고 있다.

《동의보감》에는 질경이에 대해 "성질은 차고 맛은 달며 독이 없다. 기륭(氣癃, 몸이 쇠약하여 소변을 잘 누지 못하는 증상)에 쓰는데 오줌을 잘 나가게 하고 눈을 밝게 한다. 간의 풍열(風熱)과 풍독(風毒)이 위로 치밀어 눈이 충혈되고 아프며 예장(翳障, 눈이 흐리고 잘 보이지 않는 것)이 생긴 것을 치료한다."라고 기록되어 있다.

《직지》에는 "황달을 치료하는데 짓찧어 즙을 내서 먹는다."라고 적혀 있다. 《명의별록》에는 "소변 색이 붉은 증상을 다스리며 벌레를 없애준다."라고 되어 있다.

《본초》에는 "잎과 뿌리는 코피가 나오는 것, 피를 토하는 것, 피오줌 누는 것을 멎게 하고 씨앗은 간을 보해 준다."라고 적혀 있다.

《단심》에는 "장독(臟毒)*으로 하혈하는 것을 치료하는데 전초 한 움큼과 생강 한 조각을 갈아 마시면 피가 곧 멎는다."라고 적혀 있다.

한방에서는 질경이의 지상부[차전초(車前草)]와 씨앗[차전자(車前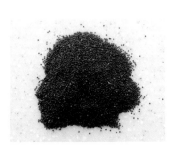子)]을 약재로 쓰고, 우리 몸의 수습(水濕)을 삼설(滲泄)하는 이수삼습약(利水滲濕藥) 중 소변을 잘 나오게 하는 이뇨통림약(利尿通淋藥)으로 분류한다. 맛은 달고 성질은 차다. 우리 몸의 간장, 신장, 소

질경이 씨앗(차전자)

---

*장독이란 혈치(血痔)라고도 하는데 열독(熱毒)이 장(臟)에 울적하여 대변을 볼 때 출혈을 일으키는 치질로 피의 색깔이 어둡다. 대장과 항문에 풍열사(風熱邪)와 습열사(濕熱邪)가 침범해서 일으키는 출혈을 말한다.

장, 폐를 이롭게 하는 약재이다. 잎을 차전엽(車前葉), 지상부 전체를 차전초(車前草), 씨앗을 차전자(車前子), 뿌리를 차전근(車前根)이라고 한다.

지상부 외에 뿌리도 약재로 쓸 수 있다. 어린잎은 고추장이나 쌈장에 싸서 먹을 수 있다. 기름에 볶거나 국을 끓여 먹어도 되고 부침개나 튀김, 장아찌를 만들어 먹어도 된다. 잎과 뿌리를 뜨거운 물에 살짝 데쳐 나물로 무쳐 먹거나 약한 불에 덖어 차로 만들 수 있다. 잎은 봄부터 여름까지 따서 그대로 말린다.

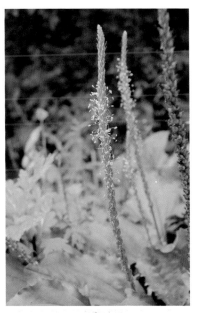

질경이 씨앗은 까맣게 익으면 저절로 터져 사방으로 흩어져 버리기 때문에 익기 전에 열매가 달린 밑동을 잘라 말려서 씨앗을 채취해야 한다. 잘 마른 씨앗은 살짝 볶아서 가루 내거나 기름을 내서 쓴다. 씨앗을 그냥 달이게 되면 씨앗에 붙어 있는 겉껍질이 떨어져 혼탁해 지기

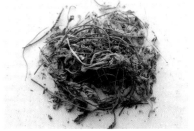

질경이 꽃(위)과
지상부를 건조한 것(아래)

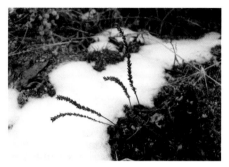
한겨울 지상부가 말라버린 질경이

때문에 면포에 싸서 달이면 좋다.

뿌리는 가을부터 이듬해 봄까지 채취하여 말린다. 한여름에는 잎과 뿌리를 달여 먹거나 가루 내어 환을 만들어 먹는다. 열매가 여물고 꽃대가 마르면 약효가 없으므로 이때는 뿌리만 쓴다. 전초를 설탕에 1 : 1 비율로 재어 3개월 간 발효시키면 발효액이 된다. 전초를 곱게 갈아 죽을 쑤어 먹거나 물김치를 담가 먹어도 된다.

질경이의 촘촘하고 무리 지어 자라는 특성을 이용하면 잡초를 뽑는 고생을 덜 수 있다. 발아가 잘되므로 가을에 씨앗을 받아 놓았다가 이른 봄 잡초가 무성하게 자라 성가신 곳에 듬뿍 뿌려 놓으면 빼곡하게 새순을 밀고 올라온다. 한번 뿌리를 내리면 토질이나 기후를 가리지 않는다. 봄에 어린것을 옮겨 심어도 된다.

질경이는 아무데서나 잘 자라고 흔히 볼 수 있는 식물이지만 그 쓰임새는 다양하다. 아파트 단지나 도로 주변 등 오염된 환경에서 자란 것이 아닌 깨끗한 곳에서 자란 것을 사용해야 한다. 질경이는 찬 성질이기 때문에 몸이 차가운 사람이나 평소 소화기관이 약해 설사를 자주 하는 사람은 많은 양을 장복하지 않도록 주의한다.

■ 질경이로 질병 치료하기

소변불통으로 생긴 부종

질경이는 습열(濕熱)의 사기(邪氣)를 소변으로 배출하는 이뇨작용이 탁월하다. 오줌 줄기가 시원치 않고 방울방울 떨어지거나 소변을 볼 때 심한 통증이 있는 증상, 방광염으로 인한 소변불통, 부종에 좋다. 1일 잎과 뿌리 20~30g을 달여 먹거나 씨앗을 살짝 볶아 가루 내어 환을 만들어 1일 3회 5~10알을 복용한다. 1일 볶은 씨앗 5~15g을 달여 식전에 음용하거나 옥수수수염 100g을 같이 달여 먹는다. 신장질환으로 생긴 심한 부종에는 2~3kg짜리 호박의 속을 파낸 다음 꿀 400~600g과 질경이 30~50g을 넣고 찐 다음 그 물을 1일 3회 80~120g을 마신다.

자궁출혈, 대장출혈 등 출혈성질환

질경이는 지혈작용이 탁월하므로 원인을 알 수 없는 특발성 혈뇨, 토혈, 혈변 등 출혈성질환에 쓴다. 1일 3회 볶은 씨앗 10~20g을 달여 먹거나 환을 지어 1일 3회 5~10알을 먹는다. 잎과 뿌리 500g을 생즙 내어 1일 3회 나누어 마셔도 된다.

만성간염, 간경화 등 간질환

질경이는 쇠약해진 간 기능을 활성화시켜 주므로 만성간염 등 간질환에 좋다. 1일 볶은 씨앗 5~15g을 달여 먹거나 가루 내어 환을 지어 1일 3회 5~10알을 복용한다. 어린잎으로 국을 끓여 먹거나 전초로 발효액을 만들어 음용해도 된다. 간 기능 쇠약으로 생긴 황달에는 1일 잎과 뿌리 30g을 달여 먹는다.

방광염, 요도염 등 염증성질환

질경이는 항염증작용이 뛰어나 방광염, 요도염, 늑막염 등 염증성질환에 좋다. 1일 잎과 뿌리 500g을 생즙 내어 마신다. 신장염에는 1일 3회 볶은 씨앗과 옥수수수염 각 15g을 같이 달여 식전에 마신다. 무릎관절에 물이 고이고 퉁퉁 부어오르며 아픈 관절염에는 잎과 뿌리 20~30g을 달여 차처럼 마신다.

이질, 설사

질경이는 세균성 이질이나 설사를 멈추게 한다. 급·만성이질, 여름에 더위로 인한 설사에 좋다. 볶은 씨앗으로 죽을 끓여 먹는다. 1일 잎과 뿌리 200g을 생즙 내어 음용한다.

위·십이지장궤양, 위경련, 토사곽란

질경이는 항균작용 및 위장운동을 활발히 하여 소화액의 분비를 촉진한다. 위·십이지장궤양, 위경련, 더위 먹고 체한 데, 토사곽란에 좋다. 1일 볶은 씨앗 5~15g을 가루 내어 먹거나 뿌리 20g을 생즙 내어 마신다.

만성기침 및 천식

질경이는 진해·거담작용이 탁월하여 어린이 기침, 만성기관지염, 해수, 천식, 감기 몸살에 좋다. 1일 잎과 뿌리 10~20g을 달여 먹거나 발효액을 만들어 음용한다.

눈이 붓고 충혈되는 안과질환

질경이는 간열(肝熱)을 내려서 눈을 밝게 한다. 간(肝)에 열이 치성(熾盛)하여 눈이 붓고 붉게 충혈되거나 눈앞에 꽃이 아른거리는 증상에 좋다. 1일 잎과 뿌리 20~30g을 달여 마시거나 1일 볶은 씨앗 5~15g을 달여 음용한다.

기타

질경이는 두통, 숙취해소, 신장결석, 뱀한테 물렸을 때, 피부미용, 콜레스테롤 감소 등에 좋다.

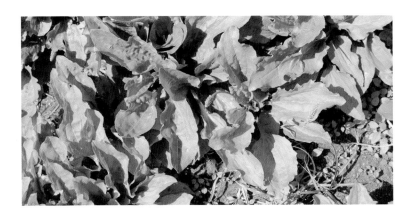

21

위장기능을 강화하고
간질환에 좋은

용담 龍膽

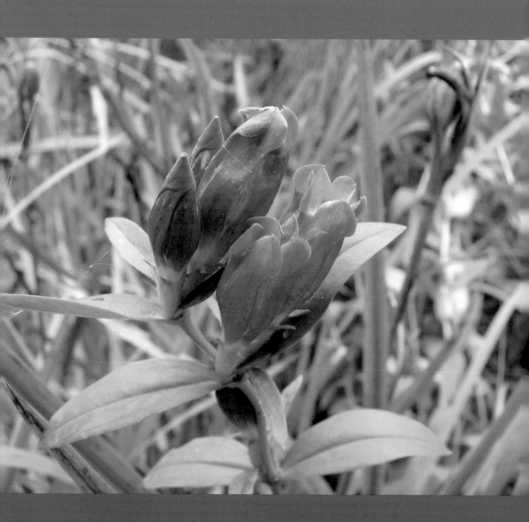

옛날 어느 산골에 마음씨 곱고 착한 나무꾼이 노모를 모시고 살았다. 그런데 노모가 갑자기 원인을 알 수 없는 병에 걸려 시름시름 앓더니 점점 병약해 갔다. 나무꾼은 노모의 건강을 회복시키기 위해 매일 이산 저산을 돌아다니며 귀한 약초를 캐서 달여 먹었으나 차도가 없었다.

그러던 어느 추운 겨울날, 눈 덮인 산에서 땔감을 마련하고 있었다. 그런데 산토끼 한 마리가 눈 속에서 풀뿌리를 캐고 있는 시늉을 하고 있었다. 나무꾼이 산토끼를 잡으려하면 도망을 가다가 눈 속을 계속 헤집는 것이다. 이상한 생각이 든 나무꾼이 산토끼가 있던 곳을 자세히 살펴보니 말라버린 줄기에 시들어 버린 보라색 꽃이 달려 있었다.

나무꾼은 산신령이 산토끼로 변신하여 노모의 병을 치료할 수 있는 귀한 약초를 알려 준 것이라 생각하고, 이 식물의 뿌리를 캐서 병든 노모에게 열심히 달여 먹었더니 얼마 되지 않아 노모가 신기하게 병을 털고 일어났다고 한다.

나무꾼은 산신령이 가르쳐 준 약초로 노모의 병을 고쳤다고 하여 이 풀을 신령초(神靈草)라 부르고, 이웃 사람들에게도 이 사실을 알려 후세까지 귀중한 약초로 전해 내려오게 되었는데 이 일화에 나오는 식물이 바로 용담(龍膽)이다.

용담은 늦여름부터 늦가을까지 무리 지어 피는 쑥부쟁이, 구절초, 신국과 함께 고고한 자태를 마음껏 뽐내는 대표적인 가을꽃 중의 하나이다. 만추(晩秋)의 한가로운 휴일에 호젓한 숲속에서 청초

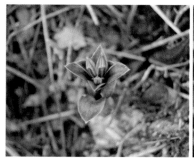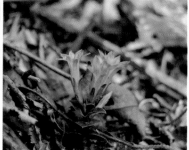

구슬붕이 잎(왼쪽)과 꽃(오른쪽)

하고 순수한 꽃을 활짝 피운 용담을 만나면 그렇게 반가울 수 없다. 가느다란 줄기에 꼬마 종을 거꾸로 매달고 있는 짙은 보라색의 꽃봉오리를 보고 있노라면 미지의 푸른 우주 속으로 푹 빠져 들어가는 신비한 느낌이 든다.

용담 꽃은 골치 아픈 이 세상의 모든 마음의 번뇌가 씻어지는 평온함을 느끼게 한다. 그러나 찬 서리를 맞아 말라비틀어져 가는 기다란 줄기에 마지막 몸부림을 치며 피어 있는 꽃봉오리는 그리운 님을 멀리 보내고 그 님이 다시 되돌아오기만을 기다리는 가냘픈 여인의 모습처럼 애처로워 측은한 마음이 들기도 한다.

용담은 용담과의 여러해살이풀로 일본, 중국, 시베리아 등 전 세계에 500여 종이 분포한다. 우리나라에는 잎과 꽃송이가 제일 큰 큰용담, 중북부 산지에서 볼 수 있는 비로용담, 흰 바탕에 청록색 무늬의 꽃을 피우는 산용담, 흰그늘용담, 흰비로용담, 진퍼리용담, 멧용담, 칼잎용담, 구슬붕이 등 10여 종이 제주도에서 백두산에 이르기까지 한반도 전역에 자생하고 있다.

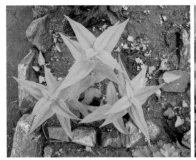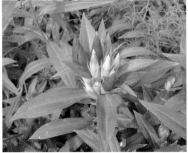

용담 잎(왼쪽)과 꽃봉오리(오른쪽)

용담은 잎이 까마중[용규(龍葵)]처럼 생겨 용규(龍葵), 뿌리와 뿌리줄기의 맛이 무척 써 쓸개 담(膽)을 붙여 용규담(龍葵膽)으로 부르다가 용담(龍膽)이 된 것이다. 뿌리가 웅담보다 더 쓴맛이 나는 용(龍)의 쓸개[담(膽)]라는 의미로 용담, 신령이 알려 준 풀이라 하여 신령초, 초룡담, 용담초, 담초, 가는(거친)과남풀, 과남풀, 관음풀(초), 백근초, 고담 등 다양한 이름으로 불리운다.

용담은 전국의 산기슭과 산지의 풀밭, 들녘, 숲속에서 볼 수 있는데 20~60cm 정도로 자란다. 긴 타원형의 잎은 잎자루가 없이 줄기에서 마주나고 끝이 뾰족하다. 잎의 가장자리가 밋밋하고 3개의 잎맥이 나란히 있다.

8~10월에 줄기와 잎 사이에서 꽃봉오리가 다닥다닥 붙어 있어꽃자루가 없는 것처럼 보인다. 11월에 꽃이 지면 좁쌀만 한 새까만 열매가 들어 있는데 날개 같은 것이 달려 있다. 흰색의 굵은 뿌리에기는 수염뿌리가 사방으로 퍼져 있으며, 뿌리를 씹어보면 무척 쓴맛이 입안에 오랫동안 남는다.

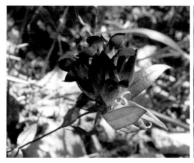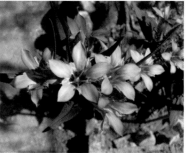

다양한 모양의 용담 꽃

용담은 자생지의 토양이나 기후에 따라 꽃봉오리 색이 진한 보라색, 자색, 짙은 청색, 흰색 등 다양하게 핀다. 활짝 핀 꽃은 하늘을 향해 꽃잎 끝이 모두 뒤로 젖혀 있고 아랫부분이 봉긋하게 부풀어져 있다. 그 모양이 특이하고 아름다워 지나가는 사람들의 손에 단숨에 줄기가 꺾여 지기도 한다.

관상가치가 뛰어나다보니 일부 몰지각한 사람들이 마구잡이로 캐 가는 바람에 깊은 산속, 사람의 발길이 많이 닿지 않는 곳에 숨어서 피는 것만 볼 수밖에 없는 아쉬움이 있다. 예쁜 꽃봉오리를 피운 용담은 끊임없이 사람들의 손을 타 생존의 위협을 받게 된 식물이 되어 버린 것이다. 이대로 가다가는 얼마 있지 않아 멸종 위기식물로 지정되지 않을까 염려가 된다.

《동의보감》에는 용담에 대해 "성질은 몹시 차고 맛이 쓰며 독이 없다. 위 속에 있는 열과 열병, 열설(熱泄, 설사), 이질 등을 치료한다. 간과 담의 기를 돕고 놀라서 가슴이 두근거리는 것을 멎게 하며 골증열(骨蒸熱)을 없애고, 장(腸)의 작은 벌레를 죽이며 눈을 밝게 한다."라고 쓰여 있다.

《본초》에는 "뿌리가 10여 가닥으로 갈라진 것은 우슬(쇠무릎)과 비슷한데 담(膽)즙같이 무척 써 초룡담이라 한다. 음력 2월과 8월, 11월과 12월에 뿌리를 캐어 구리칼로 가는 뿌리와 흙을 긁어 낸 뒤 감초 달인 물에 하룻밤 담갔다가 볕에 말려 쓴다. 이 약은 공복에 먹으면 오줌을 참지 못한다."라고 기록되어 있다. 《의감》에는 "하초(下焦)*의 습열에 주로 쓰며, 눈을 밝게 하고 간을 시원하게 한다."라고 적혀 있다.

용담에는 겐티오피크린(gentiopicrin, gentiopicroside), 겐티신(gentisin), 겐티아닌(gentianine), 쿠마린(coumarin), 플라본(flavone), 탄닌, 과당 등의 성분이 함유되어 있다. 용담의 강한 쓴맛을 내는 성분은 겐티오피크린인데 입안의 미각신경을 자극하여 위액의 분비를 촉진시킨다.

용담은 하초(下焦)의 간담(肝膽)에 쌓인 습사(濕邪)와 열사(熱邪)를 내려주는 작용이 탁월하다. 항염증작용이 강해 염증 세포의 탐식 기능을 강화시켜 주며, 녹농균, 변형간균, 뇌막염쌍구균, 황색포도상구균을 억제시키는 효능이 있다.

한방에서는 용담 뿌리[용담(龍膽)]를 약재로 쓰고, 우리 몸의 열을

---

*하초(下焦) : 간장(肝腸), 신장(腸腎), 대장(大腸), 소장(小腸), 방광(膀胱)을 말하는데 우리 몸의 대사과정에서 생긴 쓸모없는 물질을 대소변을 통해 내보내는 기능을 말하는데, 하초의 기능이 장애되면 설사와 배뇨장애를 나타낸다.

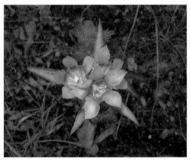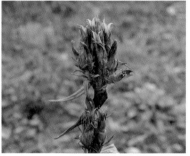

파란 우주 속 같은 용담 꽃봉오리(왼쪽)와 말라버린 꽃봉오리(오른쪽)

내려주는 청열약(淸熱藥) 중 청열조습약(淸熱燥濕藥)으로 분류한다. 맛은 무척 쓰고 성질은 차다. 우리 몸의 간장과 담을 이롭게 하는 약재이다.

우리나라에 자생하는 용담과의 식물은 모두 약재로 사용할 수 있는데 뿌리 외에 잎, 꽃, 줄기도 약재로 쓸 수 있다. 어린잎은 살짝 데쳐 찬물에 우려내어 나물로 무쳐 먹는다. 줄기는 봄부터 가을까지 마르기 전에 채취하여 쓴다.

꽃은 봉오리가 맺혔을 때 따서 말린다. 뿌리는 가을부터 이듬해 봄까지 캐서 그대로 말려 쓴다. 뿌리를 35도 술에 담가 3개월이 지난 뒤 건더기를 버리면 용담주(龍膽酒)가 된다. 꽃과 줄기, 뿌리를 설탕에 1 : 1 비율로 재어 담그면 발효액이 된다. 뿌리는 무척 쓰나 줄기와 잎, 꽃은 쓴맛이 나지 않는다.

용담은 식전에 소량을 복용하면 위액 분비를 촉진시켜 소화가 잘 되나 많은 양을 먹으면 오히려 소화기능이 감퇴되어 두통, 안면 홍조, 어지럼증, 설사 등을 일으킬 수 있다.

용담은 찬 성질이기 때문에 평소 비장과 위장의 기능이 약해 소화가 잘되지 않거나 몸이 냉한 사람은 다량을 장복하지 않도록 유의한다. 또한 체질에 따라 유산될 수 있으므로 임산부는 사용하지 않는 것이 좋다.

용담은 송이송이 달린 꽃들이 피고 지기를 반복해서 개화기간이 긴 편이나 햇살이 정점을 이루는 정오를 기점으로 한두 시간 활짝 피었다가 시들어 버린다.

식용, 약용으로도 뛰어나고 꽃이 아름다워서 관상용으로 인기가 매우 높다. 용담은 반그늘 지고 통풍이 잘되면서 습도가 있는 산성 토양이 적지이다. 가을에 종자를 받아 바로 땅에 파종하거나 이듬해 봄에 일찍 파종하면 새순이 올라온다. 가을이나 이른 봄, 뿌리에 붙은 눈을 여러 개로 포기나누기해서 햇볕이 잘 드는 곳에 심어도 된다.

청아한 보라색 꽃을 피우는 용담은 형형색색으로 물들었다가 서서히 물러가는 가을 산야에서 조용히 겨울을 맞이하는 우리의 사랑스런 가을꽃이다. 용담 꽃은 화려하고 탐스러워 한 번 보면 그 자태에 반해 버린다. 원예종으로 품종개량을 하면 화초로 손색이 없을 뿐만 아니라 꽃차로 개발하면 좋을 것이다.

■ 용담으로 질병 치료하기

간화(肝火) 또는 간풍(肝風)으로 인한 정신 혼미, 의식불명

용담은 간화*나 간풍*을 없애 주는 효능이 탁월하다. 높은 열과 함께 정신을 잃고 쓰러져 정신이 혼미하거나 의식이 불분명할 때, 팔다리가 제멋대로 움직이는 질병, 옆구리가 아픈 통증, 두통, 귀가 잘 들리지 않을 때, 눈이 붉게 충혈될 때 쓸 수 있다. 1일 뿌리 5~10g을 달여 복용하는데 주용담(酒龍膽)을 쓰면 더 좋다.

한방에서는 용담을 주자법(酒炙法)으로 포제(炮製)하여 쓰는데 막걸리나 청주를 스프레이에 넣고 건조한 용담뿌리에 분무하여 2~4시간 정도 밀폐해서 술기운이 완전히 스며들게 한다. 그런 다음 프라이팬에 올려 약한 불로 겉이 짙은 황색이 될 때까지 볶되 약간 촉촉할 때 꺼내 말려 쓰면 된다. 이렇게 포제한 것을 주용담(酒龍膽)이라고 하는데 고열을 동반한 두통, 눈의 충혈, 이명에 좋은 효과를 볼 수 있다.

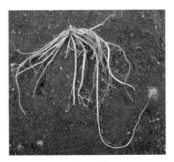
용담 뿌리

----

*간화 : 정신적 자극을 지나치게 받거나 간의 양기가 왕성하여 생긴 사열(邪熱)이다. 머리가 어지럽고 얼굴과 눈이 붉어지며, 심하면 심한 경련과 함께 정신을 잃고 쓰러져 혼수상태가 된다.

*간풍 : 체내 몹시 열이 성하거나 음혈(陰血) 부족으로 생긴 질환이다. 신체 경련, 사지 마비, 이명 등이 발생한다.

만성간염, 간경화 등 간질환

용담은 약리실험에서 변형간균과 만성전염성 간염 억제작용이 탁월한 것으로 나타났다. 만성간염, 간경화 등 간질환, 간담습열(肝膽濕熱)로 인한 황달에 좋다. 1일 주용담 5~10g을 달여 먹는다.

뇌막염, 결막염 등 염증성질환

용담은 항염증작용이 우수해서 뇌막염, 결막염, 유행성뇌척수막염* 등 염증성질환에 사용할 수 있다. 1일 주용담 10g을 달여 복용한다.

위염, 위산과다 등 각종 위장질환

용담의 강한 쓴맛은 미각신경을 자극하여 위액과 담즙 분비를 촉진하고 위장과 장의 운동 기능을 활발히 하므로 만성 위장병, 위염, 위산과다에 좋다. 1일 주용담 5~10g을 달여 먹거나 술로 담가 소주잔으로 한두 잔씩 마신다.

체내 습사(濕邪)가 쌓여 생긴 피부질환

용담은 우리 몸에 습한 기운이 쌓여 생긴 습진, 여성의 냉대하, 생식기가 붓고 가려운 증상, 소변을 볼 때 통증과 함께 오줌이 찔끔

---

*유행성뇌척수막염(流行性腦脊髓膜炎) : 겨울부터 봄까지 수막염균에 의해 주로 어린이에게 많이 발병하는 질환으로 갑작스런 두통, 오한, 고열, 구토를 일으킨다. 체온이 38~40℃로 상승하고 심하면 의식불명, 붉은 반점이나 얼룩 모양의 피부발진, 출혈성 피부질환이 일어나 사망하기도 한다.

찔끔 나오는 사람에게 좋다. 1일 주용담 5~10g을 달여 음용하거나 진하게 달인 물로 환부를 씻어 준다.

한여름 더위를 먹어 소화가 잘되지 않을 때
용담은 한여름철 더위를 먹어 밥맛이 없고 소화가 잘되지 않을 때 쓸 수 있다. 뿌리의 쓴맛이 식욕을 돋우어 소화가 잘되게 한다. 1일 주용담 5g을 달여 식전에 복용한다.

기타
용담은 기미, 주근깨, 여드름 등 피부질환, 류머티즘관절염, 손발마비, 이뇨 등에 좋다.

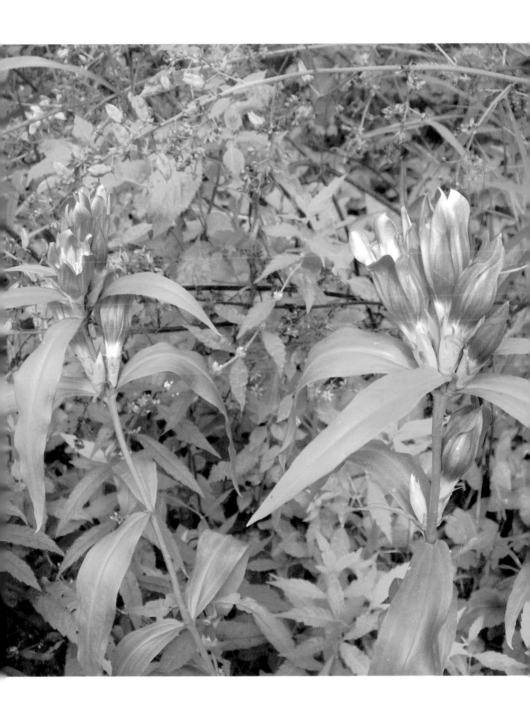

원기를 회복시켜 주고
위 점막을 보호하는

참마 山藥

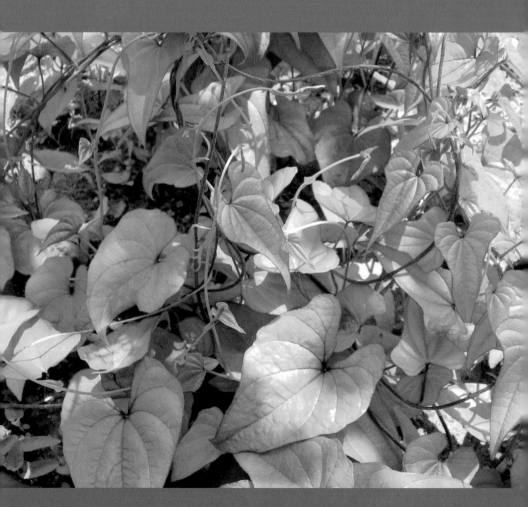

삼국시대 백제에 가난하고 미천한 약초꾼 서동(薯童)이라는 사람이 있었다. 서동은 신라 제26대 진평왕(眞平王)의 셋째 딸 선화공주(善花公主)가 마음씨도 착하고 아름다운 미모를 가지고 있다는 소문을 듣고 흠모를 하게 된다. 곧바로 신라로 달려간 서동은 노래[서동요(薯童謠)*]을 지어 온 장안에 퍼트린다. 이 노래는 순식간에 어린이, 어른 할 것 없이 모르는 사람이 없을 정도로 퍼져 결국 궁중까지 소문이 나게 된다.

진평왕은 공주가 아무리 결백을 주장해도 믿지 않는다. 결국 선화공주는 진평왕의 노여움을 사 궁중에서 쫓겨나게 된다. 서동은 불쌍한 선화공주를 데리고 백제로 와 혼인을 한다. 서동은 공주의 지혜로 참마를 캤던 곳 주변에 매장되어 있던 금광에서 금을 캐 신라 궁중에 보낸다. 서동은 진평왕의 인정을 받아 백제의 무왕 자리에 오르게 된다.

참마[산약(山藥)]의 원래 이름은 서여(薯蕷)이다. 그런데 산약으로 바꿔 부르게 된 것은 다음과 같은 사연이 있다. 중국 당나라 대종(代宗)의 이름이 이예(李預)인데 백성들이 참마를 왕의 이름인 서여라고 거침없이 부르자 뭇사람들이 임금님의 이름를 부르지 못하도록 서약(薯藥)으로 고쳐 부르도록 했다. 이후 송나라 영종(英宗)의 이름이 조서(趙薯)다 보니 서약을 산에서 나는 약이라 해서 산약(山

---

*〈서동요(薯童謠)〉: 우리나라 최고의 향가(鄕歌, 백성들이 불렀던 노래)로 서동이 지은 노래(善化公主主隱 他密只嫁良置古 薯童房乙 夜矣卯乙抱遺去如)

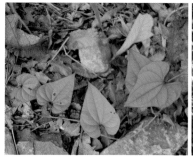
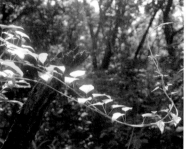

참마(봄)   참마(여름)

藥)으로 또 고쳐 부르게 해서 지금까지 내려온 것이다.

참마는 마과의 덩굴성 여러해살이풀로 일본, 중국 등 전 세계에 600여 종이 분포한다. 우리나라에는 참마(마), 부채마, 단풍마, 국화마, 각시마, 도꼬로마 등이 자생하고 수입 재배품종인 단마가 있다.

참마는 일본 사람들이 무척 즐겨 애용하는 식물로 많은 가정에서 텃밭에 심어 가꾼다. 일본 여인들이 마죽을 아침상에 올리면 전날 밤 남편의 진한 사랑에 대한 노고의 대가이고, 저녁상에 올리면 그날 밤 남편으로부터 사랑을 받고자하는 것이라는 우스운 이야기도 있다. 일식집에서 식사 전에 흰 점액질의 마즙을 작은 그릇에 담아 내 놓거나 계란 노른자와 함께 곁들여 내 놓기도 하는데 이 모두가 마를 갈아서 만든 것이다.

참마는 뿌리를 서여, 산약, 산에서 우연히 만난 식량이라 하여 산우(山芋), 산에서 나는 콩이라 하여 야산두(野山豆), 회산약(淮山藥), 불장서(佛掌薯), 옥연(玉延), 산저(山藷), 연초(延草), 서약(薯藥), 사우(蛇芋), 구황강(九黃薑), 야백서(野白薯), 선자서(扇子薯), 백약자(白藥

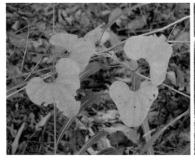
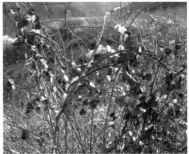

참마(가을)　　　　　　　　　　　　　　참마(겨울)

子) 등 다양한 이름으로 불리운다. 줄기는 산약등(山藥藤), 주아(珠芽,
구슬눈)는 영여자(零余子), 서예자(薯預子), 서여과(薯蕷果), 열매는 풍
차아(風車兒)라고 부른다.

　참마는 높은 산에는 없고, 산지 초입의 숲속이나 산과 들의 양지
바른 곳에서 볼 수 있는데 주변의 나무나 바위를 칭칭 감고 자란다.
줄기에 마주하거나 어긋나는 하트형의 잎이 달리는데 잎자루가 길
고 끝이 뾰족하다. 6~7월에 하얀 꽃이 피고 지면 잎겨드랑이에서
주아 형태의 동그란 열매가 달린다.

　우리나라 토종 참마는 3개의 바람개비 같은 날개가 달려 있는 삭
과(蒴果)로 그 속에 종자가 들어 있다. 둥근 기둥 모양의 뿌리가 땅
속 깊게 파고 들어가는데 아래쪽으로 점점 굵어지다가 끝에는 뭉
뚝하다. 재배마는 덩이뿌리로 고구마나 주먹을 쥔 모양 같이 생긴
것이 있고, 덩이뿌리에 수백 개의 수염뿌리가 달린 품종도 있다.

　참마는 발아된 뒤 이듬해부터 옆으로 이동을 하면서 자라는 독특
한 식물이다. 일반 식물은 한번 뿌리를 내리면 사람이 캐서 옮기거

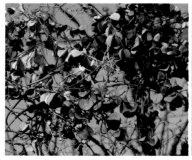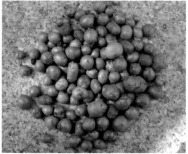

참마 열매(왼쪽)와 재배마 주아(오른쪽)

나 산사태, 홍수 등 천재지변이 아닌 이상 한곳에서 일생을 마감하는데 참마는 그렇지 않다.

참마는 새순이 나오면서 뿌리의 영양분을 줄기와 잎으로 올려 보낸다. 이때부터 뿌리는 서서히 영양분을 소모하기 시작해 물렁물렁해지다가 쭈그러들어 빈 껍질만 남고 줄기는 왕성하게 지상으로 뻗어 수 미터를 자라면서 꽃을 피운다. 그러다가 7~8월이 되면 줄기와 뿌리가 만나는 부근에서 새로운 하얀 뿌리가 생겨 나와 영양분이 많은 땅속을 찾아 뿌리를 내린다. 이렇게 해마다 새로운 곳으로 움직이며 자라기에 몇 년이 지나면 원래 있던 곳에서 떨어져 있는 것을 볼 수 있다. 참마는 땅속의 영양분이 뭉쳐 있는 곳을 찾아 살아가는 기이한 특성을 지니고 있다.

《동의보감》에는 참마에 대해 "성질은 따뜻하고 맛은 달며 독이 없다. 허로로 여윈 것을 보하며 오장을 충실하게 하고 기력을 도와준다. 살을 찌개 하고 힘줄과 뼈를 튼튼하게 한다. 심규(心竅)를 잘 통하게 하고 정신을 안정시키며 의지를 강하게 한다. 음력 2월, 8월

에 뿌리를 캐어 겉껍
질을 벗기는데 흰 것
이 제일 좋고, 푸르고
검은 것은 약으로 쓰
지 않는다."라고 적혀
있다.

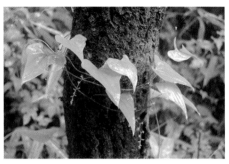
나무를 감고 오르는 참마

《본초》에는 "굵고
큰 것의 누런 껍질을 벗기고 물에 담그되 백반가루를 조금 넣어 두
었다가 하룻밤 지난 다음 꺼내 침과 같은 것을 닦아 내고 약한 불기
운에 말린다."라고 기록되어 있다.

참마에는 스테로이드 사포닌 일종인 디오스신(dioscin), 디오스
게닌(diosgenin), 야모게닌(yamogenin), 크리프토게닌(kryptogenin), 콜
린(choline), 델타압시신Ⅱ(δ-abscisinⅡ), 피틴산(phytic acid), 만난
(mannan), 뮤신(mucin), 글리신(glycine), 세린(serine), 전분, 비타민 C
등의 성분이 함유되어 있다.

참마는 근골을 튼튼하게 해 주고 기력을 강화시켜 준다. 옛 의서
에는 오래 먹으면 귀와 눈이 밝아지는 보약으로 소개되어 있다. 폐
기(肺氣)와 폐음(肺陰) 부족으로 인한 허약증 및 해수, 천식, 신음허
(腎陰虛)로 생긴 허리와 무릎이 시리고 연약한 증상, 정액이 저절로
흘러나오거나 자신의 의지와 상관없이 오줌을 흘리는 증상, 음허
내열(陰虛內熱)로 발생한 소길(消渴, 당뇨병), 신제 허약과 빈혈로 인
한 사지마비에 써 왔던 약용식물이다.

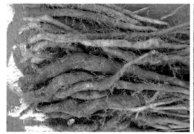
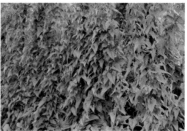

참마 뿌리   재배마

한방에서는 참마 뿌리[산약(山藥)]를 약재로 쓰고, 우리 몸의 부족한 것을 보태주고 자양하는 보익약(補益藥) 중 원기를 회복시켜 주는 보기약(補氣藥)으로 분류한다. 맛은 달고 성질은 평하다. 비장과 신장, 폐를 이롭게 하는 약재이다.

뿌리 외에 잎, 줄기, 열매도 쓸 수 있다. 어린잎은 살짝 데쳐 나물로 먹을 수 있고 튀김이나 전을 부쳐 먹어도 된다. 공처럼 생긴 주아는 가을에 따서 그대로 35도 술에 담그거나 말려 쓴다. 밥을 지을 때 한 웅큼 넣어 주아밥을 지어 먹으면 고소하고 맛있는 영양밥이 된다.

뿌리는 가을부터 이듬해 봄까지 캐서 쓴다. 생것을 그대로 갈면 생즙이 되고 35도 술에 담그거나 설탕과 1:1 비율로 재어 발효액을 만든다. 잘게 썰어 말려 가루 내어 죽, 수제비, 칼국수에 넣어 먹거나 구이, 찜을 해 먹어도 된다.

참마를 맨손으로 오랫동안 손질하거나 겉껍질을 벗기면 옥살산칼슘(calcium oxalate) 성분으로 인해 피부에 가려움증과 염증을 일으켜 심하게 가렵다. 이 증상은 체질에 따라 일시적으로 발생한다. 장갑을 끼고 씻으면 가렵지 않으며, 가려움증이 발생하면 식초를 한 숟가락 정도 물에 타서 헹구면 된다.

참마를 강판에 갈면 폴리페놀(polyphenol) 성분이 폴리페놀라제(polypenolase) 효소에 의해 산화되어 거무스름하게 갈변이 되므로 이때도 식초를 탄 물에 담갔다가 사용하면 변색을 막을 수 있다.

재배 참마 덩이뿌리에 수없이 달린 잔뿌리와 겉껍질을 손쉽게 벗길 때 한방에서는 천법(燀法)이라는 포제법(炮製法)을 사용한다. 냄비에 물을 넣고 센 불을 가해 물이 팔팔 끓게 되면 참마를 넣고 5~10분 정도 기다린다. 그러면 마의 겉껍질이 갈라지면서 스스로 벗겨지는데, 이때 꺼내어 남아있는 겉껍질을 제거하면 된다.

참마는 높은 산이나 아주 추운 산간지대를 제외하곤 토양이 비옥하고 배수가 잘되면 어디서나 재배할 수 있다. 가을이나 이른 봄에 씨앗이나 주아를 땅에 묻고 흙을 덮으면 거의 다 발아한다. 새순이 올라오면 지지대를 해주어 덩굴손이 잘 타고 올라가도록 해주면 된다.

뿌리가 직근성이어서 평지에 심어 놓으면 수확을 할 때 힘이 들 수 있으니 경사진 곳에 뿌리를 내리도록 하면 훨씬 수월하다. 참마는 성질이 비교적 부드러워 단방으로 쓰기 보다는 주로 보조약으로 많이 쓰는데, 단방으로 쓸 때는 용량을 많이 사용해야 효과를 볼 수 있다.

■참마로 질병 치료하기

정력부족 등 성 기능 쇠약

참마는 신장 기능을 강화하여 우리 몸의 정기가 빠져나가는 것을

막아준다. 하초가 약해 성행위를
하지 않았는 데도 정액이 저절로
흘러나오는 유정, 몽설, 조루에 좋
다. 1일 뿌리 20~30g을 달여 먹거
나 곱게 가루 내어 환을 지어 1일
3회 30~40알을 복용한다.

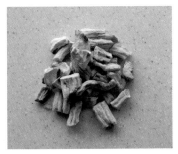

참마 약재

비위(脾胃) 기능 쇠약의 소화불량, 위장병

참마에 함유되어 있는 끈적끈적한 점액질의 뮤신은 단백질의 흡수
를 돕고 디아스타아제(distaste, 녹말을 분해하는 효소)는 음식물을 3~4배
정도 빨리 소화되도록 촉진시켜 속을 편안하게 한다.

평소 비허(脾虛)로 식욕이 없고 조금만 먹어도 소화가 잘되지 않
아 속이 더부룩하거나 자주 설사를 할 때, 위장병에 좋다. 음식을
먹기 전에 뿌리로 생즙을 내어 소주잔으로 한잔씩 마시거나 환을
지어 1일 3회 30~40알을 복용한다.

건강한 피부 유지 및 여성 호르몬 분비 강화

참마는 항산화작용이 강해 건강한 피부를 만들어 주고 여성호르몬

의 생성량을 증대시켜 주므로 갱년기로 접어드는 중년 여성에게 좋다. 뿌리를 갈아 생즙을 내어 1일 2회 소주잔으로 한 잔씩 마시거나 환을 지어 1일 3회 30~40알을 먹는다.

여성의 요실금 및 대하

참마는 신장 기능 쇠약으로 발생하는 요실금, 오줌이 자주 마렵거나 소변을 볼 때 자신의 의지와 상관없이 오줌을 흘리는 증상, 여성의 대하에 좋다. 발효액을 꾸준히 음용하거나 환을 지어 1일 3회 30~40알을 먹는다.

허약 체질, 병후 쇠약

참마는 허약해진 원기를 회복시켜 주는 자양강장제로 평소 허약체질이거나 오랜 지병으로 신체가 쇠약해진 사람에게 좋다. 뿌리로 발효액을 담가 마시거나 환을 지어 1일 3회 30~40알을 복용한다.

폐허(肺虛)로 인한 기침, 해수 등

참마는 폐의 진액을 생성시켜 설사를 멈추어 주고 기침과 가래, 천식을 삭인다. 폐허(肺虛)로 기침을 심하게 하고 숨이 가쁜 천식, 폐결핵에 좋다. 1일 뿌리 30~40g을 달여 먹거나 환을 지어 1일 3회 30~40알을 복용한다. 발효액을 만들어 꾸준히 음용해도 좋다.

당뇨병

참마는 인슐린 분비를 촉진하여 혈당을 떨어뜨려주므로 딩뇨병에 좋다. 1일 뿌리 30~40g을 달여 마시거나 환을 지어 1일 3회 30~40 알을 먹는다.

기타

참마는 빈혈, 기억력 강화, 중풍 예방과 치료, 수족냉증, 숙취해소 등에 좋다.

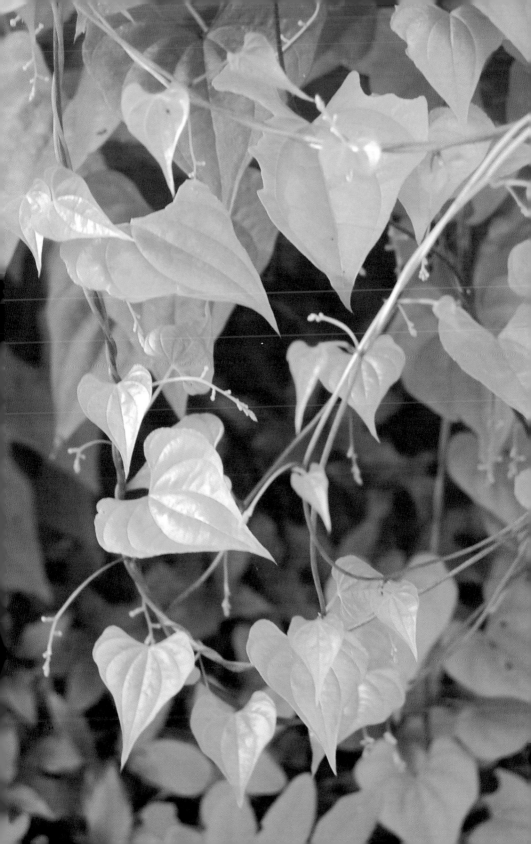

폐를 튼튼하게 하여
기운을 북돋워 주는

둥굴레玉竹

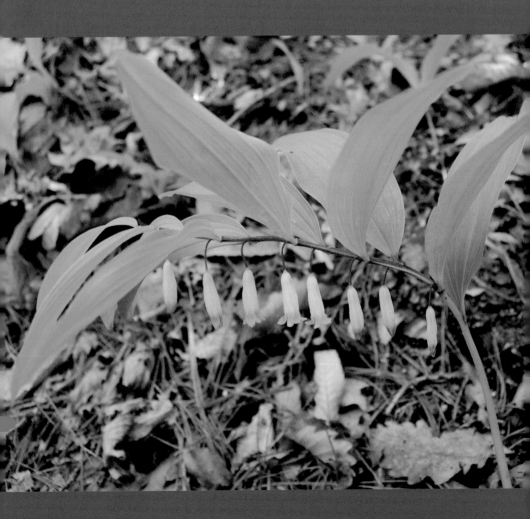

중국 한나라 7대 황제인 한무제(漢武帝)가 어느 날 민심을 살피기 위해 평상복 차림으로 궁궐 밖을 나와 시골 마을을 지나가고 있었다. 백발이 성성한 노인이 밭에서 열심히 일을 하는데 젊은이 못지않게 힘이 넘쳐 나는 것을 목격한다. 무슨 특별한 연유가 있는 것 같아 노인을 찾아가 이런저런 세상 돌아가는 이야기를 듣기로 했다.

한무제 앞에 앉은 노인의 치아는 튼튼하고 눈에서 밝은 광채가 나는 것이었다. 한무제가 노인에게 힘이 펄펄 넘치는 건강 비법이 무엇인지를 묻자 이 노인은 평소에 둥굴레로 떡과 술을 빚어 먹는다고 했다. 한무제는 황궁으로 돌아와 둥굴레를 평생 애용했다고 한다. 당시 한나라 백성의 수명이 40세 정도이었으나 한무제는 무려 71세까지 생존한 것으로 기록되어 있다.

둥굴레는 백합과의 여러해살이풀로 중국, 일본 등 전 세계에 40여 종이 분포한다. 우리나라에는 멸종 위기종인 층층둥굴레, 잎 가장자리에 무늬가 있는 무늬둥굴레, 큼지막한 흰 꽃이 2~3개씩 모여 달리는 용둥굴레, 식물 전체가 다른 둥굴레보다 큰 왕둥굴레, 낚

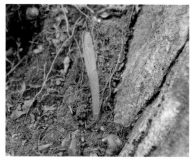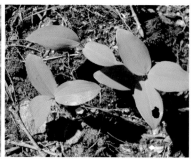

둥굴레 새순(왼쪽)과 둥굴레 어린잎(오른쪽)

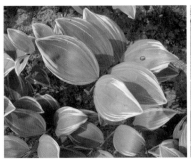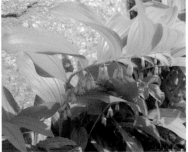

무늬둥굴레(왼쪽)와 왕둥굴레(오른쪽)

시둥굴레 등 10여 종이 자생하는데 우리 산야에서 흔히 만나는 것은 각시둥굴레다.

둥굴레는 전국의 산기슭, 바위틈, 들에서 볼 수 있다. 20~50cm 정도로 자란다. 긴 타원형의 잎은 서로 어긋난다. 5월에 녹색을 띤 흰 꽃이 줄기에 조랑조랑 매달려 피고 9월에 검은 열매가 맺힌다. 굵은 육질의 황백색 뿌리는 땅속 깊이 박혀 있지 않고 줄기 밑동에서 직각으로 옆으로 뻗어 나가는데 굴레 모양의 마디가 있고, 가늘고 긴 수염뿌리가 많이 달린다.

둥굴레는 잎맥이 잎 끝에서 둥굴게 모아져 둥굴레, 동그랗고 하얀 꽃이 은방울꽃처럼 피어 둥굴레, 둥근 뿌리에 굴레 모양의 마디가 많아 둥굴레라고 부른다. 둥굴레 잎이 옥(玉)같이 맑고 눈부시며 줄기와 뿌리가 대나무[죽(竹)]처럼 마디가 있어 옥죽(玉竹), 신선이 먹는 음식이라 하여 선인반(仙人飯), 선인유량(仙人遺糧), 토죽(兎竹), 위유(萎蕤), 여위, 죽네풀, 괴무릇, 괴불꽃, 죽대뿌리, 황지(黃芝), 소필관엽(小筆管葉), 녹죽(鹿竹), 야생강(野生薑), 산생강(山生薑) 등 다양

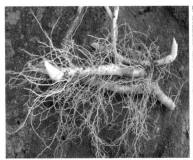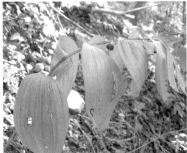

둥굴레 뿌리(왼쪽)와 열매(오른쪽)

한 이름으로 불리운다.

둥굴레는 전국에 널리 분포되어 있고, 뿌리를 쉽게 캘 수 있는 데다 전분이 많고 영양이 풍부하여 흉년이 들거나 기근(饑饉)이 들었을 때 구황식물로 인기가 높았다.

우리 선조들은 둥굴레를 고구마나 감자, 마처럼 밥에 살짝 찌거나 구어서 먹었는데 밤처럼 구수하고 끓이면 단맛이 우러나와 달콤하면서 향긋하다. 숲속을 지나다보면 눈에 많이 띄는데 따사로운 햇살이 비추는 양지바른 곳에서는 무리지어 자라는 것을 볼 수 있다. 등산객의 왕래가 빈번한 등산로에서 사람의 발길이 닿지 않는 깊은 산비탈에 이르기까지 가녀린 줄기에 앙증맞은 꽃송이를 줄줄이 매단 채 다소곳이 고개를 숙이고 있다.

둥굴레 뿌리는 멧돼지가 아주 좋아한다. 산행을 하다보면 등산로 주변 땅이 여기저기 파헤쳐져 있는데 뿌리는 온데간데없고 줄기만 나뒹굴고 있는 것을 종종 목격하게 된다.

멧돼지가 온 산야를 뛰어다니며 지치지 않는 강한 힘을 발휘하는

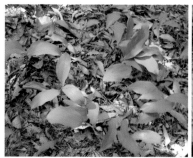
은방울꽃

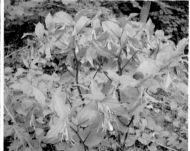
윤판나물

것은 온갖 산야초 뿌리를 캐 먹는 것도 있겠으나 자양강장제인 둥굴레도 크게 한몫을 하고 있는 것이다. 멧돼지는 누가 가르쳐 주지 않았음에도 독초인 초오나 미치광이풀 뿌리는 아예 거들떠보지 않고 약용식물만 캐서 먹는 지혜가 있다.

둥굴레와 모양이 비슷한 식물로 윤판나물, 풀솜대, 애기나리, 은방울꽃이 있는데 윤판나물은 노란꽃이, 풀솜대와 애기나리는 줄기 끝에 하얀 꽃이 핀다. 풀솜대 뿌리는 둥굴레처럼 생겼으나 연한 갈색이다. 윤판나물은 토란 같은 알뿌리가 달리고, 애기나리는 실뿌리이므로 캐어 보면 쉽게 구별이 된다. 둥굴레, 윤판나물, 풀솜대, 애기나리 어린잎은 살짝 데쳐 나물로 먹을 수 있다. 윤판나물과 애기나리 뿌리는 기침, 가래, 해수, 천식에, 풀솜대 뿌리는 두통, 사지마비, 유방염, 양기 부족에 좋다.

둥굴레는 새순이 올라올 때 독초인 은방울꽃과 흡사하게 생겨 혼동하기 쉽다. 은방울꽃은 하얀 방울꽃이 조롱조롱 매달리고 실뿌리가 달려 있다.

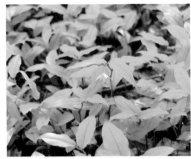
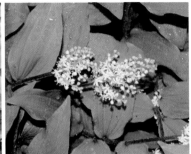

애기나리   풀솜대

둥굴레에는 만니톨(mannitol), 티아민(thiamine), 카로틴(carotene), 아스파라긴산(aspartic acid), 콘발라마린(convallamarin), 콘발라린(convallarin), 비타민 A, 전분, 점액질 등의 성분이 함유되어 있다.

둥굴레는 뼈와 근육을 튼튼하게 하고 오장을 편안하게 한다. 비위(脾胃)를 이롭게 하고 심장과 폐를 부드럽게 한다. 혈당을 떨어뜨리고 지방간을 예방해 준다. 남성의 정력을 강화시켜 주고, 여성의 불감증을 낮게 해 줄 뿐만 아니라 노화를 방지하는 건강장수 식품 중의 하나이다.

《동의보감》에는 둥굴레[옥죽(玉竹)]에 대해 "성질은 평하고 맛이 달며 독이 없다. 중초를 보하고 기를 도우며, 오로칠상(五勞七傷, 정신적·육체적 고통으로 인해 허해진 것을 말함)을 낮게 한다. 음력 2월과 8월에 뿌리를 캐서 볕에 말린다."라고 기록되어 있다.

《본초》에는 "뿌리는 말려도 딱딱하지 않고 기름기와 윤기가 있다. 오랫동안 먹으면 몸이 가뿐해지고 얼굴이 좋아지며, 늙지 않고 배가 고프지 않다. 매실과 함께 먹지 않는다."라고 쓰여 있다.

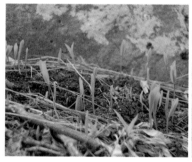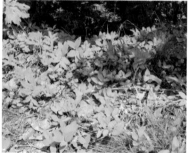

무리 지어 올라오는 둥굴레

《입문》에는 "태양의 정기를 받은 것으로 생것을 써도 되나 오래 두고 먹으려면 아홉 번 찌고 아홉 번 말려 쓴다."라고 적혀 있다.

한방에서는 둥굴레 뿌리[옥죽(玉竹)]를 약재로 쓰고, 우리 몸의 부족한 것을 보태주고 자양하는 보익약(補益藥) 중 보음약(補陰藥)으로 분류한다. 맛은 달고 성질은 약간 차다. 우리 몸의 위장과 폐를 이롭게 하는 약재이다.

둥굴레는 뿌리 외에 잎, 꽃, 줄기도 쓸 수 있다. 어린잎과 꽃은 봄부터 여름까지 채취하여 살짝 데쳐 나물, 튀김, 부침, 샐러드를 해서 먹는다. 뿌리는 가을부터 이듬해 봄까지 캐서 잔뿌리를 제거한 다음 술에 하룻밤 담갔다가 쪄서 말린다.

술에 담그지 않고 생것을 쪄서 말리거나 그대로 말려 프라이팬에 볶아 가루 내어 미숫가루처럼 물에 타서 먹어도 된다. 강정, 떡, 조청, 장아찌, 환을 만들거나 끓인 물로 죽, 식혜, 칼국수, 수제비, 콩국수를 해 먹어도 된다. 35도 술에 담가 3개월이 지난 뒤 건더기를 버리면 둥굴레주가 된다. 잎, 줄기, 뿌리를 설탕에 1 : 1 비율로 재어 3개월 이상 발효시키면 발효액이 된다.

둥굴레는 추위에 강하고 병충해도 거의 없어 재배를 많이 한다. 가을에 까만 열매를 채취해서 이듬해 이른 봄에 뿌리면 새순이 올라온다. 가을부터 이듬해 봄에 굵은 뿌리를 엄지손가락 길이만큼 잘라 배수가 잘되는 모래흙에 심어 놓으면 새순이 나오는데 그대로 방치해도 잘 자란다.

텃밭이나 정원 한쪽에 심어 놓았다가 봄에 새싹이 올라오는 부분을 뿌리와 함께 잘라 포기나누기를 해도 된다. 둥굴레는 꽃이 예뻐 관상용으로도 인기가 좋다. 화단이나 화분에 여러 포기를 심어 놓으면 대나무 숲을 연상하게 할 정도로 올라오는데 햇볕을 보지 않으면 개화가 잘되지 않는다.

둥굴레는 다양한 종류의 차로 개발, 시판되어 차라는 선입견이 강하나 그 속에 숨어 있는 약효는 질병 치료약으로 전혀 손색이 없다. 우리 몸의 진액을 생성시켜 노화를 지연시켜 주는 무병장수(無病長壽)의 약재이니 현대를 살아가는 우리에게 더할 나위 없이 좋은 약용식물이다.

최근에는 둥굴레의 항암효과에 관한 연구가 진행되고 있을 정도이다. 소화기능이 허약하고 기운이 없어 옆구리나 등에 담이 자주 결리는 사람, 잠이 무척 많은 사람은 한꺼번에 많은 양을 장복하지 않도록 주의해야 한다.

■둥굴레로 질병 치료하기

폐렴, 폐결핵 등 폐질환

둥굴레는 폐에 조사(燥邪)가 침범하여 발생하는 마른기침, 가래가 끈적끈적하게 나올 때, 입안과 인후가 건조한 증상, 폐결핵으로 인한 미열과 오한(惡寒), 머리가 어지럽고 가슴이 답답할 때, 해수, 감기몸살에 좋다. 1일 뿌리 10~20g을 달여 먹거나 차·발효액을 만들어 마신다.

허약 체질, 병후 쇠약

둥굴레는 원기를 회복시켜 주는 효능이 있어 기력이 없을 때 인삼이나 황기의 대용품으로 쓰기도 한다. 체내 물질대사 장애로 몸이 점점 쇠약해지거나 병후 기력이 약해지고 힘이 없는 신체 허약 증상에 좋다. 뿌리로 죽을 쑤어 먹거나 환을 만들어 1일 3회 20~30알을 복용한다. 식은땀이 자주 나고 몸이 점점 허약해지면 황기 250g을 푹 달여 함께 마시면 더 좋다.

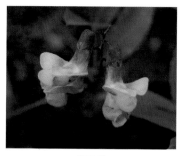

황기 꽃

원기부족으로 인한 심신허약과 피로회복

둥굴레는 허로로 인한 여러 가지 질환에 좋다. 우리 몸은 원기가 부

족하거나 피로가 지나치면 진액이 손상되고 장부의 기혈 순환이
제대로 되지 않아 온몸에 열이 나서 입이 마르고 가슴이 답답하다.
신체가 이유 없이 마른다거나 한열(寒熱)이 나는 허로(虛勞) 증상이
나타난다. 1일 뿌리 20~30g을 복용하거나 곱게 가루 내어 죽을 쑤
어 먹는다.

기미, 주근깨 등 피부질환

둥굴레는 진액 부족으로 인한 피부 노화를 방지하는데 기미, 주근
깨, 만성건성습진 등 피부질환에 좋다. 1일 뿌리 20~30g을 달여 마
시고 줄기와 잎으로 생즙을 내어 바른다.

당뇨병

둥굴레는 동물실험에서 뿌리 추출물이 혈당을 강하시키는 작용이
현저하게 나타나는 것이 입증되었다. 당뇨병에는 뿌리를 살짝 쪄
서 말려 1일 20~30g을 달여 먹거나 환을 지어 1일 3회 30~40알을
복용한다. 1일 여주 열매 10~20g을 달여 먹거나 환을 지어 1일 3회
30~40알을 복용한다.

풍습성심장병 등 심장질환

둥굴레는 동물실험에서 뿌리 추출물이 심장박동을 증강시키고 죽
상동맥경화(동맥 내벽에 지방과 염증세포, 섬유소가 쌓여 혈관이 좁아지는 증
상)로 인한 반괴(班塊) 형성을 풀어주는 효과가 나타났다. 풍습성심

장병, 관심병(冠心病)으로 인한 심장박동쇠약, 관상동맥죽상경화성 심장병에 좋다. 1일 뿌리 10~20g을 달여 먹거나 전초로 발효액을 만들어 음용한다.

기타

둥굴레는 소곡이기(消穀易肌, 음식이 쉽게 소화되어 식사 후 금방 배고픔을 느끼는 증상), 소변이 자주 마려울 때, 입안이 마르는 증상 등에 좋다.

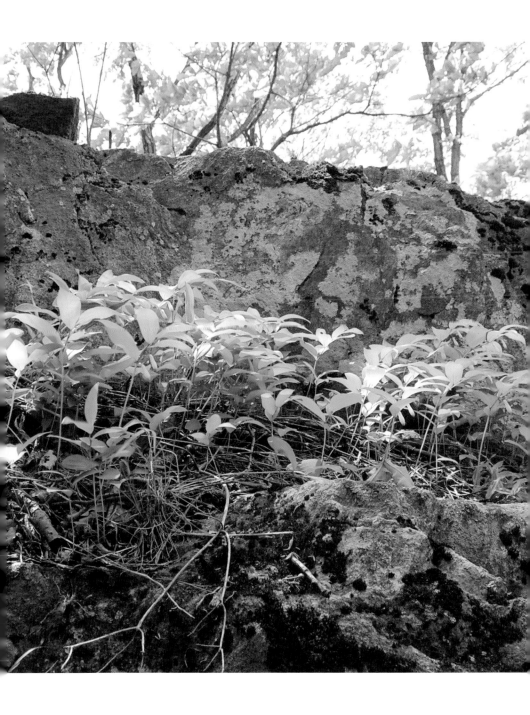

비타민이 풍부하고
위장에 좋은

감나무 柿蒂

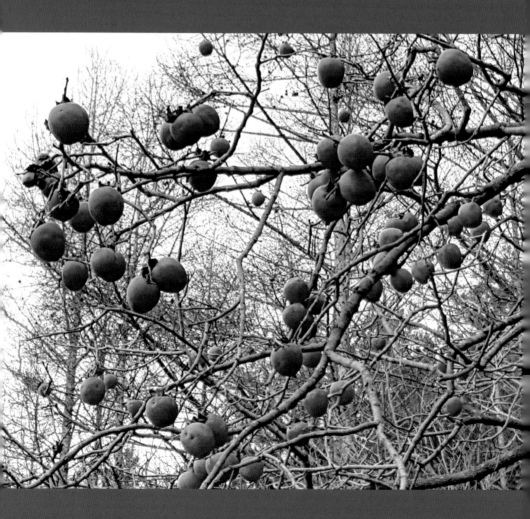

가을이 깊어 갈수록 감나무에 달려 있는 감은 붉게 익고 푸른 하늘 아래 주렁주렁 매달려 가을의 정취를 흠뻑 느낄 수 있게 하는 대표적인 가을 과수이다.

우리나라는 고려 인종 16년(1138년)에 고욤나무를 재배했고, 성종 1년(1470년)에는 여러 가지 방법으로 감을 활용했다는 기록이 있는 것으로 보아 조선 초기에 감나무를 재배한 것으로 추정된다.

일본은 8세기, 유럽은 17세기, 중국은 BC 2세기경부터 재배를 했는데 최고(最古)의 농업기술서인 《제민요술(齊民要術)》과 당나라의 《신수본초(新修本草)》에 감나무 재배에 관한 내용이 수록되어 있다.

우리 선조들은 감나무가 칠절오색(七絶五色)과 문무충절효(文武忠節孝)를 겸비한 오상(五常)을 가진 나무로 예찬을 아끼지 않았다. 칠절은 첫째 다른 나무에 비해 수명이 길다[수(壽)]. 둘째 잎이 넓어 그늘이 많다[다음(多陰)]. 셋째 새가 둥지를 틀지 않는다[무조소(無鳥巢)]. 넷째 벌레가 끼지 않는다[무충두(無蟲蠹)]. 다섯째 단풍이 들면 보기 좋고 아름답다[霜葉可玩]. 여섯째 과실이 먹음직스럽다[가실(佳實)]. 일곱째 떨어진 잎은 기름지고 크다[낙엽비대(落葉肥大)]라고 했다.

오색은 목재가 검고[흑(黑)], 잎은 푸르며[청(靑)], 꽃은 노랗고[황(黃)], 열매는 붉으며[홍(紅)], 곶감에 하얀 가루[백(白)]가 있다고 했다. 문무충절효는 잎이 넓어 종이처럼 글씨를 쓸 수 있어 문(文), 단단한 가지나 줄기는 화살촉으로 사용할 수 있어 무(武), 익은 감은 겉과 속이 똑같이 붉어 충(忠), 서리가 내려도 달려 있어 절(節), 홍시

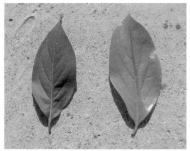

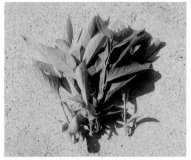

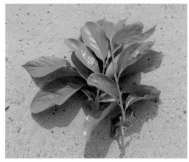

고욤나무 잎과 감나무 잎(위)
고욤나무(가운데)와 감나무(아래)

는 치아가 없는 노인도 먹을 수 있는 과일이어서 효(孝)라고 했다.

감나무는 감나무과의 낙엽성교목으로 중국, 일본, 유럽 등 전 세계에 200여 종이 분포하고 있다.

감나무는 유사종인 돌감나무와 고욤나무 등 2종이 있으나 이들은 열매가 1~2cm 정도로 작아 감나무를 접붙일 때 이용하고 있다. 우리나라 재래종 감나무는 모두 떫은 감이 달리고, 단감이 달리는 단감나무는 일본에서 도입된 품종이다.

감나무는 감이 달리는 나무라 해서 시수(柿樹), 감을 시자(柿子), 잎을 시엽(柿葉), 곶감을 시병(柿餠), 감꼭지를 시체(柿蒂), 과실이 빨갛다고 하여 우심홍주(牛心紅珠), 볕에 말린 것을 백시(白柿), 불에 말린 것을 오시(烏柿), 백시의 겉에 두텁게 내돋은 것을 시상(柿霜)이라고 부른다.

감나무는 암수한그루로 6~14m 정도로 자란다. 줄기의 겉 껍질은 비늘 모양으로 갈라지며 작은 가지에 갈색 털이 있다. 타원형의 잎은 서로 어긋나고 뒷면은 녹색인데 광택이 난다. 5~6월에 잎겨드랑이에서 황백색 꽃이 피고 지면, 10월에 주황색의 네모나 달걀 모양의 열매가 달린다. 고욤나무는 감나무와 흡사하여 혼동을 할 수 있으나 열매가 아주 작고 씨가 굵다.

감에는 비타민, 탄닌(tannin), 펙틴(pectin), 트리테르페노이드(triterpenoid), 수크로오스(蔗糖 sucrose), 프룩토오스(果糖 fructose), 글루코오스(glucose) 등의 성분이 함유되어 있다. 이중

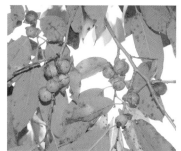
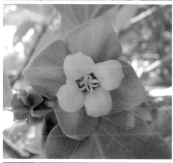
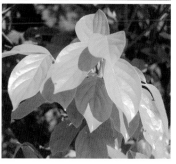

열매가 아주 작은 고욤나무(위)
감나무 꽃(가운데)과 잎(아래)

수용성의 탄닌 성분이 떫은맛을 내게 하고 단백질과 작용하여 변을 굳게 만든다.

감에는 비타민 C가 사과의 10배 정도 함유되어 있어 1일 2개만 먹어도 1일 섭취량으로 충분하다. 잎에는 비타민 C, B, K가 들어

있다. 비타민 C는 혈관이 딱딱하게 굳지 않도록 막아주는 작용을 하는데 잎 100g에 1,000~2,000㎎이 포함되어 있다.

감나무는 수세(樹勢)가 강건하고 병충해가 적어 남부지방에서는 집 주변, 들판에 폭넓게 재배하고 있으나 내한성(耐寒性)이 약해 중부 이북 지방에서는 볼 수 없다. 감은 단것이 귀했던 시절에 귀중한 과일로 취급을 받았지만 떫은맛 때문에 생감은 먹을 수 없다.

우리 선조들은 생감을 항아리에 넣거나 채반에 담아 바람이 잘 부는 감나무에 올려놓아 자연 상태로 떫은맛이 없어지게 하거나 곶감을 만들어 먹었다. 탈삽법*을 통해 떫은맛을 제거하여 먹는 지혜가 있었다. 떫은 감을 통에 넣고 으깨어 10일 정도 발효시켜 걸러낸 것을 시삽(枾澁)이라 하여 칠기의 밑칠이나 어망·의류를 염색하는데 사용했고, 검은 무늬가 있는 흑시(黑枾)는 고급 가구재로 이용하기도 했다.

＊감의 떫은맛을 제거하는 여러 가지 탈삽법

■온탕탈삽법(溫湯脫澁法) : 45℃ 정도의 온탕에 15~24시간 떫은 감을 침지시킨 뒤 거적이나 이불을 덮어 보온을 유지시키면 탈삽이 되는데 옛날 농가나 가정에서 많이 활용했다.
■알코올탈삽법 : 밀폐된 나무통이나 철통용기 밑바닥에 목면(木綿)을 깔고 감을 차곡차곡 쌓아 놓은 다음 35도 알코올을 분무한 뒤 밀봉시켜 1주일 정도 지나면 탈삽이 되는데 대량탈삽에 이용한다.
■가스탈삽법 : 밀폐공간에 감을 쌓아 놓고 액화탄산가스, 이산화탄소, 드라이아이스를 같이 넣어 두면 1일 내로 탈삽이 되는데 대량으로 탈삽을 요하는 영업용에 적합하다.
■동결탈삽법 : -20℃ 부근에서 냉동시켜 그대로 저장을 하면 서서히 탈삽이 되는데 20~80일 정도 소요된다.

《동의보감》에는 홍시(紅柿)에 대해 "성질은 차고 맛은 달며 독이 없다. 갈증을 멈추고 폐위(肺痿)와 심열을 치료한다. 음식 맛을 나게 하고 술독과 열독을 풀어 준다. 위열(胃熱)을 내려 입이 마르는 것을 낫게 하고 토혈을 멎게 한다."라고 쓰여 있다.

《본초》에는 "불에 말린 오시(烏柿, 일명 화시火柿)는 독을 빼고 쇠붙이에 다치거나 불에 덴 것, 새살을 돋아나게 하거나 설사를 멎게 한다. 햇볕에 말린 곶감인 백시(白柿)는 비위를 튼튼하게 하고 오랜 식체를 삭인다. 얼굴에 난 주근깨를 없애고 어혈을 삭이며 목소리를 곱게 한다. 빛이 검푸른 먹감인 비시(椑柿)는 술독을 풀고 갈증을 멎게 하며, 위 속의 열을 없애는데 사용한다."라고 기록되어 있다.

한방에서는 감나무 꼭지[시체(柿蔕)]를 약재로 쓰고, 우리 몸의 기기(氣機)를 소통시켜 기의 순환이 순조롭지 못하고 뭉쳐 있는 기체(氣滯)를 제거해 주는 이기약(理氣藥)으로 분류한다. 맛은 쓰고 성질은 평하다.

감나무는 감꼭지 외에 감, 잎, 꽃, 곶감도 약재로 쓸 수 있다. 감

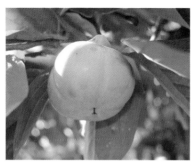

재래종 떫은 감

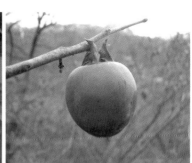
홍시

은 진해·거담작용이 강해 해수, 기관지염, 해열, 갈증해소, 갑상선질환에 좋다. 잎은 토혈을 동반한 해수, 혈소판 감소성질환, 안저출혈, 월경과다에 쓴다.

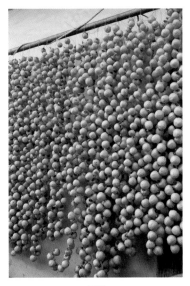
곶감

곶감은 지혈작용이 탁월하여 토혈, 각혈, 소변출혈, 장출혈 등 출혈성질환이나 이질에 사용한다. 감꼭지 추출물은 진정작용을 나타내고 위의 찬 기운이나 역한 기운이 위로 역상하는 것을 내리는데 딸꾹질, 야뇨증, 구토에 좋다. 특히 곶감은 당도가 높고 영양분이 많아 등산, 골프 등 힘든 운동을 할 때 간식으로 추천할 수 있는 우수한 식품이다.

감은 위장을 튼튼하게 하고 비타민이 풍부하게 함유되어 있는 훌륭한 식품이기는 하나 평소 변비가 심해 굳은 대변을 보는 사람은 많이 먹지 말아야 한다.

탄닌은 철분이 체내에 흡수되는 것을 억제하는 성질이 있으므로 철분결핍성 빈혈환자나 철분성분이 들어 있는 약을 복용하고 있는

＊천연 감식초 만드는 방법 : 가을에 떫은 감을 따서 꼭지를 제거한 뒤 항아리에 그대로 담아 1년 동안 놓아두었다가 건더기를 버리면 맑고 하얀 천연 감식초가 된다.

사람도 피해야 한다.

감을 게와 함께 먹으면 복통, 구토, 설사가 발생할 수 있는데, 이것은 감의 탄닌 성분이 게의 단백질과 결합하여 딱딱하게 굳은 채 장에 남기 때문이다. 또한 떫은 감은 소화효소의 작용을 방해하므로 먹지 않는 것이 좋다.

■ 감나무로 질병 치료하기

중풍 예방과 치료

뇌출혈로 반신불수가 되었을 때 떫은 감즙* 50g을 같은 양의 무즙과 섞어 1일 2회씩 7일간 마시게 하고, 7일간은 쉬는 방법을 쓰는데 효과가 나타나면 중지한다. 감즙과 무즙을 섞어 1일 2~3회 소주잔으로 한 잔씩 마시면 중풍을 예방할 수 있다.

고혈압, 동맥경화

감나무는 몸을 따뜻하게 하고 혈액순환을 좋게 하며, 모세혈관을 튼튼하게 한다. 감잎차*를 꾸준히 달여 마시거나 어린잎을 말려 가루 내어 1일 한 숟가락을 복용한다.

---

*감즙을 낼 때는 떫은 감의 꼭지를 떼어 내고 짓찧어 5~6일 두었다가 헝겊으로 짜면 감즙이 나오는데 질그릇에 밀폐하여 저장한다.

배탈, 설사 등 위장질환

감나무는 위장기능을 활발하게 하여 장을 튼튼하게 하는 작용을 한다. 설사나 배탈이 났을 때는 감 1~2개에 꿀을 넣고 달여 먹거나 믹서에 갈아 마신다. 감꽃을 달여 먹거나 말려 가루 내어 복용한다.

신경과민으로 인한 불면증

곶감 3개에 540㎖의 물을 붓고 약한 불로 20~30분간 달여 취침 전에 먹거나 감잎차를 마시면 신경이 안정되어 편안한 잠을 잘 수 있다. 감이나 잎에는 카페인이 들어 있지 않다.

딸꾹질

1일 감꼭지 건조한 것 8~16g을 달여 복용한다. 솔잎과 함께 달여 먹으면 효과가 더 좋다.

간반(肝斑)

눈 주변이 새까맣게 변하는 간반*에는 감잎을 가루 내어 들기름이나 올리브유에 개어 바른다.

- -

*감잎차 만드는 방법 : 5~6월에 잎을 따서 찜통에 30초에서 1분 정도 찌기를 2~3회 반복한 다음 그늘에 말려 사용한다. 장기간 찌면 비타민 C가 손실이 되고 한여름이나 가을에 채취한 잎은 질기고 차로 끓여도 제맛이 나지 않으며 약효도 없다.

*간반 : 여성의 호르몬 이상, 심한 스트레스, 자외선, 변비 등으로 인해 이마, 눈의 가장자리, 볼 등 얼굴에 갈색이나 황색, 거무스름한 얼룩 같은 점이 발생하는 질병이다.

기타

감나무는 식체, 토혈, 숙취해소, 감기 몸살, 면역력저하, 야맹증 등
에 좋다.

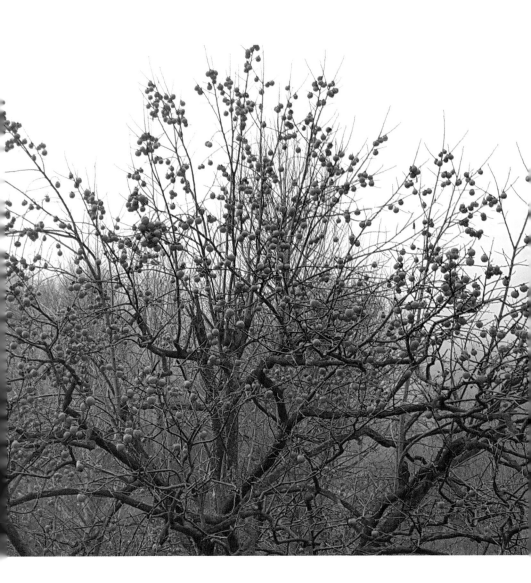

소변으로 중금속을
시원하게 배출해 주는

청미래덩굴 土茯苓

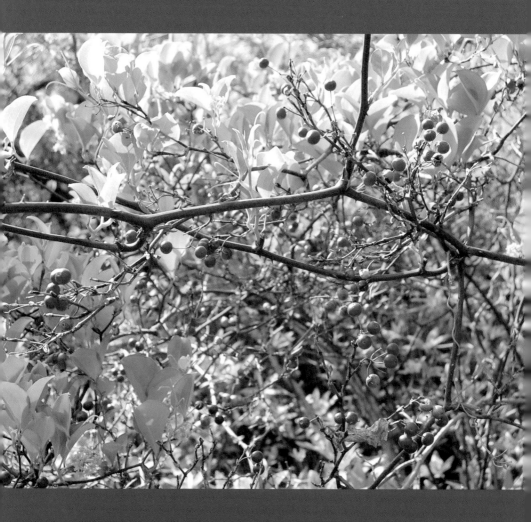

옛날 중국 어느 마을에 마음씨 착한 부인과 바람둥이 남편이 살았다. 남편은 가정일은 돌보지 않고 틈만 나면 기방을 드나들며 바람을 피우더니 결국 매독이라는 성병에 걸렸다. 부인이 아무리 좋은 약을 달여 먹어도 병세가 점점 악화되어 더 이상 소생할 가망이 없었다. 남편은 부인에게 이렇게 집에서 죽을 바에는 차라리 산에다 버려달라고 애원했다.

이에 부인은 남편을 산에 버리고 돌아왔다. 홀로 산에 남겨진 남편은 목숨을 부지하기 위해 나무뿌리를 캐 먹었다. 그런데 땅속에 있는 여러 가지 뿌리 중에 굵은 뿌리를 캐 먹으면 허기가 가시고 몸도 조금씩 가벼워지는 것이다. 용기를 얻은 남편은 이 뿌리를 열심히 캐 먹었더니 허기는 물론이거니와 성병도 낫게 되었다.

얼마 후 남편은 건강한 모습으로 가정으로 돌아와 다시는 바람을 피우지 않고 행복하게 살았다고 한다. 이에 마을 사람들은 바람둥이 남편이 산(山)에서 병을 고치고 집으로 돌아왔다[귀래(歸來)]고 해서 이 식물을 산귀래(山歸來)라고 불렀다. 이 일화에 등장하는 산귀래가 바로 청미래덩굴이다.

청미래덩굴은 백합과의 덩굴성 갈잎떨기나무로 중국, 일본, 필리핀, 인도 등 전 세계에 수십 종이 분포한다. 우리나라에는 전남과 경남 지역에 자생하는 좀청미래덩굴과 중부 이남의 산기슭, 산지의 숲 가장자리 양지바른 곳에 분포하는 청미래덩굴 2종이 자생한다. 경기 북부에서는 찾아보기가 쉽지 않으나 남쪽으로 내려갈수록 산야에서 흔히 볼 수 있는 식물이다.

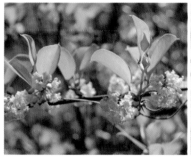
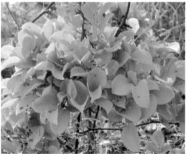

청미래덩굴(봄)　　　　　　　　청미래덩굴(여름)

　청미래덩굴은 암수딴그루로 잎은 두터운 원형이나 달걀 모양인
데 끝이 뾰족하게 튀어 나와 있고 반질반질 윤이 난다. 원줄기에는
퇴화된 가지가 날카로운 가시로 변해 많이 달려 있다. 덩굴식물이
다 보니 줄기 끝에 갈고리 같은 덩굴손이 돼지꼬리처럼 꼬불거리
며 다른 물체 특히 나무를 칭칭 감고 10m 이상 올라간다. 5월에 황
록색의 자잘한 꽃이 무수히 피고 지면, 파란 열매가 달리다가 10월
이 되면 빨간 열매로 변해 이듬해까지 달려 있는 것도 있다. 뿌리는
울퉁불퉁하게 생겼는데 잔뿌리가 많이 달린다.

　청미래덩굴은 열매가 청(靑)색인데다 열매(미래)가 달리는 덩굴식
물이라서 붙여진 이름이다. 뿌리가 소나무 뿌리에 자생하는 복령을
닮았다고 해서 토복령(土茯苓), 신선이 먹다가 남겨 놓은 음식이라
해서 선유량(仙遺糧), 병에 걸려 죽게 된 사람이 깨끗하게 나아 산에
서 돌아왔다고 해서 산귀래(山歸來), 넉넉한 요깃거리가 된다하여 우
여량(禹餘糧), 산에 있는 기이한 음식이라 해서 산기량(山奇糧), 발계
(拔契), 냉반단(冷飯團), 맹감나무, 명감나무, 멍개나무, 망개나무, 매

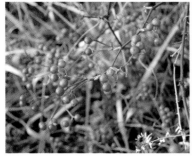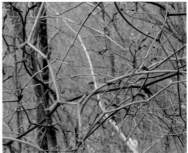

청미래덩굴(가을)　　　　　　　　　　청미래덩굴(겨울)

발톱가시, 종가시덩굴, 참열매덩굴 등 다양한 이름으로 불리운다.

청미래덩굴은 가을이 되면 암나무에 빨간 열매가 주렁주렁 달리는데 약간 달면서도 떫다. 청미래덩굴은 깊은 산속보다는 주로 메마르고 돌이 많은 야산에서 많이 볼 수 있다. 바위틈, 큰 나무 사이에 뿌리를 깊이 내리는 데다 덩이뿌리에 단단한 잔뿌리가 많이 달려 있다.

열매가 달리는 암나무 뿌리는 통통하게 살이 찌고 굵지만, 수나무 뿌리는 작다. 뿌리는 목질로 딱딱한데 그해 생긴 것은 겉이 희지만 오래된 것은 갈색이고 속은 담홍색이며, 혹 같은 덩이뿌리가 연달아 달려 있다. 덩이뿌리는 서로 엉켜 있고 많은 잔뿌리가 달려 있다. 청미래덩굴과 비슷한 식물로 밀나물속에 속하는 청가시덩굴, 밀나물이 있다. 밀나물이나 청가시덩굴 잎은 난형 또는 난상 타원형으로 반질반질 윤이 나지 않는다. 줄기는 녹색으로 가을에 검정색의 작은 열매가 달리며 실뿌리가 많이 달린다.

한방에서는 청미래덩굴 뿌리[토복령(土茯苓)]를 약재로 쓰고, 우리 몸의 열을 내려주는 청열약(淸熱藥) 중 청열해독약(淸熱解毒藥)으로

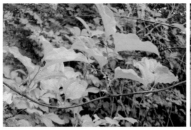
청가시덩굴

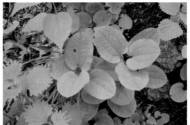
밀나물

분류한다. 맛은 달고 담담하며 성질은 평하다. 우리 몸의 간장과 위장을 이롭게 하는 약재이다.

청미래덩굴은 뿌리 외에 잎, 열매, 줄기도 약재로 쓸 수 있다. 잎은 봄부터 가을까지 채취하여 잘게 썰어 그늘에 말려 차로 우려내어 먹는다. 산행 중 피곤하거나 입에서 냄새가 날 때 어린잎을 그냥 따먹으면 입안이 상쾌하다. 잎은 나물로 먹어도 되고, 방부효과가 있어 떡을 싸 놓으면 쉽게 상하지 않는다.

열매는 가을에 빨갛게 익기 전에 따서 햇볕에 말린다. 줄기와 뿌리는 가을부터 이듬해 봄까지 채취하여 그늘에 말려 끓여 먹는다. 뿌리를 35도 술에 담가 마셔도 된다.

청미래덩굴 뿌리 달인 물로 쌀을 불려 밥을 지으면 붉은 색깔의 밥을 만들 수 있다. 가정에서 국이나 숭늉, 식혜, 물김치를 만들 때 물 대신 사용하면 보기도 좋고 약효도 좋다. 등산, 마라톤 등 힘든 일을 하기 전에 청미래덩굴 뿌리 달인 물을 마시면 몸이 훨씬 가벼워지고 피곤하지 않음을 느낄 수 있다. 청미래덩굴 뿌리 달인 물을 장복하면 변비가 생길 수 있으나 1개월 이상 복용하지 않는 한 큰

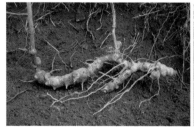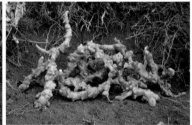

청미래덩굴 뿌리(왼쪽)와 잔뿌리를 제거한 것(오른쪽)

문제가 없다. 변비가 심해 염려가 된다면 쌀뜨물에 달여 먹거나 찹쌀가루를 조금 넣어 끓이는 방법도 있다.

《동의보감》에는 청미래덩굴에 대해 "맛은 달고 매우며 독이 없다. 매독이나 수은중독으로 팔다리를 쓰지 못하고 힘줄과 뼈가 시큰거리면서 아픈 것을 낫게 한다. 풍을 없애며 허약한 것을 보하므로 노인이나 허약한 사람도 먹을 수 있다."고 기술되어 있다.

《항암본초》에는 "식도암, 위암, 직장암, 비인암(코암), 자궁경부암에 생뿌리 500∼625g에 물 3∼3.5kg(3ℓ 정도)을 붓고 오랫동안 달여 우려낸 물에 돼지비계 30∼60g을 넣고 다시 달여 반으로 줄인 다음 1일 여러 번 나누어 먹으면 된다."라고 쓰여 있다.

청미래덩굴은 체내에 쌓인 수은 등 중금속을 소변으로 배출하는 힘이 강하다. 현대인의 건강을 위협하는 물질은 수은을 비롯한 농약, 자동차 배기가스, 전자파, 방사능, 약물중독 등 다양하다. 수은이 체내에 쌓이면 피부질환, 간질환, 뇌질환, 중풍, 뇌성마비, 말초신경장애, 관절염, 암 등 온갖 질병을 일으키는 원인이 된다. 체내에 쌓인 수은은 운동할 때 땀을 통해 일부 배출되기는 하지만 완전히 없어지지는 않는다.

평소 우리가 일상생활에서 접하는 많은 물품에 수은이 들어 있어 그 피해는 심각하다고 볼 수 있다. 화장품, 비누, 음식물, 형광등, 건전지를 비롯한 황

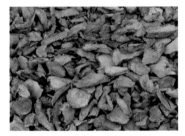
잘게 썰어 말린 청미래덩굴 뿌리

사, 치과에서 사용하고 있는 아말감 등 이루 말할 수 없다. 1950년부터 1985년까지 일본 구마모토현 지역 주민 437명이 생선과 어패류를 먹고 사망한 사건이 발생했는데, 인근 플라스틱 공장에서 방출된 수은에 어패류가 오염되었기 때문인 것으로 밝혀진 바 있다.

■청미래덩굴로 질병 치료하기

위암, 식도암 등 암의 예방과 치료

청미래덩굴은 동물실험에서 종양억제 및 생명연장 효과가 50% 이상인 것으로 입증되었다. 위암, 식도암, 결장암, 소화기암 등 암에 좋다. 1일 뿌리 20~75g을 달여 복용한다. 항암식물인 느릅나무뿌

＊여러 가지 약재를 함께 사용할 때 반드시 감초와 대추를 넣는 것이 좋은데, 감초는 해독작용을 하고 대추는 서로 다른 약재가 조화를 잘 이루도록 하여 약성을 강화시켜 주는 역할을 한다.

리, 와송, 꾸지뽕나무, 겨우살이, 부처손 등을 각각 20~30g을 넣고* 약한 불로 달인 항암약차를 만들어 수시로 복용하면 더 좋다.

수은 등 체내 중금속 해독

청미래덩굴은 수은, 니켈, 카드뮴 같은 중금속과 농약, 화학물질, 공해 등 온갖 중독을 해독하는 작용을 한다. 1일 뿌리 40g을 달여 10~15일간 복용하면 몸속의 독이 소변으로 배출된다. 체내 수은 함량 자가 측정 방법*을 소개하니 스스로 체크해 보길 바라며, 청미래덩굴 복용 전후 자신의 증상을 점검해 보면 복용한 뒤 현저하게 좋아짐을 느낄 수 있다.

매독, 임질 등 성병*

청미래덩굴 뿌리에 들어 있는 사포닌(4%)은 몸속의 독을 해독하고 열을 내리며, 피를 맑게 하는 작용을 한다. 초기 매독, 임질, 선천성 매독에 1일 뿌리 30~60g을 달여 먹는다.

---

*체내 수은 함량 자가 측정 방법 : 만성피로, 불면증, 정서불안, 과도한 신경질, 구내염, 두통, 손발 떨림, 입술·볼 등 경련, 피부가려움증, 기억력저하, 식욕부진, 소화불량, 침을 흘리는 증상, 잇몸질환, 면역기능 저하, 윗 눈꺼풀이 내려오면서 졸리는 증상 중 이중 3~4개에 해당되면 초기, 5~7개는 중기, 8개 이상이면 심각한 수은중독이라 할 수 있다.

*《동의보감》에는 성병으로 콧마루가 내려앉고 눈썹이 빠지거나 힘줄이 늘어져 뼈마디가 오그라들 때 청미래덩굴 뿌리를 가루 내어 환을 지어 1일 3회 50알씩 달인 물과 함께 먹으면 치료된다고 적혀 있다. 《본초강목》에는 청미래덩굴 뿌리를 복용하면 성병이 재발하지 않고 매독으로 인한 여러 가지 증상 외 태독, 악창을 치료한다고 쓰여 있다.

이뇨 및 부종

청미래덩굴은 체내의 여러 가지 유해물질을 소변으로 배출하는 힘이 강하다. 아침에 일어나면 얼굴이나 손발이 붓는 부종, 소변이 잘 나오지 않을 때 좋다. 1일 뿌리 40g을 달여 복용한다.

금단현상 없이 금연하고자 할 때

청미래덩굴은 니코틴을 제거하는 해독작용이 강하다. 금연하고자 할 때는 봄부터 가을까지 잎을 채취하여 큰 잎은 둘둘 말아 피운다. 작은 잎을 말려 가루 내어 파이프에 넣어 피우면 금단현상도 거의 발생하지 않고 담배를 피우고 싶은 마음이 서서히 없어지면서 담배를 끊게 된다. 잎에서 좋은 향이 나서 피워도 거부감이 전혀 없다. 1일 뿌리 10~20g을 달여 복용하면 더 좋다.

간경화, 지방간 등 간질환

청미래덩굴은 간 조직의 신진대사를 개선, 간세포 재생을 돕는 효과가 탁월하다. 간염, 간경화, 지방간 등 간질환에 1일 뿌리 30g을 달여 먹는다.

각종 피부질환 및 신장염 등 염증성질환

청미래덩굴은 황색포도상구균, 녹농균, 대장균의 발육을 억제하고 항염증작용이 탁월하다. 옴, 버짐, 만성피부염 등 피부질환 및 신장염, 방광염 등 염증성질환에 좋다. 1일 뿌리 30g을 달여 복용한다.

잘 낫지 않는 피부병에는 가을에 열매를 약한 불로 까맣게 태워 참기름에 버무려 발라준다.

기타

청미래덩굴은 풍습성관절염, 근육마비, 허리와 등이 차고 아플 때, 신경통, 여성의 대하 등에 좋다.

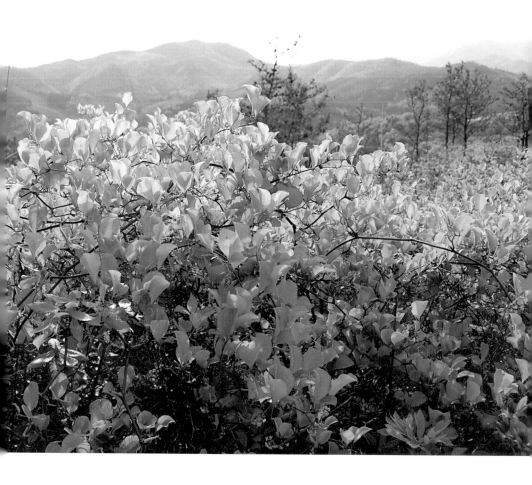

26

염증을 가라앉히고
해독작용이 우수한

인동덩굴 忍冬藤

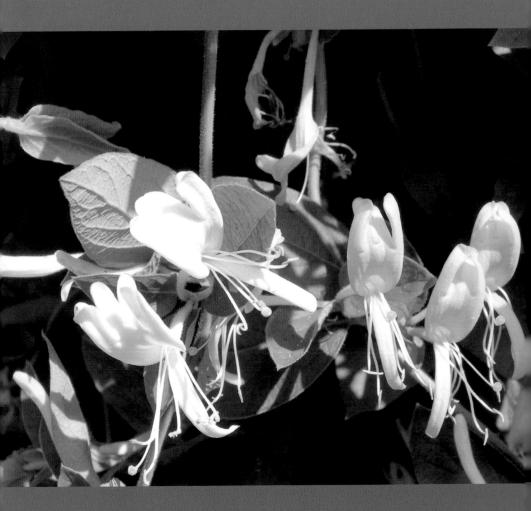

오랜 옛날, 중국 어느 마을에 금슬 좋은 노부부가 백발이 되도록 슬하에 자식 하나 없이 서로 의지하며 살았다. 그러던 어느 날 할아버지가 병을 얻어 자리에 눕더니 시름시름 앓다가 죽고 말았다. 이후 할머니도 슬픔과 외로움으로 하루하루를 보내다가 결국 따라 죽게 되었다. 마을 사람들은 이 부부를 양지바른 곳에 합장해 주고 하늘나라에서도 행복하게 살기를 빌었다.

이듬해 무덤 주변에 줄기 하나가 올라오더니 서로 엉키면서 자라는데 청순한 하얀 꽃[은(銀)]이 피었다가 며칠 뒤에 화사한 노란 꽃[금(金)]으로 변할 뿐만 아니라 한겨울에도 줄기가 시들지 않고 잎이 달려 있자 노부부가 환생한 꽃이라 하여 금은화(金銀花), 줄기는 추운 겨울에도 죽지 않아 인동덩굴(忍冬藤)이라고 부르게 되었다.

또 한 가지는 아주 옛적에 마음씨 고운 착한 부부가 살았는데 금화와 은화라는 쌍둥이 딸이 있었다. 이들은 늘 함께 지내며 죽음도 같이 하기로 굳게 약속을 했다. 그런데 이들이 성년이 되어 시집을 갈 시기가 되었는데 마을에 몹쓸 전염병이 유행하여 언니인 금화가 그만 그 병에 걸렸다. 동생 은화가 정성을 다해 간호했으나 보람도 없이 언니는 점점 약해져만 갔고 마침내 은화도 언니와 같은 병으로 자리에 누워 두 자매 모두 죽게 되었다. 이들의 죽음을 불쌍히 여긴 마을 사람들은 햇볕이 잘 드는 양지바른 곳에 자매를 묻어 주었다.

이듬해 봄에 무덤가에서 한 줄기 가느다란 덩굴이 자라나더니 여름이 되자 금색과 은색의 예쁜 꽃이 사이좋게 뒤섞여 피어났다. 마

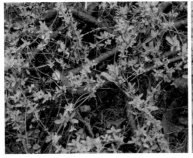 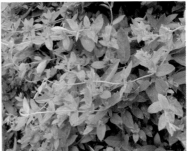

인동덩굴(봄)   인동덩굴(여름)

을 사람들은 금화와 은화의 혼이 아름다운 꽃으로 피어난 것이라 하여 금은화라고 부르게 되었다.

인동덩굴은 여름의 시작과 함께 꽃망울을 터뜨렸다가 모진 겨울을 얇은 이파리 몇 개를 매단 채 꿋꿋이 견디는 식물이다. 초여름, 산기슭이나 숲가를 지나다보면 한 줄기에서 똑 같은 모양의 하얀 꽃과 노란 꽃이 뒤섞여 피어 큰 무리를 이루고 있는 것을 볼 수 있다. 서로 다른 식물이 엉켜 있는가 싶어 발걸음을 멈추고 가까이 다가가 보면 분명 한 줄기에서 여러 개의 작은 가지가 나와 나무를 휘어 감고 올라가 있다.

꽃 모양이 특이하고 재미있는데 하나의 꽃잎은 앞으로 길게 혓바닥을 내밀어 곤충이나 벌레를 유혹하는 모습이다. 여기에 4~5개의 꽃잎은 손바닥을 펼쳐 뒤로 젖힌 것처럼 보인다. 긴 암술과 수술이 어울려 나비나 새가 하늘로 날아가는 형상이다. 꽃향기를 맡아보면 은은한 향이 코끝을 강하게 자극하는데 인동덩굴의 꽃인 금은화이다.

인동덩굴은 인동과의 반상록 덩굴성 관목으로 중국, 일본, 유럽의 온대성 기후지대에 분포한다. 우리나라에는 잎과 가지에 갈색털이 있는 잔털인동덩굴, 인동덩굴 등이 전국 산야, 숲속, 구릉지, 인가 주변, 산골짜기, 계곡에 자생한다.

원예품종으로 붉은 꽃이 피는 붉은 인동덩굴, 얼룩무늬인동덩굴이 있다. 중국 사람들은 인동덩굴을 인삼보다 효과가 탁월한 '불로장수', '만병의 약(藥)'으로, 일본 사람들은 건강을 지키는 '약의 영웅'으로 취급하고 있다.

인동덩굴은 추운 겨울[동(冬)]에도 잘 견디고[인(忍)] 시들지 않은 식물이어서 인동초(忍冬草), 한 줄기에서 처음에는 흰 꽃이 피다가 노란색으로 변해 금은화(金銀花), 금은등(金銀藤), 꽃대가 길고 청수(淸水)한 자태가 학이나 해오라기가 나는 모습을 닮아 노사등(鷺鷥藤), 노옹수초(老翁鬚草), 수양등(水楊藤), 줄기가 왼쪽으로 나무에 감겨 좌전등(左纏藤), 두 송이씩 쌍으로 피는 모양이 아주 정겨워 원앙등(鴛鴦藤), 꿀이 많은 밀원식물이라 해서 밀보등(蜜補藤), 이포화(二苞花), 이보화(二寶花), 이화(二花), 쌍화(雙花), 다엽화(茶葉花), 금차고(金次股), 통령초(通靈草), 능박나무 등 다양한 이름으로 불리운다. 옛 고서에는 추위에 강한 덩굴식물이라 하여 겨우살이 덩굴 등으로 기록되어 있다.

인동덩굴은 주변에 나무나 바위가 있으면 줄기가 칭칭 감고 올라 1~10m까지 뻗는다. 잔털이 빽빽하게 난 줄기는 속이 비어 있고 빛깔은 연한 녹색이나 분홍색이다. 난형의 넓은 잎은 마주나며, 끝이

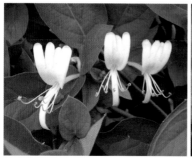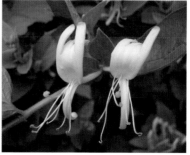

인동덩굴 꽃은 처음에 흰색(왼쪽)으로 피었다가 노란색(오른쪽)으로 변한다.

둔하고 밋밋하다. 추위에 무척 강해 남부지방에서는 반상록(常綠)으로 월동을 해 추운 겨울에도 달려 있는 잎을 볼 수 있으나 중부 이북에서는 대부분 낙엽이 진다. 꽃은 6~7월에 잎겨드랑이에서 한두 개씩 피다가 이내 군락을 이루고 9~10월에 잎 사이에 흑청색의 열매가 달린다. 뿌리는 가느다랗고 길게 땅속으로 뻗어 있다.

인동덩굴에는 루테오린(luteolin), 이노시톨(inositol), 사포닌(saponin), 탄닌(tannin), 로가닌(loganin), 플라보노이드(flavonoid) 등의 성분이 함유되어 있다.

인동덩굴은 항균작용이 강해 식중독을 일으키는 황색포도상구균, 이질균, 콜레라균, 백일해균, 대장균의 발육을 억제시키고, 항염증작용이 우수하다. 백혈구의 탐식작용을 촉진하고 중추신경계통의 흥분작용과 혈청 콜레스테롤을 일정하게 내려준다. 소장의 경련을 풀어주고 위장을 튼튼하게 한다. 또한 열을 내려 주고 담즙분비를 촉진하여 숙취를 풀어주며 통증을 완화하는 작용이 탁월하다.

《동의보감》에는 인동덩굴에 대해 "성질은 약간 차고 맛이 달며 독이 없다. 춥고 열이 나면서 몸이 붓는 것과 열독, 혈리에 쓴다."라고 기록되어 있다.

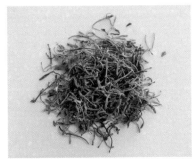
금은화 약재

《본초》에는 "어느 곳에나 다 있는데 줄기는 붉은 자줏빛이며, 오래 묵은 줄기는 엷고 흰 피막이 있다. 갓 나온 줄기에는 털이 있으며, 흰 꽃의 꽃술은 자줏빛이다. 12월에 뜯어 그늘에서 말린다."라고 쓰여 있다.

《단계》에는 "오랜 적(積, 뱃속에 생긴 덩어리)과 오랫동안 몰려 있는 기를 풀어[산(散)] 주고 땀이 잘 나게 하는데 달여서 먹는 것이 좋다."라고 적혀 있다. 《단심》에는 "소갈(당뇨병)을 치료하는데 물에 달여서 4계절 늘 먹어야 한다."라고 기록되어 있다. 《직지》에는 "여러 가지 옹저(癰疽)*와 종독(腫毒, 피부가 헐어서 생긴 독)을 치료한다."라고 쓰여 있다.

한방에서는 인동덩굴 꽃[금은화(金銀花)]과 줄기[인동등(忍冬藤)]를 약재로 쓰고, 우리 몸의 열을 내려주는 청열약(淸熱藥) 중 청열해독약(淸熱解毒藥)으로 분류한다. 맛은 달고 성질은 차다. 우리 몸의 심

---

*옹저(癰疽) : 옹과 저를 말하는데 신체의 겉층과 장부(臟腑) 등이 곪는 병을 옹, 상처의 표면이 깊고 잘 낫지 않는 것을 저라고 한다.

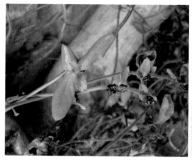
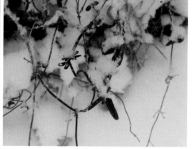

겨울에도 매달려 있는 인동덩굴 잎과 흑청색 열매   인동덩굴(겨울)

장과 위장, 폐를 이롭게 하는 약재이다. 꽃과 줄기 외에 잎과 뿌리도 약재로 쓸 수 있다. 어린잎은 봄부터 여름까지 따서 말려 차*로 우려 마시거나 달여 먹기도 하고 설탕과 1 : 1로 재어 발효액을 만들어 먹는다.

꽃은 피기 전에 꽃봉오리째 따서 그늘에 말려 차처럼 우려먹거나 35도 술에 담가 마신다. 줄기는 가을부터 이듬해 봄까지 베어 둥글게 타래처럼 감아 말린 뒤 달여 먹거나 술, 조청, 식혜를 만들어 먹는다. 뿌리도 가을부터 이듬해 봄까지 채취해서 잘게 썰어 말려 물에 달여 음용한다.

인동덩굴은 생명력이 강해 황폐하고 척박한 땅에서도 여간해서는 죽지 않고 줄기를 무성하게 뻗기 때문에 심은 지 2~3년만 되면 군락을 이룬다. 우리 산야에 흔한 식물로 재배도 쉽다.

----

*인동덩굴잎차 만드는 방법 : 봄부터 여름까지 싱싱한 잎을 따서 잘게 썰어 약한 불에 가볍게 덖어 말려 두었다가 1일 2~5g씩 더운물에 우려내어 마신다.

봄부터 여름 사이 뿌리를 20cm 정도를 잘라 땅에 묻거나 꺾꽂이, 휘묻이를 하면 뿌리가 내리면서 새순이 올라온다. 양지바른 곳을 좋아하나 반그늘도 상관없고, 덩굴식물이다 보니 줄기가 감고 올라갈 수 있는 지지대만 있으면 잘 자란다.

인동덩굴은 꽃이 크고 화려하지 않으나 청순하고 고귀한 매력을 풍긴다. 꽃에는 달콤한 꿀이 많아 벌이나 곤충이 좋아하는 밀원식물이다. 원산지는 중국이나 오랜 세월 전국의 논과 밭둑, 개울가, 길섶에서 우리 땅과 기후에 적응을 했기에 이제는 중국산보다 우리 것의 약효가 훨씬 높다.

약용가치는 말할 것도 없거니와 추위나 더위, 토질을 가리지 않는 특성, 꽃의 화려함 등은 관상용, 식용, 원예용으로도 훌륭하다. 최근에는 동물실험 등을 통한 항암효과에 대한 연구가 활발히 진행 중에 있다.

■ 인동덩굴로 질병 치료하기

간염 등 염증성질환

인동덩굴은 항염증작용이 탁월하여 간염, 신장염, 유선염, 방광염, 인후염, 편도선염 등 염증성질환에 좋다. 1일 잎과 줄기 10~20g(꽃은 8~20g)을 달여 마신다.

인후염과 편도선염에는 진하게 끓인 물로 양치질을 하거나 입을 헹구어 내면 좋다. 꽃을 말려 가루 내어 치약에 묻혀 양치질을 하거나 진하게 끓인 물로 양치질을 한다.

열독으로 생긴 종기, 종독

인동덩굴은 체내에 쌓인 열독과 고름을 제거하는 효능이 우수하다. 종기와 종창, 피부가 헐어서 독이 퍼졌을 때 쓸 수 있다. 1일 잎, 줄기, 뿌리 20~30g(꽃은 8~20g)을 달여 먹

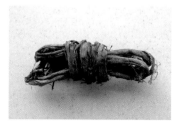
유근피

는다. 1일 느릅나무뿌리껍질[유근피(柳根皮)] 20~30g을 달여 함께 복용하면 더 좋다.

특발성 괴저(特發性 壞疽)*

인동덩굴은 사열(邪熱)로 인한 피부 조직의 괴사에 좋은 효과를 볼 수 있다. 1일 잎과 줄기, 뿌리 1kg을 진하게 달여 수시로 복용한다.

풍열사(風熱邪)로 인한 열독 및 독감

인동덩굴은 외부로부터 침입한 풍사(風邪)와 열사(熱邪)를 없애주고

---

*특발성 괴저 : 원인 불명으로 몸의 일정한 부위가 손상되거나 기혈(氣血) 순환이 제대로 되지 않아 손발, 신체의 특정 부위가 썩어 고름이나 진물이 흐르면서 역한 냄새가 나고 점차 썩어 들어가는 병을 말한다.

체내에 쌓인 열독을 풀어준다. 눈이 빨갛게 충혈되고 목에 염증이 생겨 침을 삼키기 어려우면서 몸이 불덩이처럼 달아오르고 팔다리가 쑤시고 아픈 독감에 좋다. 1일 잎과 줄기 20~30g(꽃은 8~20g)을 달여 먹고 땀을 흠뻑 낸다. 꽃을 차처럼 우려내어 음용하거나 발효액을 꾸준히 상복한다.

피부가려움증 등 피부질환

인동덩굴은 항균작용이 강해 피부를 부드럽고 매끄럽게 해 준다. 여드름, 습진, 땀띠 등 피부가려움증에는 1일 꽃봉오리 말린 것 10~20g을 달여 먹는다.

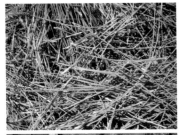
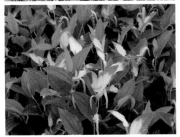

솔잎(위)과 삼백초(아래)

온몸에 땀띠가 났을 때는 잎과 줄기, 뿌리 100g을 달여 욕조에 붓고 목욕을 한다. 부드럽고 고운 피부를 갖고 싶으면 인동덩굴과, 쑥, 솔잎, 삼백초, 소리쟁이 뿌리를 같은 양으로 함께 달여 수시로 목욕을 하면 된다.

혈변을 동반한 이질, 설사

인동덩굴은 혈분(血分)에 열이 쌓여 발생한 혈변을 동반한 이질과 설사에 좋다. 1일 잎과 줄기 20~30g(꽃은 8~20g)을 달여 복용한다.

당뇨병

인동덩굴은 혈당저하작용이 있어 당뇨병에 좋다. 1일 잎과 줄기 20~30g(꽃은 8~20g)을 달여 먹는다. 꽃을 말려 차처럼 우려내어 음용한다. 1일 여주 10~20g을 달여 함께 마시면 더 좋다.

기타

인동덩굴은 소변불리, 각기병, 임질, 매독 등 성병, 화농성질환, 황달 등에 좋다.

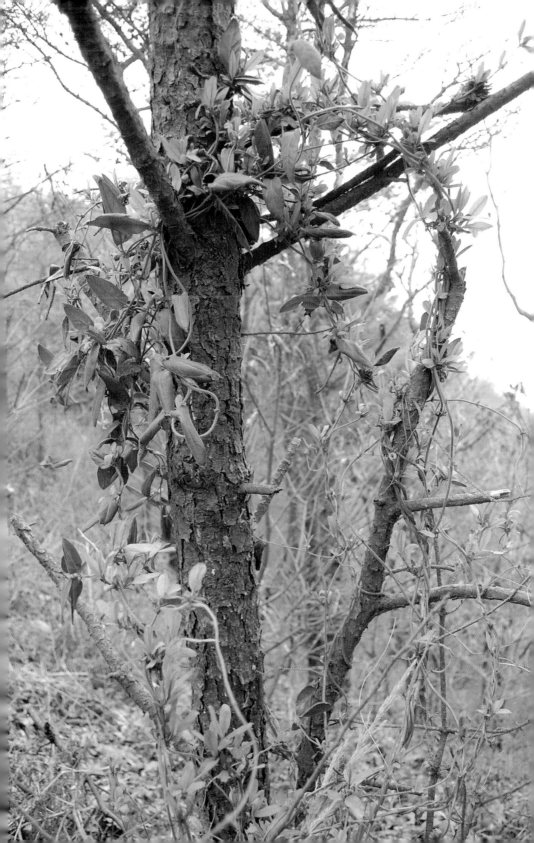

뭉친 근육을 풀어주고
경락을 소통시켜 주는

모과나무 木瓜

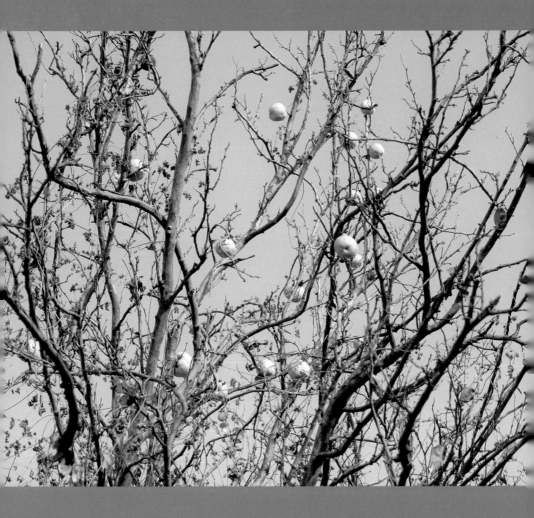

오랜 옛날 어느 도승이 산길을 가다가 계곡 위에 놓여 있는 외나무다리를 아슬아슬하게 건너가고 있었다. 이때 커다란 구렁이 한 마리가 다리 중간쯤에서 혀를 날름거리며 도승을 노려보고 있는 것이다. 그냥 건너갈 수도 되돌아갈 수도 없는 진퇴양난에 빠진 도승은 정신을 가다듬고 무사히 다리를 건널 수 있도록 해 달라고 소원을 빌었다.

그랬더니 다리 위로 길게 가지를 늘어뜨린 모과나무 열매 하나가 뱀의 머리 위로 뚝 떨어져 뱀은 계곡 아래 물로 퐁당 빠지고 도승은 안전하게 다리를 건널 수 있게 되었다. 이 소식을 전해들은 사람들은 성인 같은 도승을 보호한 과일이라 하여 모과를 호성과(護聖果)라 부르며 그 공을 높이 칭송하게 되었다고 한다.

예로부터 과일은 맛보다는 겉모양이 예쁘고 색깔이 곱고 풍미가 짙은 것을 최상품으로 취급했다. 사람들도 이러한 과일을 많이 먹어야 얼굴이 예뻐지고 마음씨도 착해 진다고 믿었다.

그런데 이와는 반대로 여느 과일처럼 크기와 모양이 비슷하지 않고, 울퉁불퉁 제멋대로 생겨 볼품이 없을 뿐만 아니라 겉껍질에 끈적끈적한 점액질까지 묻어 있고, 여기저기 벌레 먹은 흔적이 있어 선뜻 호감이 가지 않는 과일이 있는데 이것이 모과나무 열매이다.

얼마나 못생겼으면 우리 속담에도 등장한다. "어물전 망신은 꼴뚜기가 시키고, 과일전 망신은 모과가 시킨다."라고 말이다. 과일가게에서도 모과는 소쿠리에 담겨 한쪽 구석에 놓여 있을 정도로 푸대접을 받고 있으나 모과의 진정한 가치를 알게 되면 생각이 달라진다.

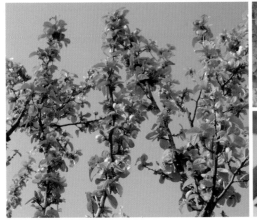
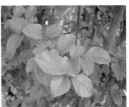
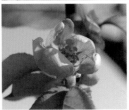

모과나무   모과나무 잎(위)과 꽃(아래)

　모과는 모과나무의 열매를 말한다. 풍요로운 결실의 계절, 가을에 우리 산야에 지천으로 널려 있는 과실들을 보고 있노라면 따먹지 않아도 배부른 느낌이 든다. 특히 늦가을 앙상한 가지에 주렁주렁 매달린 붉은 감과 더불어 노랗게 익은 모과는 보는 이로 하여금 가을 정취에 흠뻑 빠지도록 만든다.

　또한 모과나무를 처음 접한 사람들은 여러 번 놀라게 되는데 첫째, 열매가 못생겨서 놀란다. 둘째, 다른 과일의 추종을 불허할 정도로 향기가 좋아 또 놀란다. 셋째, 향기 좋은 과일을 생으로 먹을 수 없어 다시 놀란다. 마지막으로 나무의 재질이 치밀하고 줄기의 무늬가 고우며, 광택이 나는데다 한약재로 손색이 없어 놀라게 된다.

　모과나무는 장미과의 낙엽성활엽교목으로 중국, 일본, 한국에 자생한다. 노란 참외 같은 열매가 나무 위에 달려 '나무참외'라는 뜻에서 목과(木瓜)로 쓰고 모과로 읽는다. 위험에 빠진 도승을 보호해 준 열매라 하여 호성과, 배나무 꽃처럼 화려하게 핀다고 해서 화리목(華梨木), 화류목, 화초목, 명려, 명사, 모개 등 다양한 이름으로 불리운다.

모과나무는 따뜻한 기후를 좋아하여 황해도와 강원도 이남의 마을 주변이나 정원에 약용, 식용, 관상수로 널리 심었다. 서울에서도 아파트 단지나 정원에 탐스럽게 매달려 있는 모과를 많이 볼 수 있고, 요즘은 분재용 소재로도 널리 애용되고 있다.

모과나무는 10m 정도로 자란다. 긴 타원형의 잎은 서로 어긋나고 가장자리는 잔 톱니 모양을 하고 있다. 5월에 지름 2.5~3cm 정도의 연한 분홍색 꽃이 1개씩 달린다. 9월에 달걀을 거꾸로 세운 모양의 묵직하고 못생긴 열매가 달리는데 신맛이 강하고 떫지만 향기만큼은 과일 중의 으뜸이다.

과육은 돌같이 딱딱한 석세포(石細胞, 돌세포)로 되어 있어 그냥 먹을 수 없다. 어린 가지에 붙어 있던 솜털은 자라면서 없어진다. 갈색이나 보라색의 수피는 매끈거리고 윤기가 나는데 나이가 들면 조각조각 떨어져 나가 독특한 모양의 얼룩무늬를 만든다.

모과나무 열매와 잎에는 사포닌(saponin), 탄닌(tannin), 플라보노이드(flavonoid), 비타민 C(vitamin C), 유기산, 사과산, 주석산, 구연산, 섬유질, 당질, 단백질, 칼슘, 철분 등의 성분이 함유되어 있다.

모과나무는 우리 몸의 폐(肺)를 도와주고 습(濕)을 없애준다. 위(胃)를 고르게 하고 비(脾)를 자양할 뿐만 아니라 힘줄과 뼈를 튼튼하게 하고 진해, 거담, 지사, 진통작용이 탁월하다. 약리실험에서

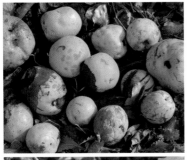

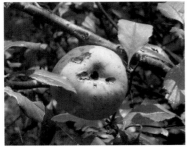

모과나무 열매(위)와 명자나무 열매(아래)

복수암 세포의 억제작용을 나타내고 급성황달형간염과 급성세균성이질에 효과가 입증되었다.

모과씨에는 살구, 복숭아, 앵두씨와 마찬가지로 아미그달린(amygdalin)이 함유되어 있으므로 모과를 활용할 때 반드시 씨를 제거해야 한다. 아미그달린이 체내에 흡수되면 암세포에 들어 있는 베타글루코시다제(β-glucosidase) 효소에 의해 시안화수소(HCN, 청산)를 유리시켜 암세포를 죽이기도 하나 인체에 해가 되기 때문이다. 아미그달린의 독성에 대한 항암제 활용 가능성에 대한 연구가 활발히 진행 중에 있다.

《동의보감》에는 모과에 대해 "성질은 따뜻하고 신맛이 있지만 독이 없다. 곽란으로 몹시 토하고 설사하면서 계속 쥐가 나는 것을 치료한다. 소화를 잘 시키고 이질(痢疾) 뒤의 갈증을 멎게 한다. 분돈(奔豚)*, 각기(脚氣), 수종(水腫), 소갈(消渴)을 치료한다. 힘줄과 뼈를 튼튼하게 하고 다리와 무릎에 힘이 없는 것을 낫게 하나 많이 먹으면 이와 뼈를 상하게 한다."라고 쓰여 있다.

《본초》에는 "담을 삭이고 가래가 나오는 것을 멎게 한다. 간을 이롭게 하는 약이기에 모든 근육의 병을 치료한다. 또한 각기병을 치료하는데 모과 한 개를 진하게 달여서 마신다."라고 기록되어 있다.

《향약집성방》에는 "종아리에 쥐가 잘 나고 무릎이 아플 경우 뿌리와 잎을 달인 물로 씻으면 절뚝거리던 다리가 낫는다."라고 되어 있다.

한방에서는 모과나무 열매[모과(木瓜)]를 약재로 쓰고, 우리 몸의 풍사(風邪)와 습사(濕邪)를 제거해주는 거풍습약(祛風濕藥) 중 서근활락약(舒筋活絡藥)으로 분류하고 있다. 맛은 시고 성질은 따뜻하다. 간장과 비장을 이롭게 하는 약재이다.

모과나무는 열매 외에 잎, 잔가지, 꽃, 뿌리도 약재로 쓸 수 있다. 잎은 봄부터 여름까지, 꽃은 봄에, 잔가지와 뿌리는 가을부터 이듬해 봄까지 채취하여 말려 쓴다. 열매가 너무 익게 되면 약효가 떨어지므로 약간 익었을 때 따서 쓴다. 벌레가 먹어 못생기고 겉껍질에 끈끈한 점액질이 많이 묻어날수록 좋다. 설탕과 1 : 1 비율로 재어 3개월간 숙성시키면 발효액이 되고, 35도 술에 담그면 모과주가 된다.

모과를 약재로 사용할 때 부엌칼로 자르면 열매가 단단해서 손

---

*분돈 : 장(腸)의 경련을 말하는데 발작적으로 아랫배가 쥐어뜯는 듯이 아프다가 심하면 위로 치미는 병이다. 각기는 티아민 결핍으로 팔, 다리에 신경염이 생겨 통증이 심하면서 부종이 나타나는 질환이다. 수종(부종)은 신체의 조직 간격이나 체강(體腔) 안에 림프액, 장액(漿液) 따위가 많이 괴어 몸이 붓는 병이다. 소갈(당뇨병)은 갈증으로 물을 많이 마시고, 음식을 먹어도 몸은 여위며, 오줌의 량이 많아지는 병을 말한다.

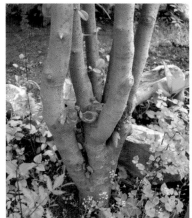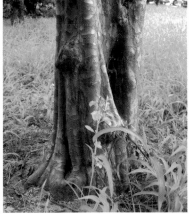

모과나무 줄기(왼쪽)는 오래되면 색깔도 변하고 수피가 벗겨진다.(오른쪽)

을 다칠 염려가 있으므로 소형 작두를 이용하거나 통째로 살짝 쪄서 자르면 좋다. 껍질을 긁어 버린 다음 푹 삶아 으깨어 거른 뒤 꿀과 함께 조리하면 모과정과가 된다. 녹두 가루와 꿀을 섞어 모과병을 만들어 먹어도 된다.

열매를 말려 가루 내어 찹쌀 뜨물로 죽을 쑤거나 생것을 그대로 잘게 썰어 말려 달여 먹는다. 명자나무는 모과나무와 사촌지간으로 효능이 비슷하여 명자나무 열매를 모과 대용품으로 써도 된다.

모과는 어느 방향에서 보더라도 균형 잡히지 않고 각양각색의 모양을 한 것은 틀림없으나, 진하게 풍겨 나오는 향기만큼은 예나 지금이나 모든 사람들로부터 사랑을 듬뿍 받고 있다.

우리 선조들은 아담한 소반에 담아 책상이나 문갑에 놓고 향을 즐기기도 했다. 요즘도 승용차, 안방, 거실의 장식장, 사무실에 놓여 있는 것을 볼 수 있다. 모과나무의 치밀한 재질과 광택은 목재로도 높은 가치가 있어 장식장이나 칼집을 만드는데 사용되기도 했다. 그 유명한《흥부전》에서 놀부가 흥부로부터 빼앗아 간 화초장도 모과나무로 만든 것이다.

모과나무는 햇볕이 들고 배수가 잘되는 따뜻한 기후를 좋아한다. 꺾꽂이와 휘묻이, 큰 밑동 옆에서 나오는 새 가지를 뿌리째 잘라 심거나 씨앗으로 번식을 할 수 있다. 가을에 큼지막하게 잘 익은 열매를 쪼개 까만 종자를 얻은 다음 즉시 파종을 하면 이듬해 봄에 싹이 트는데 성장이 빨라 대량으로 묘목을 얻을 수 있다.

묘목일 경우 4~5년 정도 지나야 결실이 된다. 원줄기에서 잔가지가 여러 개 나와 하늘을 향해 쭉쭉 뻗어 올라가는데, 성장이 좋지 않은 가지는 잘라 버리고 대가 충실한 것 위주로 키우면 좋은 열매를 수확할 수 있다.

모과나무를 재배할 때 향나무류가 주변에 있으면 붉은별무늬병[적성병(赤星病)*]이 발생할 수 있으므로 향나무류가 있는 곳에는 식재하지 않도록 해야 한다.

모과나무는 맛보다는 향기에 취할 수 있고 세련되고 예쁜 것보다는 울퉁불퉁한 외모에서 느껴지는 자연미와 여유로움, 넉넉함을 안겨주는 덕스러운 열매가 돋보인다. 외모나 외형, 겉치레를 중시

---

*적성병 : 일반적으로 4~7월에 발생하는데 잎에 일룩짐 무늬의 작은 황색 무늬가 생기다가 점점 커져 적갈색 얼룩점이 된다. 잎의 뒷면은 약간 솟아오르고 털 모양의 돌기가 생겨 여기에서 녹포자가 나오고, 잎이 마르다가 결국 나무까지 고사시키는 병해충이다.

하는 현대인에게 좋은 깨우침을 가르쳐 주는 과일이다. 가을이 되면 은은한 모과 향기에 흠뻑 빠져 보기를 권한다.

모과는 심한 변비, 소변량이 적고 붉은 오줌이 나올 때, 소화성 위궤양에 의한 경련성 통증, 몸이 아주 허약하고 영양부족이 심한 사람, 오랜 소화기 병으로 비위가 극도로 약해진 말기 위궤양환자는 복용하지 않는 것이 좋다. 한꺼번에 많은 양을 장복하면 오히려 뼈와 치아가 약해질 수 있으므로 주의해야 한다.

■ 모과나무로 질병 치료하기

관절통, 신경통 및 근육경련

모과나무는 뭉친 근육을 풀어주고 막힌 경락을 뚫어 주는 효능이 탁월하기 때문에 풍습사(風濕邪)로 인해 팔다리 근육이 땅기고 저리고 아픈 관절통이나 신경통, 빈혈성 근육경련, 눈꺼풀이 이유 없이 파르르 떨리는 증상, 만성류머티즘, 무릎과 다리에 힘이 없거나 퉁퉁 부을 때 좋다. 또한 위장평활근(민무늬근, 내장이나 혈관의 벽을 이루는 근육)과 사지근육에 대한 진정작용을 하고 근육과 뼈를 튼튼하게 한다. 모과잼*을 만들어 매일 한두 숟가락씩 먹거나 모과 1개를

---

*모과를 오래 보관하는 방법 : 모과를 소쿠리에 담기 전에 부드러운 천이나 화장지로 겉에 묻어 있는 점액질을 닦아주면 보관도 오래가고 향기가 더 진하게 난다.

잘게 썰어 달여 마신다. 관절이 붓고 아플 때는 진하게 달인 모과 끓인 물을 환부에 발라도 된다.

비복근(고등 척추동물의 무릎에서 발목에 이르는 하퇴부 뒤쪽의 피부 밑에 있는 큰 근육)에 강직성 경련이 일어나거나 걸핏하면 다리에 쥐가 날 때는 모과와 속단, 두충, 뚝깔을 같은 양으로 섞어 차를 끓여 마신다. 줄기나 잎을 진하게 달여 아픈 부위에 바른다.

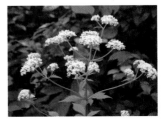

뚝깔(백화패장)

해수(咳嗽), 천식, 감기 몸살

모과나무는 진해, 거담작용이 탁월하여 가래를 삭이고 기관지와 비장과 위장의 기능을 튼튼하게 해 주므로 잘 낫지 않는 해수, 천식, 감기 몸살에 좋다. 열매로 발효액을 만들어 마시거나 생것을 그대로 푹 쪄서 으깬 다음 채로 걸러 꿀과 생강즙을 함께 섞어 조청처럼 끓여 1일 3~4회 한 숟가락씩 복용한다. 열매를 잘게 썰어 말려 1일 5~10g을 달여 먹는다.

기관지염, 폐렴 등 염증성질환

모과나무는 항염증작용이 강해 기관지염, 폐렴, 백일해, 늑막염 등

*모과잼 만드는 방법 : 잘 익은 모과를 잘게 썰어 푹 삶은 다음 꿀이나 설탕을 넣고 약한 불에 서서히 달이면서 졸이면 된다. 이때 죽염을 조금 넣으면 신맛과 단맛이 살아난다.

염증성질환에 좋다. 1일 열매 5~10g을 달여 먹거나 발효액을 만들어 꾸준히 복용한다.

토사곽란(吐瀉癨亂)

모과나무는 소화를 촉진시키고 수렴작용이 좋아 설사를 멎게 하고 갈증을 멈추게 한다. 상한 음식을 먹었거나 위장기능이 약해 갑자기 먹은 음식을 토하면서 설사(泄瀉)를 하고 위가 아픈 급성 위장병(토사곽란), 급체에 좋다. 열매로 발효액이나 잼, 차, 죽을 만들어 먹는다. 생것을 푹 달여 그 물을 마시거나 꿀이나 설탕을 넣고 조려 먹는다. 1일 잔가지나 잎 10g을 달여 마시거나 생강과 명사(榠樝, 명자나무 열매)를 함께 끓여 먹는다.

더위를 먹었을 때

모과나무 열매를 따서 잘게 썰어 말려 1일 5~10g을 달여 마시거나 잎을 덖어 차로 우려 마신다.

구역질 등 임신 중 입덧이 심할 때

모과나무 열매에 들어 있는 유기산은 신진대사를 도와주고 소화효소의 분비를 촉진한다. 임신 중에 위장장애를 일으켜 메스껍고 헛구역질을 심하게 하는 등 입덧이 심할 때 좋다. 열매로 발효액을 만들어 따뜻한 물에 타서 마신다. 명자나무 열매를 함께 달여 먹어도 좋다.

기타

모과는 숙취해소, 각기병, 가슴이 두근거리고 답답한 증상, 피로회
복 등에 좋다.

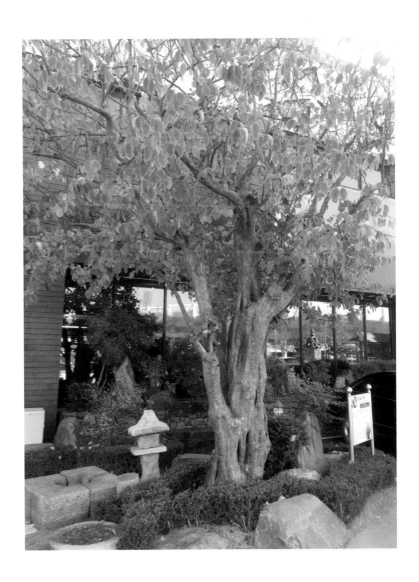

28

산후통을 치료하고
어혈을 제거해 주는

생강나무 三鈷風

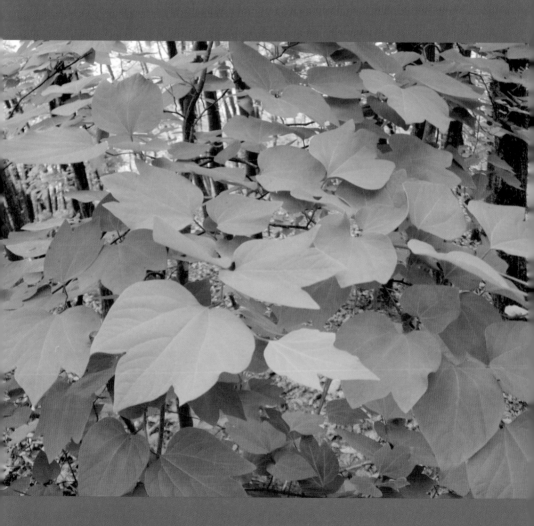

이른 봄 우리 산야를 노랗게 물들이며 봄이 왔음을 알리는 전령사 노릇을 하는 나무가 여러 가지 있다. 도심지 가로변이나 주택의 정원에서 볼 수 있는 개나리, 민가나 밭 주변에 심어 가꾸는 산수유, 전남 순천이 자생지로 우리나라 특산 식물인 히어리, 전국 각지의 산중턱에서 흔히 자라는 생강나무 등이 있다.

　봄 산행을 하다보면 높은 산의 계곡이나 그늘진 곳에 잔설이 남아 있는 것을 볼 수 있고, 가끔은 따뜻한 봄을 시기하는 꽃샘추위를 겪기도 한다. 이처럼 겨울 추위가 가시지 않아 대부분의 나무들이 겨우내 움츠렸던 새순을 피울까 말까 고민을 하는 시기에 과감하게 꽃망울을 터뜨려 봄이 왔음을 알리는 나무가 바로 생강나무이다.

　생강나무는 양지바른 곳에 꽃을 피우고 겨울잠에서 일찍 깨어난 벌레나 나비를 유혹한다. 봄을 독차지하듯 예쁘게 단장을 한 노란 꽃이 화사하고 아름다워 발걸음과 시선을 멈추게 한다. 노란 꽃망울을 터뜨린 생강나무가 오가는 사람들로부터 주목을 받는 비결은 부지런히 준비를 하기 때문이다.

　일반 식물들은 찬바람이 불기 시작하면 잎을 떨어뜨리고 깊은 수면을 취하는데 생강나무는 이때부터 겨울눈을 열심히 틔우기 시작한다. 한겨울에도 동그란 꽃봉오리가 줄기에 매달려 날씨가 포근해 지기만을 기다리고 있는 것을 발견할 수 있다. 모진 겨울을 이겨내고 제일 먼저 꽃을 피우는 생강나무는 생존경쟁시대에 사는 우리에게 세상을 살아가는 지혜를 가르쳐 주기도 한다.

　생강나무는 녹나무과의 낙엽관목으로 일본, 중국 등 전 세계에

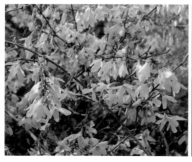
개나리

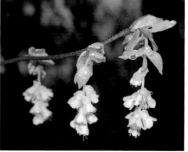
히어리

100여 종이 분포하고 있다. 우리나라에는 잎이 3갈래로 갈라져 산 (山)자처럼 생긴 생강나무, 잎이 둥근 둥근잎생강나무, 잎 뒷면에 털이 있는 털생강나무, 줄기의 위와 중간, 아래 부분에 달린 잎의 모양이 제각기 다른 고로쇠생강나무 등 4종이 자생한다. 이중 고로 쇠생강나무는 전북 내장산에만 자생하는 한국특산식물이다.

생강나무는 산의 초입에서 1,000m 넘는 산지 계곡, 숲속의 냇가 를 비롯하여 다른 나무와 풀들이 살기를 꺼려하는 소나무와 참나 무 숲 등 특별히 가리는 곳이 없이 전국에 분포하고 있다. 암수딴그 루로 3~6m 정도로 자란다. 잎은 어긋나게 달리는데 하트 모양의 어린잎은 커가면서 잎의 앞부분이 굵은 삼지창 같은 형태의 산(山) 자 모양을 하고 있다.

줄기는 매끄럽고 수피는 흑회색인데, 둥글거나 타원형의 흰무늬 가 듬성듬성 들어 있다. 꽃은 3월에 잎보다 먼저 피는데 노란색의 자 잘한 꽃들이 여러 개 뭉쳐 하나의 꽃봉오리를 만든다. 열매는 꽃이 지고 난 뒤 노랗게 달렸다가 한여름에는 빨간색, 완전히 익은 9월에는 까만색으로 변한다.

생강나무는 요리할 때 양념으로 사용하는 생강을 떠올릴 수 있으나 향신료로 쓰는 생강은 초본식물이고, 생강나무는 목본식물이다. 생강나무라는 말은 잎과 가지를 꺾거나 상처를 내면 생강 냄새가 물씬 풍겨 붙여진 이름이다.

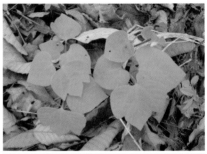
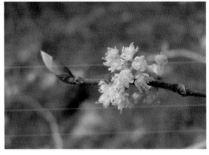

생강나무 잎(위)과 꽃(아래)

잎이 삼지창 모양으로 생겨 삼첩풍(三鈷風), 일찍 매화꽃과 비슷한 노란 꽃이 핀다하여 황매목(黃梅木), 까만 열매로 기름을 짜서 머릿기름으로 발라 산동백나무, 개동백나무, 동배나무, 동박나무, 새양나무, 아귀나무, 단향매 등 다양한 이름으로 불리운다.

생강나무는 우리 선조들의 애환이 깃들어 있는 나무 중의 하나이다. 어린 가지와 껍질, 잎을 말려 가루 내어 생강 대신 향신료로 쓰기도 했다. 열매에서 추출한 기름은 어둠을 밝히는 등불용으로 사용하거나 여인들의 최고급 머릿기름으로 인기가 높았던 친근한 나무이다.

산속에서 생강나무 가지를 꺾어 냄새를 맡아보면 코끝에 와 닿는

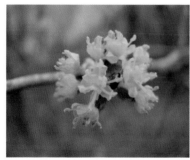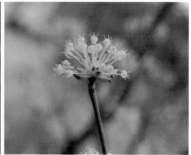

생강나무 꽃(왼쪽)과 산수유나무 꽃(오른쪽)

내음이 생강처럼 쏘지 않고 산뜻하고 은은하여 산행의 상쾌함을 더해 주는데, 이것은 방향성 정유성분이 함유되어 있기 때문이다.

산행을 하다가 입안이 텁텁하고 냄새가 날 때 봄에는 생강나무 어린잎이나 꽃봉오리를, 한겨울에는 겨울눈을 몇 개 따서 꼭꼭 씹어 먹으면 입안이 상큼하고 입 냄새가 없어진다.

생강*나무와 비슷한 산수유나무*의 꽃은 비슷한 시기에 피고 모양이 흡사해 혼동을 하기도 한다. 두 나무는 꽃만 닮았을 뿐 줄기와 잎, 수피 모양이 완전히 달라 쉽게 구별할 수 있다. 생강나무는 계

＊생강(生薑) : 강근(姜根), 모강(母薑), 백랄운(百辣蕓), 염량소자(炎凉小子), 인지초(因地草), 자강(子薑), 자강(紫薑)이라고 하는데 향신료나 식용, 약용으로 쓴다. 위액분비를 촉진하여 소화력을 높이고 혈액순환을 좋게 하며 심장흥분과 항염작용이 강해 감기, 두통, 구토, 해수, 발열, 오한, 식중독으로 인한 복통설사, 소화불량에 좋다. 35도 술에 담그거나 설탕에 1:1 비율로 재어 발효액을 만들어 먹는다.

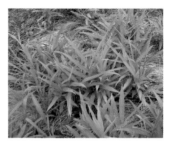

생강

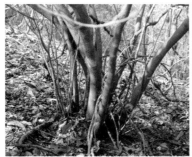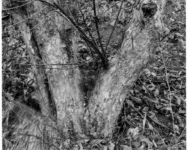

생강나무(왼쪽)와 산수유나무(오른쪽)

곡이나 산속에 자생하는데 산수유나무는 마을이나 밭 주변에 많이 재배를 한다.

생강나무에는 시토스테롤(sitosterol), 캠페스테롤(campesterol), 인데롤(inderol), 카프릴릭산(Caprylic acid), 라우릭산(lauric acid), 미리스틱산(myristic acid), 올레산(oleic acid), 리놀렌산(linolenic acid) 등의 성분이 함유되어 있다.

생강나무는 뭉친 어혈을 풀어주고 위장을 튼튼하게 한다. 임산부가 아이를 낳고 몸조리를 제대로 하지 않았거나 유산을 하고 난 뒤 뼈마디가 쑤시고 아픈 갖가지 산후통과 타박상에 좋다.

한방에서는 생강나무 줄기껍질[삼첩풍(三鈷風)]을 약재로 쓰고, 우리 몸의 혈액순환을 좋게 하고 뭉친 어혈을 풀어주는 활혈거어약

＊산수유나무 : 층층나무과의 낙엽교목으로 열매의 과육을 산수유(山茱萸)라고 한다. 자양강장, 강정, 수렴작용이 탁월하여 정력강화, 두통, 이명, 해수, 현기증, 자궁출혈, 생리통에 사용한다.

(活血祛瘀藥)으로 분류한다. 맛은 맵고 성질은 따뜻하다.

생강나무는 줄기껍질 외에 잎, 꽃봉오리, 줄기, 잔가지, 열매, 뿌리도 약재로 쓸 수 있다. 어린잎이 참새 혓바닥만큼 자랐을 때 따서 덖어 말린 것을 작설차(雀舌茶)라고 부른다. 다른 작설차와 비교해도 전혀 손색이 없을 정도로 맛과 향이 뛰어나다. 어린잎은 그냥 먹어도 되나 된장이나 고추장에 찍어 쌈을 싸 먹으면 상큼한 맛이 일품이다. 여러 가지 약용식물 잎과 함께 비빔밥에 넣으면 영양이 풍부한 산야초 비빔밥이 된다.

잎으로 장아찌를 만들거나 설탕과 1 : 1 비율로 재어 발효액을 만들어 음용해도 된다. 줄기와 잔가지, 뿌리는 가을부터 이듬해 봄까지 채취하여 잘게 썰어 말려 달여 먹거나 푹 달인 물을 엿기름에 걸러 식혜나 조청, 엿을 만들어도 된다. 열매는 35도 술에 담가 3개월이 지난 후 건더기를 버린다. 꽃봉오리는 활짝 피기 전에 따서 말려 사용한다.

생강나무는 약재로도 으뜸이지만, 가을에 노랗게 물든 잎은 붉게 타오르는 단풍과 어우러져 전국의 산야를 오색찬란하게 만들기도 한다. 추위에도 강하고 토양을 가리지 않는다. 곱게 물든 단풍이 아름답고 3가지색으로 변하는 열매를 볼 수 있어 정원수나 관상수로 심어 볼 만하다. 산속에서 흔히 접할 수 있어 소홀히 취급되고 있으나 약용, 식용, 정원수, 관상수 등 쓰임새가 많은 약용식물이다.

■생강나무로 질병 치료하기

각종 산후통(산후풍)

산후통은 아이를 낳은 뒤에 찬바람을 맞는 등 몸조리를 제대로 하
지 않아 나타나는 질병이다. 팔, 다리, 허리, 어깨 등 온몸의 뼈마디
가 몹시 쑤시고, 시리고, 저리고 아픈 증상을 나타낸다. 날씨가 흐
리거나 비가 내려 공기 중에 습도가 높으면 더욱 심해져 신경통, 관
절염, 디스크, 요통 같은 합병증을 동반하기도 하는데 산후에 곧바
로 나타나거나 몇 년, 혹은 10년이 지나서 발병하기도 한다.

생강나무는 혈액순환을 촉진하
여 산후조리를 잘 못해서 생긴 산
후통에 좋다. 1일 줄기, 뿌리 30~
50g을 달여 먹거나 잎으로 차를
만들어 꾸준히 음용한다. 1일 잔
대 뿌리 30~40g을 달여 함께 복
용하면 더 좋다.

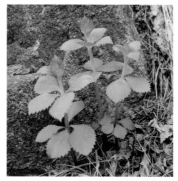

잔대

타박상, 관절통, 근육통

생강나무는 혈액순환을 좋게 하고 뭉친 어혈을 풀어줄 뿐만 아니라
근골을 튼튼하게 해 준다. 등산, 운동, 교통사고로 팔, 다리를 다치
거나 삐있을 때, 근육이 뭉쳐 있거나 관절이 쑤시고 아플 때 좋다. 1
일 줄기, 뿌리 30~40g을 달여 먹거나 열매를 35도 술에 담가 마신

다. 접골목이나 호랑가시나무, 쇠무릎을 함께 달여 먹으면 더 좋다.

만성간염 등 간질환
생강나무는 간세포보호작용을 하기 때문에 만성간염이나 지방간, 황달 등 간질환에 좋다. 어린잎이나 꽃으로 차를 만들어 상복을 한다. 1일 잎이나 줄기 30g을 달여 복용한다.

복통, 소화불량 등 위장질환
생강나무는 위장운동을 강화시켜 주므로 평소 위장이 약해 소화가 잘되지 않거나 복통에 좋다. 어린잎이나 꽃으로 차를 만들어 상복을 하거나 발효액을 만들어 음용한다. 1일 잎이나 줄기 30g을 달여 복용한다.

기타
생강나무는 식은땀을 자주 흘리거나 해열, 두통, 기침, 손발이 너무 찬 수족 냉증 등에 좋다.

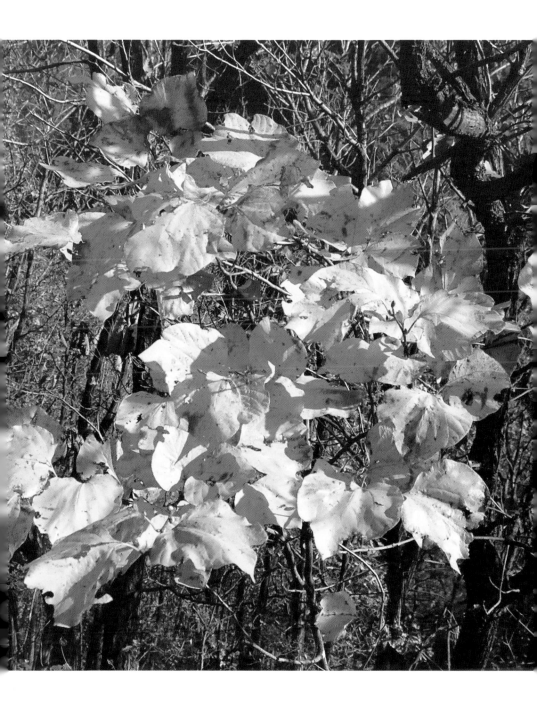

29

여성의 생리질환을
한 방에 날려 버리는

노박덩굴 南蛇藤

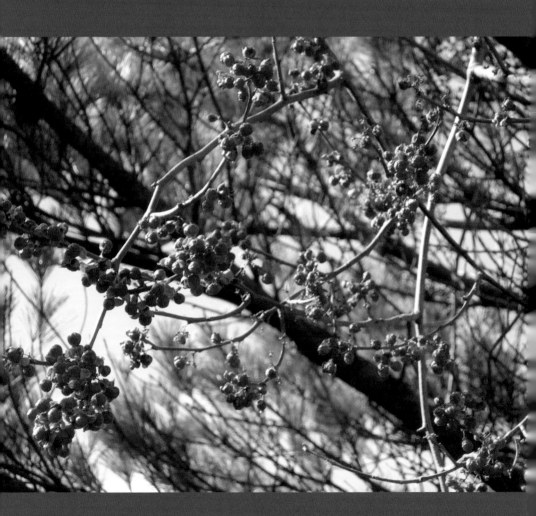

옛날 어느 마을에 얼굴이 예쁘고 마음씨 착한 며느리가 시어머니를 모시고 살았다. 어느 날 시어머니가 몹쓸 병에 걸리더니 점점 기력이 쇠약해져 방에서 꼼짝을 하지 않는 것이다. 결국에는 대소변도 받아내야 할 정도로 병세가 악화되었다. 효심이 가득한 며느리는 매일 높은 산에 올라 귀한 약초를 캐서 지극정성으로 시어머니에게 달여 드렸다. 시어머니는 서서히 기력을 회복하더니 몹쓸 병이 씻은 듯이 낫게 되었다. 하지만 오랜 병수발 끝에 지친 며느리가 몸져눕게 되었는데 점차 경수(經水 월경)가 줄더니 급기야는 끊어지게 되었다.

시어머니는 며느리가 임신할 수 없음을 알고 난 뒤 대를 끊을 작정이냐며 며느리를 구박하기 시작했다. 시어머니의 등살을 견디지 못한 며느리는 죽기로 작정하고 절벽에서 뛰어내렸다. 그런데 절벽 아래 소나무를 무성하게 덮고 있던 나무줄기 위로 떨어져 목숨을 건질 수 있었다.

정신을 차린 며느리가 자세히 살펴보니 붉은 열매가 주렁주렁 달려 있는 것이다. 며느리는 신령님이 자신의 처지를 불쌍히 여겨 목숨을 구해준 것이라 생각하고, 그 열매를 따서 집으로 돌아와 열심히 달여 마셨다. 얼마 뒤 기적처럼 며느리의 생리가 다시 나오기 시작했고, 아들까지 낳았다고 한다. 이 일화에 등장하는 붉은 열매가 달린 나무가 바로 노박덩굴이다.(남예림 님의 창작동화)

한겨울 산행을 하다보면 소복이 쌓인 백설 위에 노랗고 빨간색의 자잘한 노박덩굴 열매 조각이 떨어져 한 폭의 잔잔한 그림이 그려

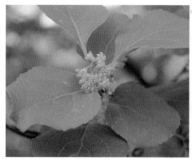
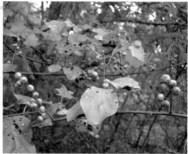

노박덩굴 꽃(왼쪽)과 무성하게 달린 열매(오른쪽)

져 있는 것을 종종 볼 수 있다. 때로는 3개로 갈라진 노란 겉껍질에 빨간 속살을 드러낸 열매가 무성하게 매달려 있는 줄기가 길을 가로막기도 한다. 대부분의 나무들이 모두 잎을 떨어뜨려 앙상한 가지만 남아 있는데 빨간 과육이 아름다운 노박덩굴 열매는 쉽게 눈에 띈다. 먹잇감이 부족한 겨울철, 산새들이 즐겨 먹는 열매이기도 하다.

노박덩굴은 노박덩굴속의 덩굴성관목으로 일본, 중국 등 전 세계에 600여 종이 분포한다. 우리나라에는 잎 뒷면에 털이 있고, 충청도 이남에서만 볼 수 있는 털노박덩굴, 두꺼운 잎에 윤기가 나며 주로 해변가에 자라는 해변노박덩굴, 개노박덩굴, 노랑열매가 달리는 노박덩굴 등이 자생한다.

노박덩굴은 암수딴그루로 암나무만 열매가 달린다. 전국의 산기슭이나 숲속 계곡의 양지바른 곳에서 자란다. 갈색이나 잿빛의 원줄기에서 여러 개의 가지가 나와 옆에 있는 나무를 타고 10여 미터 이상 뻗어 나간다. 타원형의 잎은 서로 어긋나는데 끝이 뾰족하고 가장자리는 둔한 톱니바퀴 모양을 하고 있다. 5~6월에 잎겨드랑이에서 10여 개의 황록색 꽃이 피고 지면 9월에 노란 열매가 공처럼 조랑조랑 달린다.

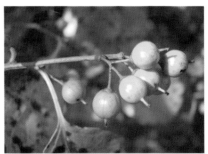

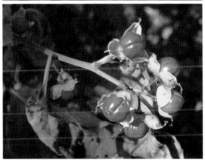

10월이 되면 노랗게 익은 열매의 겉껍질이 3개로 갈라지고 씨앗이 들어 있는 빨간 과육이 주렁주렁 매달려 있는 모습을 드러내는데 보기가 아름다울 뿐만 아니라 겨울철 먹잇감이 없는 산새들의 훌륭한 식량이다. 뿌리는 잔뿌리가 없는 원기둥 모양으로 길게 뻗어 있는데 매

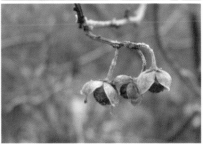

노박덩굴 열매는 9월에 공처럼 매달려 있다가(위)
10월이 되면 겉껍질이 벗겨져 빨간 과육이 들어나고
(가운데) 한겨울에도 그대로 매달려 있다.(아래)

우 단단하고 질기다. 노박덩굴 줄기에는 섬유질이 많아 우리 선조들은 노박덩굴 껍질에서 뽑은 섬유질로 천을 만들어 쓰기도 했다.

우리 선조들은 길섶의 여러 가지 풍경을 즐겨 노래했는데 선비들이 지은 한시(漢詩)에는 길섶이란 우리말 대신 '노방(路傍)'으로 표현했다. 노박덩굴은 길섶에서 쉽게 만날 수 있는 나무, 즉 '노방의 덩굴'이라고 부르다가 노박덩굴이 되었다.

줄기가 길[로(路)] 위에까지 뻗쳐 나와 길을 가로막는다고 해서 노박폐(路泊廢)덩굴로 부르다가 노박덩굴이 되었다고도 한다. 노박덩굴은 양지바른 남쪽을 바라보고 자라는데 줄기가 뱀처럼 기다랗게 뻗고 등나무처럼 생겨 남사등(南蛇藤), 노박따위나무, 노방패너울, 노랑꽃나무, 노파위나무, 지남사, 금홍수, 백룡, 과산룡 등 다양한 이름으로 불리운다.

노박덩굴은 알카로이드(alkaloid)*, 캠페롤(kaempferol), 퀘르세틴(quercetin), 켐페리트린(kaempferitrin) 등의 성분이 함유되어 있다. 노박덩굴은 우리 몸의 풍습사(風濕邪)를 없애고 혈액순환을 촉진한다. 근육과 뼈를 튼튼히 하고 손발마비를 풀어주며, 소변을 잘 나오게 하고 해독작용을 한다.

한방에서는 노박덩굴 줄기[남사등(南蛇藤)]를 약재로 쓰고, 우리 몸의 풍사와 습사를 없애주는 거풍습약(祛風濕藥)으로 분류한다. 맛은 약간 맵고 성질은 따뜻하다. 뿌리를 남사등근(南蛇藤根), 잎을 남사등엽(南蛇藤葉)이라고 한다.

노박덩굴은 줄기 외에 잎, 열매, 뿌리를 약재도 쓸 수 있다. 어린

＊알카로이드(alkaloid) : 식물염기(植物鹽基)로 질소를 함유하는 염기성 유기화합물이다. 식물계에 널리 분포하는데 동물에 대해서도 매우 특이하면서도 강한 생리작용을 나타낸다. 화학적으로 매우 광범위한 물질을 가리키는데 현재 250종 이상이 밝혀졌다.

잎은 살짝 데쳐 찬물에 우려내어 나물로 먹을 수 있다. 줄기와 뿌리는 가을부터 이듬해 봄까지 채취하여 잘게 썰어 말려 달여 먹는다. 잘 익은 열매는 기름을 내어 쓰거나 35도 술에 담가 마실 수 있다.

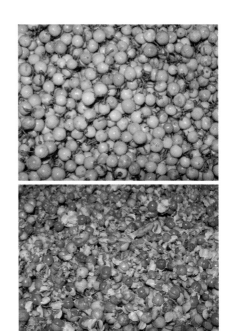

공처럼 생긴 노박덩굴 열매(위)는 하루만 지나도 겉껍질이 벗겨진다.(아래)

열매가 너무 익어 겉껍질이 벗겨지고 씨앗과 함께 빨간 과육이 드러나면 채취하기가 힘들다. 콩알처럼 매달려 있을 때 따서 깨끗이 씻어 말리는데 하루만 지나면 노란 겉껍질이 스스로 벌어진다. 열매에는 정유성분이 들어 있어 쉽게 마르지 않으므로 건조기를 사용하거나 햇볕에 15일 정도 말려야 된다.

뿌리 추출물은 고초균(枯草菌, 공기나 건조한 풀, 하수, 토양 속에 존재하는 비병원성 세균), 화농성 피부질환과 식중독을 일으키는 황색포도상구균, 대장균에 대한 항균작용이 탁월하다. 최근에는 동물실험에서 암세포를 억제하는 효과가 있는 것으로 나타나 이에 대한 연구가 진행 중에 있다.

노박덩굴 열매는 여성의 각종 생리질환에 빠른 효과를 보이는 약

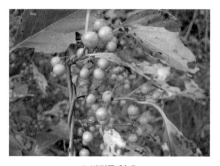
노박덩굴 열매

재이다. 여성의 생리는 선상한 10세 전후 사춘기에 초경을 시작으로 50세 전후 여성 호르몬 분비 감소로 폐경이 될 때까지 약 40년간 평균 28일 주기로 반복된다. 생리는 여성이 성숙되고 있다는 표시로 자궁은 매달 임신 기간이 되면 수정된 난자가 착상할 수 있도록 자궁 내막이 두터워졌다가 수정이 되지 못하면 그동안 준비했던 모든 것을 밖으로 배출함으로써 자궁 내막이 원상태로 되돌아간다.

생리 때 나오는 시꺼먼 피는 배란 전후 두텁게 자란 자궁 내막이 벗겨져 나간 세포, 적혈구와 백혈구, 프로스타글란딘(prostaglandin)이다. 프로스타글라딘은 자궁 근육을 수축시켜 불필요한 생리 혈을 체외로 배출시키는데, 이때 통증을 느끼게 되는 것이다. 매달 한 번씩 찾아오는 여성들만의 고통인 생리통은 교육부가 여학생들의 생리통으로 인한 결석을 출석으로 인정한다는 발표를 할 정도로 젊은 여성들을 괴롭히는 대표적 질환이다.

가임 연령기 여성의 50%가 생리통을 겪는데, 이중 20% 정도는 일상생활에 막대한 지장을 줄 정도로 심한 생리통을 치른다고 한다. 보통 생리가 시작되기 몇 시간 전에 경련성이나 진통과 같은 통증이 시작되어 하복부와 치골, 아랫배와 다리까지 이어지기도 하고 요통, 구토, 피곤, 어지럼증, 설사, 식욕 부진, 두통, 신경과민 등을 동반하게 된다.

생리통은 나이가 들거나 출산을 하게 되면 저절로 호전되나 빈혈, 급격한 체중감소, 만성질환, 과로, 정신적 긴장감 등은 통증에 대한 민감도를 높여 생리통을 더 심하게 느끼게 된다.

생리통으로 고생하는 여성들은 노박덩굴 열매를 활용하면 좋은 효과를 볼 수 있다. 그러나 한꺼번에 많은 양을 복용하면 설사나 구토를 일으키기도 하고, 장복을 하면 심장박동을 정지시킬 수 있어서 정량을 초과하지 않도록 복용법에 유의해야 한다.

요즘은 주렁주렁 매달려 있는 노박덩굴을 줄기째 말려 꽂꽂이 소재나 장식용으로 많이 사용한다. 노박덩굴은 내한성이 강해 전국 어디서나 재배가 가능하다. 양지식물이므로 햇볕이 잘 들고 배수가 잘되는 토양에 심으면 된다.

가을에 잘 익은 열매를 따서 노천 매장해 놓았다가 이듬해 봄에 심으면 새순이 돋아난다. 꺾꽂이도 가능한데 지난해 자란 줄기에 눈이 2~3개 정도 붙어 있는 것을 30cm 정도로 잘라 심으면 된다.

노박덩굴은 워낙 생명력이 강해 병해충이 거의 없을 뿐만 아니라 시비를 하지 않고 자연 상태로 방치해도 잘 자란다. 노박덩굴은 아름답고 탐스러운 열매가 주렁주렁 달려 있는 모습은 장관이다. 약재의 활용도도 높지만 관상수, 조경수, 고속도로나 아파트 방음벽 녹화용으로도 손색이 없는 약용식물이다.

■ 노박덩굴로 질병 치료하기

여성의 각종 생리질환

노박덩굴은 여성의 생리 조절작용이 뛰어나 자궁 흥분과 억제작용을 조절하고 고르지 못한 월경의 색과 양을 정상으로 만들어 준다. 주기가 일정하지 않고 피가 덩어리로 나오는 증상, 유방이 커지면서 가슴 부위가 아프거나 생리로 인한 두통과 복통, 신경이 예민해지고 우울할 때는 9월에 공처럼 생긴 열매를 채취하여 말려 약한 불에 노릇노릇하게 볶아 곱게 가루를 내어 쓴다.

복용방법은 생리가 끝나는 날부터 생리가 시작하기 전까지 1일 3회 식전에 0.5g(티스푼 반절 정도 분량)을 먹거나 환을 지어 1일 3회 5〜10알을 복용한다.

생리통에는 노박덩굴 외에 익모초를 1일 10〜20g을 달여 먹거나 가루 내어 환을 지어 1일 3회 20알을 먹는다. 1일 당귀 뿌리 10〜20g을 달여 마시면 더 좋다.

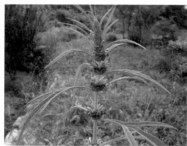

익모초

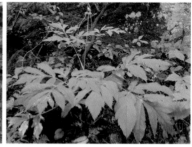

당귀

생리가 없거나 폐경이 시작될 때

여성이 18세가 넘었는데도 생리가 없거나 갑자기 생리가 줄어들면서 2~3개월간 생리가 나오지 않은 증상, 갱년기 여성의 폐경이 시작되려고 할 때는 1일 건조한 노박덩굴 열매 5~10g과 당귀 뿌리 40~50g을 함께 달여 10~15일간 마신다. 여기에 황기나 쇠무릎 뿌리 25g을 달여 마셔도 된다.

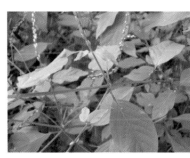
쇠무릎

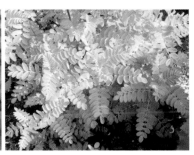
황기

풍습사(風濕邪)로 인한 류머티즘관절염 등 뼈질환

노박덩굴은 풍습사를 제거하여 근육과 뼈, 허리와 다리의 통증을 완화한다. 혈액순환을 좋게 하여 팔다리가 마비되는 증상을 완화시켜 줄 뿐만 아니라 소염작용이 강해 류머티즘관절염, 퇴행성관절염, 손발마비, 타박상에 좋다.

열매를 35도 술에 담가 3개월이 지나면 건더기는 버리고 취침 전에 소주잔으로 1~2잔씩 마신다. 1일 뿌리나 줄기 20~40g을 달여 마신다. 노인성 퇴행성관절염에는 호랑가시나무 잎과 줄기, 뿌리를 말려 1일 20~30g을 달여 꾸준히 복용하면 더 좋다.

고혈압, 동맥경화 등 혈관질환

노박덩굴은 혈액순환을 좋세 하므로 고혈압이니 동맥경화 둥 혈관질환에 좋다. 1일 뿌리나 줄기 20~40g을 달여 마신다.

신경쇠약, 불면증

노박덩굴은 마음을 안정시키고 심기를 편안하게 하는 진정작용이 우수하다. 신경이 쇠약하여 헛것이 보이거나 가슴이 두근거리면서 심장이 뛰고 잠이 오지 않을 때 좋다.

잎을 그대로 덖어 차를 만들어 음용하거나 잔가지·줄기·뿌리를 말려 차처럼 우려내어 마신다. 1일, 줄기, 뿌리 20~30g을 달여 마신다.

이질 및 설사

노박덩굴은 이질과 설사를 일으키는 대장균에 대한 항균작용이 탁월하다. 1일 뿌리 10g~20g을 달여 마신다.

기타

노박덩굴은 독사나 독충한테 물렸을 때, 이뇨, 화농성 피부질환, 종기 등에 좋다.

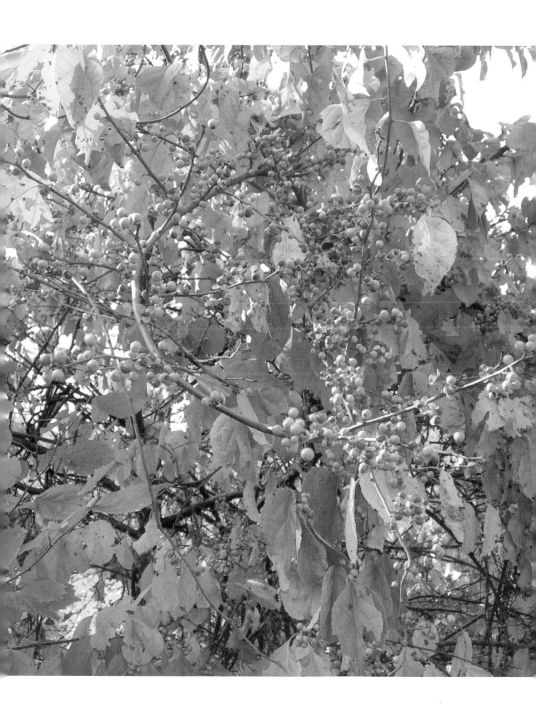

30

기억력을 향상하고
집중력을 강화하는

오미자덩굴 五味子

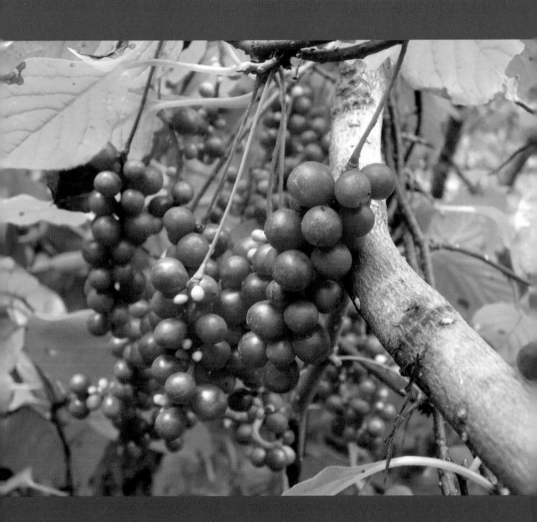

옛날 백두산 지역 어느 마을에 무서운 역병이 돌아 주민들이 하나 둘씩 사망을 했다. 마을 사람들은 초조와 불안 속에 하루하루를 보내고 있었다. 그런데 이웃 마을에 오(吳)씨 성을 가진 의원이 이 소식을 듣고 단숨에 달려왔다. 마음씨 착한 의원은 본인의 건강은 돌보지 않은 채 새벽부터 밤늦게까지 환자들을 지극정성으로 치료했다. 그러나 의원은 너무 과로한 나머지 피로가 쌓여 얼마 되지 않아 세상을 떠나면서 아들 삼 형제에게 마을 사람들의 병을 반드시 고쳐 주도록 당부했다.

삼 형제가 약초를 구하려고 인근의 깊은 산속으로 들어가 잠시 졸고 있었다. 꿈속에서 산신령이 나타나 붉은 열매를 따서 먹으라는 말을 남기고 홀연히 사라지자 꿈에서 깨어보니 주변에 붉은 열매가 지천으로 달려 있었다. 삼형제는 붉은 열매를 따서 마을로 돌아와 역병을 치료했다. 이후 마을 사람들은 오(吳)씨 성의 아름다운 마음씨[미(美)]를 가진 아들들이 산에서 찾아온 열매[자(子)]라 하여 오미자(吳美子)라고 불렀다고 한다.

우리나라는 예로부터 24절기에 따라 농사를 짓는 농경 위주의 생활을 이어 내려오다 보니 기후와 계절에 밀접한 세시풍속이 발달했다. 우리 선조들은 계절별, 월별로 풍요롭고 다양한 전통음식을 즐겨 먹었다. 삼월 삼짇날(음력 3월 3일), 오월 단오(음력 5월 5일), 유월 유두날(음력 6월 15일)에 꼭 먹었던 음료가 바로 오미자를 찬물에 우려낸 물이다. 옛 신라 궁중에서도 임금과 대신들이 오미자차를 즐겨 마셨다는 기록이 있는 것을 보면 우리 선조들이 오미자를 오

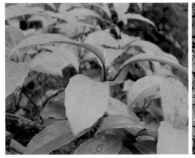
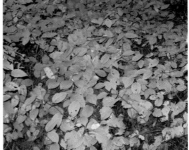

남오미자덩굴   오미자덩굴

래 전부터 애용해 왔다는 것을 알 수 있다.

오미자덩굴은 목련과의 다년생 낙엽성 덩굴식물로 일본, 중국 등 전 세계적으로 10여 종이 분포한다. 우리나라에는 전국 각지 산기슭이나 골짜기 나무숲에 자라는 북오미자덩굴(우리가 흔히 말하는 오미자덩굴), 전라남도와 거문도 등 따뜻한 남쪽지역 일부 섬에 자라는 남오미자덩굴, 제주도에만 자생하면서 까만 열매가 달리는 흑오미자덩굴 등 3가지가 자생한다.

오미자덩굴은 가을에 완두콩만한 붉은 열매가 줄기 끝에 작은 포도송이처럼 기다랗게 주렁주렁 달린다. 남오미자덩굴은 상록수여서 겨울에도 잎이 떨어지지 않고 가장자리에 톱니바퀴가 있다. 여러 개의 열매가 모여 공처럼 둥그렇게 달린다. 흑오미자덩굴의 잎은 오미자덩굴과 전혀 다르고, 잎과 줄기에서 소나무향이 난다.

오미자덩굴은 암수딴그루로 은행나무나 호랑가시나무처럼 같이 심어 놓아야 열매가 달린다. 잎은 줄기에 어긋나게 달리는데 가장자리에 톱니가 있다. 줄기는 약간 붉은색을 띠는데 주변의 나무를 타고 5～10m까지 뻗어 나간다.

6～7월에 붉은빛이 도는 황백색 꽃이 피고 작은 종 모양의 꽃송이들이 달리는데 무성한 잎에 가려 잘 보이지 않는다. 8～9월에 빨간 열매가 포도송이처럼 주렁주렁 달린다. 오미자덩굴 열매를 오미자(五味子)라고 한다. 열매의 껍질이 시고[산(酸)], 과육은 달고[감(甘)], 씨는 맵고[신(辛)], 쓰며[고(苦)], 전체는 짠맛[함(鹹)]이 나 붙여진 이름이다.

최근에는 떫은맛도 난다며 육미자(六味子)라고 부르는 사람이 있지만, 신맛이 강해 다른 맛은 여간한 미각을 가지지 않고서는 느끼기 어렵다. 한 가지 열매에 여러 가지 맛이 포함되어 있는 약재도 드물거니와 이러한 맛들이 어우러져 오미자만의 독특하고 심오한 맛을 낸다.

신맛은 간장을, 단맛은 비장을, 매운맛은 폐를, 쓴맛은 심장을, 짠맛은 신장을 각각 이롭게 함으로써 우리 몸의 5장(五臟)이 정상적인 기능을 발휘하도록 촉매 역할을 한다.

오미자덩굴에는 쉬잔드린(schizandrin), 고미신(gomisin), 구연산(citric acid), 사과산(malic acid) 같은 유기산(organic acid), 지방유, 비타민 등의 성분이 함유되어 있다.

오미자덩굴은 정신적·육체적 피로를 풀어주고 기억력을 좋게 한다. 혈압과 혈당을 조절하고 중추신경에 대한 흥분작용을 한다. 말초신경계통의 기능을 강화하고 면역력을 증대한다. 혈액 속의 콜레스테롤 함량을 낮추고 간에 글리코겐이 많이 쌓이게 한다. 기

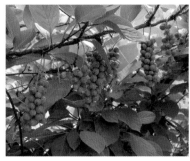
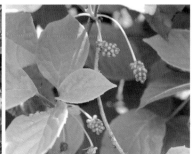

포도송이처럼 달린 오미자덩굴 열매 　　　　　　오미자덩굴 열매(6월)

침과 가래를 삭이고, 천식을 멎게 하며, 혈액순환을 좋게 한다. 건강한 사람도 오미자를 장복하면 힘줄과 뼈가 튼튼해져 운동성과 노동능력이 높아지고 오장의 기능이 좋아진다.

　오미자덩굴은 일본, 러시아, 중국 등 한반도 주변 국가에서도 예로부터 약재로 사용해 왔다. 특히 북한은 수십 년전부터 오미자덩굴 열매인 오미자를 활용한 각종 대중의약품을 개발하여 보급하고 있다. 북한의《조선동약총서》에는 "오미자덩굴의 열매와 씨로 만든 약은 부작용이 없고, 오래 쓸 수 있는 귀중한 보약이다."라고 쓰여 있다.

　《동의보감》에는 오미자에 대해 "성질은 따뜻하고 맛이 시며 독이 없다. 허로(虛勞)로 몹시 여윈 것을 보하고 눈을 밝게 해주며, 남자의 정액을 보충해 주고 음위(陰痿)를 치료하며 음경을 커지게 한다. 소갈(消渴)을 멈추고 번열(煩熱, 가슴이 답답하고 열이 나는 증상)을 없애며, 술독을 풀고 기침과 숨이 찬 것을 치료한다. 음력 8월에 채취하여 씨와 함께 햇볕에 말려 사용한다."라고 적혀 있다.

《향약집성방》에는 "보약은 익힌 것을, 기침약은 날것을 사용해야한다."고 기록되어 있다.

한방에서는 오미자덩굴 열매[오미자(五味子)]를 약재로 쓰고, 오랜 병으로 신체가 허약해 졌거나 원기부족으로 정기가 빠져나가는 것을 막아주는 수삽약(收澁藥) 중 삽정축뇨지대약(澁精縮尿止帶藥)으로 분류한다.

맛은 시고 달며 성질은 따뜻하다. 우리 몸의 심장과 신장, 폐를 이롭게 하는 약재이다. 오미자덩굴은 열매 외에 잎, 줄기, 뿌리도 약재로 쓸 수 있다. 어린잎은 살짝 데쳐 찬물에 우려내 나물로 먹는다. 줄기와 뿌리는 가을부터 이듬해 봄까지 채취하여 잘게 썰어 달여 먹는다.

열매는 가을에 빨갛게 익었을 때 채취하여 35도 술에 담그거나 발효액, 차, 식혜, 물김치, 화채 등 다양한 용도로 활용할 수 있다. 술이나 발효액*, 차를 만들 때는 생것을 깨끗이 씻어 그대로 쓰고, 가루나 환은 햇볕이나 건

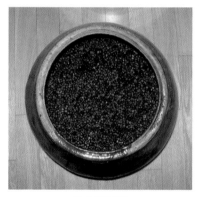

오미자 발효액

---

*오미자 술과 발효액 담그는 방법 : 가을에 채취한 열매를 35도 술에 담가 3개월을 숙성시키면 오미자술이 된다. 설탕과 1:1 비율로 재어 3개월 뒤에 건더기는 버린다.

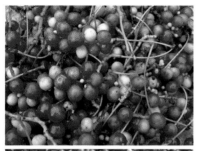
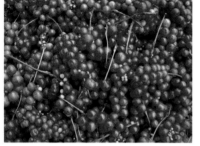
확연히 비교되는 자연산 오미자(위)와
재배한 오미자(아래)

조기에 말려 쓴다. 열매에 늘어 있는 성유성분으로 인해 건조하는데 10일 이상 소요된다.

오미자로 담근 술이나 발효액, 환은 가정상비약으로 긴요하게 쓸 수 있다. 오미자술은 식욕이 없거나 피로할 때, 자양, 강장, 회춘용으로 좋다. 발효액은 소주나 양주에 칵테일을 해서 마신다거나 이듬해 2월에 채취한 고로쇠나무 수액이 섞어 마시면 향이 일품인 오미자만의 그윽한 맛을 즐길 수 있다.

곱게 가루 낸 것은 밀폐용기에 보관해 두었다가 감기 초기나 기침이 날 때 한 숟가락씩 복용하면 곧바로 효과가 나타나는 것을 경험할 수 있다. 어린이는 오미자의 신맛 때문에 쉽게 먹지 않으려고 하는데, 가루 내어 캡슐에 넣거나 환 또는 발효액을 만들어 먹이면 잘 먹는다.

오미자덩굴은 어린이에서부터 노인에 이르기까지 모두에게 좋은 약용 식물이다. 오미자덩굴은 3년 걸이를 하는 식물로 첫해에는 열매가 많이 달리나 이듬해는 50% 정도, 그 다음 해는 거의 달리지 않는다. 추위에도 강하고 어릴 때는 그늘을 좋아하나 덩굴이 뻗어나가면서 햇볕을 좋아하는 반 양지식물로 습기가 적당하고 부식질이 풍부한 토양을 좋아한다.

■ 오미자덩굴로 질병 치료하기

시험 준비 수험생이나 정밀 작업 직장인

오미자덩굴에는 비타민 A·C와 사람의 뇌파를 자극하는 성분이 들어 있어 뇌를 맑게 하고 졸음을 쫓아주며 과로로 인한 시력이나 기억력감퇴에 좋다. 청소년이 장복하면 성장발육이 촉진되고 두뇌 활동이 활발해져 기억력이 향상되고 집중력이 강화된다.

　오미자덩굴은 기운을 북돋워 주고 장을 튼튼하게 하며 긴장과 피로를 풀어 사고력·기억력·주의력을 높여 주기 때문에 컴퓨터를 많이 사용하는 학생이나 직장인, 각종 시험을 준비하는 수험생이나 정밀 작업자, 두뇌를 많이 쓰는 직장인에게 좋다. 건조한 것은 1일 5~10g을 달여 먹고, 생것은 20~30g을 찬물에 1일 이상 담가 우려내어 마신다.

＊진액(津液) : 몸 안이 피, 임파액, 조직액, 정액, 담, 콧물, 눈물, 침, 가래 등을 통틀어서 일컫는다. 진(津)은 양(陽)으로 피부와 근육을, 액(液)은 음(陰)으로 관절, 뇌수, 눈, 귀, 코, 입 등을 촉촉하게 하고 자양하는 역할을 한다.

폐결핵, 해수 등 폐질환

오미자덩굴은 신장과 폐에 작용해 기침을 멈추게 하고 가슴이 답답한 것을 낫게 한다. 진액*을 생성하여 갈증과 설사를 멈추고 열을 내린다. 오래된 해

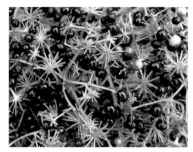

두릅나무 열매

수나 기관지천식, 만성기관지염, 감기, 결핵성뇌막염, 폐렴, 폐결핵, 평소 마른기침을 많이 하는 허약체질의 어린이나 노인에게 좋다.

1일 열매 10~20g을 달여 먹거나 환을 지어 1일 3회 20~30알을 복용한다. 호랑가시나무 잎이나 줄기, 뿌리를 달여 먹거나 두릅나무 열매를 가루 내어 같이 복용하면 더 좋다.

양기 부족 및 눈앞에 헛것이 보여 잠을 자지 못할 때

오미자덩굴은 남자의 정액을 보충하되 빠져나가지 않도록 함으로써 유정(遺精, 정액이 저절로 나오는 증상)과 몽설(夢泄, 꿈을 꾸며 정액이 배설되는 증상)*, 조루, 음위, 양기 부족에 좋은 약재다.

오미자를 복용하면 대뇌피질의 흥분과 억제 사이의 균형을 조절하여 잠이 잘 오도록 도와주어 신경쇠약으로 인한 두통, 어지럼증,

---

*《동의보감》에는 유정과 몽정에 "오미자 600g을 하룻밤 물에 불려 씨를 뺀 다음 토종꿀 1,200g과 함께 넣어 약한 불로 천천히 달여 진액을 만들어 1일 1~2숟가락씩 끓인 물에 타 공복에 마시면 된다."라고 기록되어 있다.

불면증, 눈앞에 꽃이나 별 등 헛것이 보일 때, 식은땀을 흘리며 꿈을 많이 꿀 때 좋다. 오미자차, 발효액, 환, 술을 만들어 상복한다.

당뇨병

오미자덩굴은 높아진 혈당을 정상 수준으로 낮추고 낮아진 혈당을 정상수준으로 끌어올리는 혈당조절작용이 탁월하므로 당뇨병*에 좋다. 환을 만들어 1일 3회 20~30알을 복용한다. 생것 10~20g을 찬물에 밤새도록 우려내어 마셔도 된다.

고혈압이나 저혈압

오미자덩굴은 신장혈관계통의 생리적 기능을 조절하고 혈액순환을 좋게 하며 심장 기능을 강화한다. 특히 낮은 혈압은 높여 주고, 높은 혈압은 내려 정상으로 만들어 주는 혈압조절작용이 있으므로 고혈압·저혈압 환자 모두에게 좋다.

발효액은 1일 3회 소주잔으로 한 잔씩, 환은 1일 3회 20~30알을, 건조한 것은 10~20g을 달여 먹는다. 혈압이 급격히 변하는 고혈압 환자는 1~2개월 복용한 뒤 1개월 정도 다른 약재를 먹고 다시 오미자를 복용한다.

---

*《본초강목》에는 "오미자가 소갈(消渴)을 멎게 하는 데 좋다. 달여 먹거나 가루 내어 환을 지어 장복하면 진액이 생기고 갈증이 멎는다."라고 적혀 있다.

간염, 만성간염 등 간질환

오미자덩굴은 간장 기능을 튼튼히 하고 알코올 독성을 분해하는 작용이 우수하여 만성간염, 전염성간염 등 간질환에 좋다. 1일 열매 20~40g을 달여 먹거나 가루 내어 1일 3회 3~5g을 상복한다.

식은땀을 많이 흘리고 쉽게 피로를 느낄 때

오미자덩굴은 기관지와 폐의 기능을 활성화시키고 피부의 땀샘이 확장되는 것을 조절하여 땀 분비를 억제하는 작용이 뛰어나다. 평소 조그만 일에도 쉽게 피로를 느끼거나 땀을 비 오듯 흘리는 사람, 허약 체질자, 여름철 더위를 먹었을 때 좋다. 열매를 가루 내어 1일 3회 3~5g을 복용하거나 황기 60g을 같이 달여 함께 복용한다. 오미자 수박차*를 만들어 꾸준히 음용한다.

기타

오미자덩굴은 소아 발육부진, 신경성 노이로제, 목이 쉰 데, 공기가 혼탁한 곳에 근무하는 사람, 건망증 등에 좋다.

---

*오미자 수박차 만드는 방법 : 여름철 갈증이 심하고 땀이 많이 날 때, 오미자 우려낸 물이나 발효액에 씨를 뺀 수박을 적당량 섞어 얼음 몇 조각을 넣으면 오미자 수박차가 된다. 열을 내려 더위를 해소하고 갈증을 없애줄 뿐만 아니라 혈액순환을 좋게 하고 소변이 잘 나오게 한다.

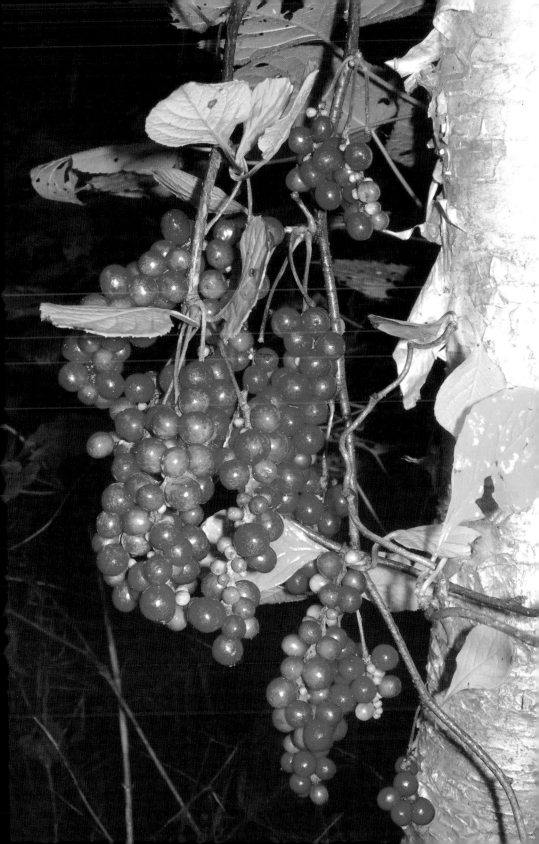

주요 참고 문헌 및 인용 서적

《본초학》, 전국한의과대학 본초학공동교재편집위원회, 영림사(2012)

《한약기초와 임상응용 본초학》, 권동렬 공저, 영림사(2015)

《한약 포제와 임상응용》, 강병수 공저, 영림사(2009)

《한약재 포제기술》, 박창호 공저, 청문각(2006)

《종합 약용식물학》, 한국약용식물학연구회, 학창사(2014)

《향약집성방 상 · 중 · 하, 세종임금편찬》, 민교 공저, 영림사(1998)

《생약학》, 생약학교재편찬위원회, 동명사(2003)

《생약학》, 지옥표, 성균관대학교출판부(2009)

《한의학 대사전》, 한의학대사전편찬위원회, 정담(2001)

《한국 본초도감》, 안덕균, 교학사(2000)

《한국 식물도감》, 이영노, 교학사(1996)

《누구나 손쉽게 찾아 쓸 수 있는 약초도감》, 배종진, H&book(2009)

《건강을 지키는 22가지 토종약초》, 배종진, H&book(2007)

《실생활에 유익한 토종약초활용법》, 배종진, 양지사(2006)

《백두대간 약초산행》, 배종진, H&book(2006)

《한국의 야생화》, 이유미, 다른 세상(2003)

《우리나무 백가지》, 이유미, 현암사(2005)

《건강약재》, 신재용, 삶과 꿈(2000)

《약이 되는 우리 풀 · 꽃 · 나무 1, 2》, 최진규, 한문화(2001)

《산야초 발효액요법》, 최양수, 하남출판사(2002)

《우리 약초로 지키는 생활한방 1, 2, 3》, 김태정 공저, 이유(2002)

《한방으로 풀어본 이야기 본초강목》, 이풍원, 유한문화사(2015)

《한국 식물명의 유래》, 이우철, 일조각(2005)

《한약명의 유래》, 서부일 공저, 벧엘기획(2003)

《재미있는 약초의 유래》, 안상득 공저(1996)

《신약》, 김일훈, 인산동천(1988)

《본초강목, 원저 이시진》, 북경작가출판사(2004)

《중약대사전》, 상해과학기술출판사(2000)

《동의비방전서》, 연변인민출판사(1995)

《신농본초경》, 하북과학기술출판사(2000)

《동의보감(원저 허준)》, 북한 과학백과사전출판사편, 여강출판사(2003)

《조선 동약총서》, 북한 과학백과사전출판사(1979)

《약초의 성분과 이용》, 북한 과학백과사전출판사(1984)

《고려 약용식물과 그 이용》, 북한 공업출판사(2005)

《100년 장수에로의 길》, 북한 의학과학출판사(2000)

《동약 처방집》, 북한 과학백과사전출판사(1980) 외 다수

ㄱ

각시마 236
감꼭지(시체) 260, 263, 264, 266
감나무(시수) 258~267
감초 19, 21, 94, 154, 227, 274
강활 36
개나리 303, 304
개동백나무 305
개비름 205
갯질경이 214
겨우살이(상기생, 곡기생)
64, 108~117, 137, 275, 281
고들빼기 205
고로쇠생강나무 304
고본 35
고욤나무 259, 260, 261
고추나무(잎) 206
고추냉이 204
골담초 186
곰딸기 171
곰 발바닥 15
곰취 38
곶감(시병)
82, 259, 260, 262~264, 266
과남풀 225

관솔 26
광대나물 205
광대수염 194
괭이밥 205
구기자나무(구기자, 지골피) 15, 118~129
구덕초 193
구릿대(나무) 36, 152
구슬붕이 224
국화 126
국화마 236
금은화 279~281, 283
까마중 225
꺼끄렁풀 70
꼬리겨우살이 109
꽃다지 205
꾸지뽕나무 275
꿀벌 90, 93
꿩의다리 164, 165

ㄴ

나나니벌 89, 92, 93
남오미자덩굴 326
냉이(제채) 138, 178, 202~211, 213
노랑민들레 192

노박덩굴(남사등)	312〜323
누리장나무(취오동)	150〜159
느릅나무(느릅나무뿌리껍질)	
	187, 274, 286
는쟁이냉이	204, 207

ㄷ

다닥냉이	204
다래덩굴	206
다시마	52
단감나무	260
단풍마	236
단향매	305
달래	38, 81, 203, 205, 210, 213
달맞이꽃	194
닭의장풀	206
당귀	34〜45, 206, 320, 321
대마	69
대추	21, 104, 274
더덕	38
덩굴딸기	171
도깨비바늘	194
도꼬로마	236
도꼬마리(창이자)	158

도라지	38
독활	146
돌감나무	260
동백나무	109
동백나무겨우살이	109
동충하초	15
두견화	79, 81
두릅나무	206, 332
두충나무	56〜67
둥굴레(옥죽)	38, 246〜257
딱총나무	186
땅벌(땅벌집)	89, 92, 93, 95
뚝깔(백화패장)	299

ㅁ

마타리	106, 196
만년버섯	16
만병초	187
만삼	38
말벌집	188〜197
망개나무	270
매발톱가시	270
맹감나무	270
멍개나무	270

멍석딸기	171
명감나무	270
명아주	206
명자나무	294, 296, 300
모과나무	290~301
모기 눈알	15
모싯대	38, 206
물푸레나무	60, 209
미국자리공	194
민들레(포공영)	190~201, 206
밀나물	271, 272
밀자법(蜜炙法)	41

ㅂ

바디나물	36, 37
밤나무	109
백복령	27~29
백수오	127, 178
백출	30
뱀허물	94
버드나무	31, 109
벼룩나물	205
복령	24~33, 270, 271
복령때	26, 27

복령피	29, 30
복분자딸기(복분자)	65, 170~179
복신	27~29
봄맞이	205
부채마	236
부처손(권백)	98~107, 275
불로초	16
붉은사슴뿔버섯	20
비단나무	182
비로용담	224

ㅅ

사금목	58
사시나무	109
산귀래	269, 270
산동백나무	305
산뽕나무	38
산사나무(산사자)	46~55, 64
산삼	120
산수유나무	306, 307
산철쭉	80~84
삼백초	287
삼지구엽초(음양곽)	65, 106~169, 175, 177

삽주	38, 206	수박	334
상심자	35	숙지황	35, 127
상어 지느러미	15	싸리냉이	204
새삼(토사자)	147, 179	쌍살벌	89
생강나무(삼첩풍)		쑥	53, 287
	38, 60, 206, 302~311	씀바귀	203, 213
서약	235, 236		
서여	235~237		
석백	100	○	
석청	15, 92	아귀나무	305
선녀화	79	아그배나무	49
선유량	270	야광나무	49
소나무		양봉꿀벌	89,90
	25~28, 30, 270, 304, 313, 326	엄나무	64, 65, 206
소나무겨우살이	109	엉겅퀴(뿌리)	106
소리쟁이	206, 287	여주	22, 255, 288
소밥나무	182	염자법(鹽炙法)	62
소쌀나무	182	엿기름	144, 308
속단	299	영지버섯	14~23
속새	209	오가피나무	38, 137, 146, 147
속속이풀	205	오동나무	152, 183
솔잎	266, 287	오리나무	109
쇠무릎(우슬)		오미자덩굴	206, 326~334
	140~149, 186, 205, 226, 310, 321	와송(바위솔)	275
쇠비름	205	옥수수수염	219, 220

왕고들빼기	38
왕바다리	89
왕질경이	214
용담	222~233
용설란	194
용안육	19, 21
우산나물	206
은행나무	133, 326
인동덩굴	105, 197, 199, 278~289
인삼	30, 165, 254, 281

ㅈ

자귀나무(합환목)	180~189
자운영	194
자작나무	109
작약	35
잔대	38, 206, 207, 309
장생불사초	100
장수말벌	89
저령	30, 32
적복령	27, 29
전갈	94
전복	15
점나도나물	205

종가시덩굴	271
주자법(酒炙法)	144, 230
죽염	209, 299
줄딸기	171
진피(귤껍질)	116
질경이(차전초 차전자)	
	178, 206, 212~221
찔광이나무	49, 214

ㅊ

참가시나무	76, 77
참나무	15, 19, 109, 110, 112
참나물	38, 206
참마(산약)	38, 96, 234~245
참열매덩굴	271
창이자(도꼬마리)	158
창질경이	214
천궁	35, 43, 44
천남성	85, 86
천법(燀法)	241
철쭉	80~82
청가시덩굴	271, 272
청명초	205
청미래덩굴(토복령)	268~277

취나물	38, 206
층층나무	109, 307

ㅋ

키버들	120

ㅌ

택사	30
탱자나무	120, 134
털노박덩굴	314
털생강나무	304
털진달래	79
토사자(새삼)	147, 179

ㅍ

팽나무	109
풀솜대	38, 206, 250, 251

ㅎ

하수오	35, 38, 120, 127, 178
한삼덩굴(율초)	64, 68~77, 138, 210

호랑가시나무(구골목)	
130~139, 186, 310, 321, 326, 332	
호리병벌	89
호박	82, 219
화살나무	206
황새냉이	204
황칠나무	110
황화지정	193
회향	35
흑오미자덩굴	326
흰진달래	79
히어리	303, 304

우리 몸에 좋은 30가지

약용식물
활용법 1

지은이 | 배종진
편집위원 | 곽화선, 이청학, 이용석, 최봉석

펴낸이 | 황인원
펴낸곳 | 다차원북스

신고번호 | 제2017-000220호

초판 1쇄 인쇄 | 2018년 01월 15일
초판 1쇄 발행 | 2018년 01월 22일

우편번호 | 04083
주소 | 서울특별시 마포구 성지5길 19, 104호(합정동, 성우빌딩)
전화 | (02)333-0471(代)
팩시밀리 | (02)334-0471
E-mail | dachawon@daum.net

ISBN 978-89-97659-83-8 04510
ISBN 978-89-97659-82-1 (세트)

용지 | 엔페이퍼(031-948-2652)
인쇄 | (주)신화프린팅코아퍼레이션(031-905-2727)
제책 | 천일제책사(031-905-8181)
표지후가공 | 이레금박(031-903-2367)

값 · 19,800원

© 배종진, 2018, Printed in Korea

이 도서의 국립중앙도서관 출판예정도서목록(CIP)은 서지정보유통지원시스템 홈페이지(http://seoji.nl.go.kr)와
국가자료공동목록시스템(http://www.nl.go.kr/kolisnet)에서 이용하실 수 있습니다.(CIP제어번호: CIP2018000535)